高职高专"十二五"规划教材

医 用 化 学

张　威　李明梅　主编

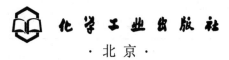

·北京·

本书主要介绍了医学高职教育必需的化学基础知识，内容包括：溶液与胶体溶液，化学反应速率和化学平衡，电解质溶液，配位化合物，有机化合物，滴定分析法，紫外-可见分光光度法等。其中有机化合物部分介绍了烃，醇、酚和醚，醛和酮，羧酸和取代羧酸，含氮有机化合物，脂类，糖类。每章附有习题，以帮助学生课后复习，巩固所学知识。

本书可作为高职高专护理学、临床医学、医学检验技术、预防医学等专业的教材，也可供相关专业的师生及科技人员参考。

图书在版编目（CIP）数据

医用化学/张威，李明梅主编．—北京：化学工业出版社，2011.5（2023.8重印）
高职高专"十二五"规划教材
ISBN 978-7-122-10622-3

Ⅰ．医⋯　Ⅱ．①张⋯②李⋯　Ⅲ．医用化学-高等学校：技术学院-教材　Ⅳ．R313

中国版本图书馆 CIP 数据核字（2011）第 030272 号

责任编辑：旷英姿　陈有华　　　　文字编辑：林　媛
责任校对：陶燕华　　　　　　　　装帧设计：史利平

出版发行：化学工业出版社（北京市东城区青年湖南街 13 号　邮政编码 100011）
印　　装：三河市延风印装有限公司
787mm×1092mm　1/16　印张 12¾　字数 290 千字　2023 年 8 月北京第 1 版第 10 次印刷

购书咨询：010-64518888　　　　　　售后服务：010-64518899
网　　址：http://www.cip.com.cn
凡购买本书，如有缺损质量问题，本社销售中心负责调换。

定　　价：25.00 元　　　　　　　　　　　　　　　版权所有　违者必究

《医用化学》编写人员

主　编	张　威　李明梅
副主编	商传宝　卢庆祥　徐　镰
编写人员	（按照拼音字母顺序）

程　锦	盐城卫生职业技术学院
高前长	淄博职业学院
李彩云	天津医学高等专科学校
李明梅	盐城卫生职业技术学院
卢庆祥	枣庄科技职业学院
潘　伦	重庆医药高等专科学校
裘兰兰	盐城卫生职业技术学院
商传宝	淄博职业学院
石　云	盐城卫生职业技术学院
王有龙	泰州职业技术学院
徐　镰	江苏建康职业学院
许小青	江苏建康职业学院
张　威	江苏建康职业学院
郑永丽	天津渤海职业技术学院

前　言

医用化学是高职临床医学专业的一门重要基础课，也是护理学、医学检验技术、预防医学等相关专业教育的一门必修课。现代医学发展表明，医用化学的基础知识、基本理论和基本技能，是医学专业学生学好专业基础课和专业课所必须掌握的，是医务工作者知识结构中不可或缺的重要组成部分。

本教材在对医用化学与后续课程教学内容相关性分析的基础上，参考了近年出版的同类教材，组织了各高职院校长期从事医用化学教学且具有丰富经验的教师编写而成。编写过程中充分考虑高职教育的特点，坚持"必需、够用"的原则，突出"以培养目标为依据，适当淡化学科意识"的理念，体现为后续课程服务的思想，更加贴近临床实践，以适应医学高职教育的需要。本教材主要特色如下：

1. 每章内容前都编写了"学习目标"，通过"掌握、熟悉、了解"三个层次，帮助学生把握各章的重点，指导他们预习；

2. 每章内容后都编写了习题，题型多样、内容互补、重点突出，帮助学生课后复习，巩固所学知识；

3. 每章内容都插入相关"知识拓展"和"生活实践"栏目，以开拓学生视野，扩大知识面，提高学生学习兴趣；

4. 为了增强学生的职业能力，突出实践能力和知识应用能力的培养，我们还编写了与本套教材配套的《医用化学实验及学习指导》，以便更好地帮助同学加强理论知识的学习和实践训练。

本书可作为高职高专护理学、临床医学、医学检验技术、预防医学等专业的教材，也可供相关专业的师生及科技人员参考。

本书由张威和李明梅主编和统稿，商传宝、卢庆祥和徐镰担任副主编。全书共分十三章，其中第一章由天津医学高等专科学校李彩云编写，第二章由盐城卫生职业技术学院李明梅编写，第三章由枣庄科技职业学院卢庆祥编写，第四章由天津渤海职业技术学院郑永丽编写，第五章由江苏建康职业学院张威编写，第六章由江苏建康职业学院许小青编写，第七章由盐城卫生职业技术学院石云编写，第八章由江苏建康职业学院徐镰编写，第九章由重庆医药高等专科学校潘伦编写，第十章由淄博职业学院商传宝编写，第十一章由淄博职业学院高前长编写，第十二章由盐城卫生职业技术学院裘兰兰编写，第十三章由盐城卫生职业技术学院程锦编写，此外，泰州职业技术学院王有龙老师编写了其中的"知识拓展"和"生活实践"栏目的内容。

本书编写过程中，得到各位编委及其所在院校的通力合作，尤其得到化学工业出版社的大力支持，在此一并致以衷心感谢！

由于编者水平和能力有限，虽然做了很大的努力，但书中仍难免有缺点和疏漏，恳请使用本书的广大师生及读者不吝赐教，提供宝贵意见，以期今后进一步完善。

编者

2011 年 1 月 25 日

目 录

第一章 溶液与胶体溶液 …………………………………………………… 1
第一节 溶液组成量度的表示方法 ……………………………………… 1
一、物质的量浓度 ……………………………………………………… 1
二、质量浓度 …………………………………………………………… 2
三、质量分数和体积分数 ……………………………………………… 2
第二节 溶液的渗透压 …………………………………………………… 3
一、渗透现象和渗透压 ………………………………………………… 3
二、渗透压与浓度、温度的关系 ……………………………………… 4
三、渗透压在医学上的意义 …………………………………………… 5
第三节 溶胶和高分子化合物溶液 ……………………………………… 7
一、溶胶 ………………………………………………………………… 7
二、高分子化合物溶液 ………………………………………………… 11
第四节 表面现象 ………………………………………………………… 11
一、表面张力和表面能 ………………………………………………… 11
二、表面活性剂 ………………………………………………………… 12
三、表面现象在医学上的意义 ………………………………………… 13
习题 ……………………………………………………………………… 13

第二章 化学反应速率和化学平衡 ………………………………………… 16
第一节 化学反应速率 …………………………………………………… 16
一、化学反应速率的概念 ……………………………………………… 16
二、影响化学反应速率的因素 ………………………………………… 17
第二节 化学平衡 ………………………………………………………… 19
一、可逆反应与化学平衡 ……………………………………………… 19
二、化学平衡常数 ……………………………………………………… 20
三、化学平衡的移动 …………………………………………………… 22
习题 ……………………………………………………………………… 24

第三章 电解质溶液 ………………………………………………………… 26
第一节 酸碱质子理论 …………………………………………………… 26
一、质子理论的酸碱定义 ……………………………………………… 26
二、酸碱反应的实质 …………………………………………………… 27
第二节 弱电解质在溶液中的解离 ……………………………………… 27

一、弱电解质的解离平衡和解离常数 ………………………………… 27
　　二、解离度 …………………………………………………………… 28
第三节　水溶液的酸碱性及 pH 的计算 ……………………………………… 28
　　一、水的质子自递反应与溶液的 pH ………………………………… 28
　　二、弱酸、弱碱在水溶液中质子传递平衡的移动 …………………… 30
　　三、一元弱酸、弱碱溶液的 pH 计算 ………………………………… 30
第四节　缓冲溶液 ……………………………………………………………… 31
　　一、缓冲溶液的组成和缓冲作用原理 ………………………………… 31
　　二、缓冲溶液 pH 的计算 ……………………………………………… 33
　　三、缓冲容量 ………………………………………………………… 34
　　四、缓冲溶液的配制 ………………………………………………… 35
　　五、缓冲溶液在医学上的意义 ………………………………………… 36
习题 ……………………………………………………………………………… 37

第四章　配位化合物简介 ……………………………………………………… 39
第一节　配合物的基本概念 …………………………………………………… 39
　　一、配合物的定义和组成 ……………………………………………… 39
　　二、配合物的命名 ……………………………………………………… 40
　　三、螯合物 …………………………………………………………… 41
第二节　配合物在医学方面的应用 …………………………………………… 42
　　一、铂配合物 ………………………………………………………… 42
　　二、金配合物 ………………………………………………………… 42
　　三、银配合物 ………………………………………………………… 42
　　四、钒配合物 ………………………………………………………… 43
　　五、其他金属配合物 ………………………………………………… 43
　　六、金属解毒剂 ……………………………………………………… 43
习题 ……………………………………………………………………………… 44

第五章　烃 ……………………………………………………………………… 45
第一节　有机化合物概述 ……………………………………………………… 45
　　一、有机化合物定义 ………………………………………………… 45
　　二、有机化合物结构 ………………………………………………… 45
第二节　饱和链烃 ……………………………………………………………… 49
　　一、烷烃的结构和命名 ……………………………………………… 49
　　二、烷烃的性质 ……………………………………………………… 53
　　三、医学上常见的烷烃 ……………………………………………… 55
第三节　不饱和链烃 …………………………………………………………… 55
　　一、不饱和链烃的结构和命名 ………………………………………… 55

二、不饱和链烃的性质 …………………………………………………… 57
　第四节　脂环烃 …………………………………………………………… 60
　　一、脂环烃的结构和命名 ………………………………………………… 60
　　二、脂环烃的性质 ………………………………………………………… 60
　　三、医学上常见的脂环烃——松节油 …………………………………… 61
　第五节　苯系芳烃 ………………………………………………………… 61
　　一、苯的结构 ……………………………………………………………… 61
　　二、烷基苯的命名 ………………………………………………………… 61
　　三、苯及烷基苯的性质 …………………………………………………… 62
　　四、稠环芳烃 ……………………………………………………………… 64
　习题 ………………………………………………………………………… 65

第六章　醇、酚和醚 …………………………………………………… 68
　第一节　醇 ………………………………………………………………… 68
　　一、醇的分类和命名 ……………………………………………………… 68
　　二、醇的性质 ……………………………………………………………… 70
　　三、医学上常见的醇 ……………………………………………………… 73
　第二节　酚 ………………………………………………………………… 75
　　一、酚的分类和命名 ……………………………………………………… 75
　　二、酚的性质 ……………………………………………………………… 76
　　三、医学上常见的酚 ……………………………………………………… 77
　第三节　醚 ………………………………………………………………… 78
　　一、醚的分类和命名 ……………………………………………………… 78
　　二、醚的性质 ……………………………………………………………… 78
　　三、医学上常见的醚 ……………………………………………………… 79
　第四节　硫醇和硫醚 ……………………………………………………… 79
　　一、硫醇 …………………………………………………………………… 79
　　二、硫醚 …………………………………………………………………… 80
　习题 ………………………………………………………………………… 81

第七章　醛和酮 ………………………………………………………… 84
　第一节　醛和酮的分类与命名 …………………………………………… 84
　　一、醛和酮的结构 ………………………………………………………… 84
　　二、醛和酮的分类 ………………………………………………………… 84
　　三、醛和酮的命名 ………………………………………………………… 85
　第二节　醛和酮的化学性质 ……………………………………………… 86
　　一、加成反应 ……………………………………………………………… 86
　　二、氧化和还原反应 ……………………………………………………… 89

三、α-H 的反应 …………………………………………………… 90
第三节　医学上常见的醛和酮 ………………………………………… 91
一、甲醛 …………………………………………………………… 91
二、乙醛 …………………………………………………………… 92
三、苯甲醛 ………………………………………………………… 92
四、丙酮 …………………………………………………………… 92
五、视黄醛 ………………………………………………………… 93
习题 ……………………………………………………………………… 94

第八章　羧酸和取代羧酸 ……………………………………………… 96
第一节　羧酸 …………………………………………………………… 96
一、羧酸的分类和命名 …………………………………………… 96
二、羧酸的化学性质 ……………………………………………… 97
三、医学上常见的羧酸 …………………………………………… 99
第二节　取代羧酸 ……………………………………………………… 100
一、羟基酸 ………………………………………………………… 100
二、酮酸 …………………………………………………………… 102
三、酮式烯醇式互变异构现象 …………………………………… 103
四、医学上常见的羟基酸和酮酸 ………………………………… 103
第三节　对映异构 ……………………………………………………… 105
一、旋光性 ………………………………………………………… 105
二、对映异构及其表示方法 ……………………………………… 105
三、对映异构体在医学上的意义 ………………………………… 107
习题 ……………………………………………………………………… 108

第九章　含氮有机化合物 ……………………………………………… 110
第一节　胺 ……………………………………………………………… 110
一、胺的分类与命名 ……………………………………………… 110
二、胺的化学性质 ………………………………………………… 112
三、医学上常见的胺及其衍生物 ………………………………… 114
第二节　酰胺 …………………………………………………………… 114
一、酰胺的命名 …………………………………………………… 115
二、酰胺的化学性质 ……………………………………………… 115
三、医学上常见的酰胺 …………………………………………… 115
第三节　氨基酸 ………………………………………………………… 117
一、氨基酸的结构 ………………………………………………… 117
二、必需氨基酸 …………………………………………………… 119
三、氨基酸的性质 ………………………………………………… 119

第四节　含氮杂环化合物 …………………………………………………… 120
　　一、杂环化合物的分类和命名 ……………………………………………… 120
　　二、吡咯、吡啶的性质 ……………………………………………………… 121
　　三、医学上常见的含氮杂环化合物 ………………………………………… 122
　第五节　生物碱 …………………………………………………………… 124
　　一、生物碱的概念 …………………………………………………………… 124
　　二、生物碱的性质 …………………………………………………………… 125
　　三、医学上常见的生物碱 …………………………………………………… 125
　习题 ………………………………………………………………………… 127

第十章　脂类 …………………………………………………………… 129
　第一节　油脂 ……………………………………………………………… 129
　　一、油脂的组成和结构 ……………………………………………………… 129
　　二、油脂的性质 ……………………………………………………………… 130
　第二节　磷脂 ……………………………………………………………… 132
　　一、磷脂酸 …………………………………………………………………… 132
　　二、医学上常见的甘油磷脂 ………………………………………………… 132
　第三节　甾体化合物 ……………………………………………………… 134
　　一、甾体化合物的基本结构 ………………………………………………… 134
　　二、医学上常见的甾体化合物 ……………………………………………… 135
　习题 ………………………………………………………………………… 136

第十一章　糖类 ………………………………………………………… 138
　第一节　单糖 ……………………………………………………………… 138
　　一、单糖的结构 ……………………………………………………………… 138
　　二、单糖的化学性质 ………………………………………………………… 141
　　三、医学上常见的单糖 ……………………………………………………… 144
　　四、核苷酸 …………………………………………………………………… 145
　第二节　二糖 ……………………………………………………………… 146
　　一、蔗糖 ……………………………………………………………………… 146
　　二、麦芽糖 …………………………………………………………………… 146
　　三、乳糖 ……………………………………………………………………… 147
　第三节　多糖 ……………………………………………………………… 147
　　一、淀粉 ……………………………………………………………………… 148
　　二、糖原 ……………………………………………………………………… 149
　　三、纤维素 …………………………………………………………………… 149
　习题 ………………………………………………………………………… 150

第十二章 滴定分析法 ·· 152
第一节 滴定分析法概述 ·· 152
一、滴定分析法的分类 ·· 152
二、标准溶液的配制 ·· 153
三、滴定分析的计算 ·· 154
四、误差与偏差 ·· 156
五、有效数字 ·· 158
第二节 常见滴定分析方法简介 ······································ 159
一、酸碱滴定法 ·· 159
二、高锰酸钾法 ·· 161
三、配位滴定法 ·· 162
习题 ·· 163

第十三章 紫外-可见分光光度法 ······································ 166
第一节 紫外-可见分光光度法的基本原理 ···························· 166
一、物质对光选择性吸收 ·· 166
二、光的吸收定律 ·· 167
三、吸收光谱 ·· 168
第二节 紫外-可见分光光度计及分析方法 ···························· 169
一、分光光度计 ·· 169
二、测定条件的选择 ·· 170
三、定性和定量分析方法 ·· 171
习题 ·· 173

各章习题参考答案 ·· 175
附录 ··· 185
一、国际单位制（SI） ·· 185
二、常用酸碱溶液的相对密度、质量分数、质量浓度和物质的量浓度 ······ 186
三、平衡常数 ·· 187
四、原子核外电子排布（1983）和国际相对原子质量表 ················ 189

参考文献 ··· 191

第一章 溶液与胶体溶液

学习目标
1. 掌握溶液组成量度的常见表示方法及溶液的配制方法；掌握渗透现象产生的原因、条件及影响渗透压大小的因素；掌握溶胶的性质；掌握表面张力的概念。
2. 熟悉渗透浓度的概念、胶团结构及胶粒带电情况。
3. 了解渗透压在医学上的意义、高分子溶液对溶胶的保护作用等。

人的生命活动离不开各种溶液，如日常饮料、生理盐水、葡萄糖溶液、人体组织间液、血液、淋巴液及各种腺体的分泌液等。食物的消化吸收、生命过程必需的氧气吸收和二氧化碳排放，以及体内的新陈代谢反应都在溶液中进行。可以说没有溶液就没有生命。因此，学习溶液相关知识对我们有重要的意义。

第一节 溶液组成量度的表示方法

溶液是由溶质和溶剂组成的，其"浓"或"稀"反映了溶液中溶质的量与溶剂的量相对的多少，直接影响溶液的性质。所谓溶液的组成量度是表示在一定量溶液或溶剂❶中所含溶质多少的物理量。下面介绍几种医学上常用的溶液组成量度。

一、物质的量浓度

物质的量浓度，可以简称为浓度，是溶液中溶质的物质的量 n_B（B 表示溶液中的溶质）与溶液体积 V 之比，符号为 c_B。即：

$$c_B = \frac{n_B}{V} \tag{1-1}$$

物质的量浓度的国际单位是 $mol \cdot m^{-3}$，医学常用单位是 $mol \cdot L^{-1}$ 或 $mmol \cdot L^{-1}$。

【例 1-1】 100mL 正常人的血清中含有 10.0mg Ca^{2+}，计算正常人血清中 Ca^{2+} 的物质的量浓度（用 $mmol \cdot L^{-1}$ 表示）。

解 已知 $m_{Ca^{2+}} = 10.0mg = 0.010g$，$V = 100mL = 0.10L$，$M_{Ca^{2+}} = 40g \cdot mol^{-1}$，根据式(1-1)可得：

$$c_{Ca^{2+}} = \frac{n_{Ca^{2+}}}{V} = \frac{\frac{m_{Ca^{2+}}}{M_{Ca^{2+}}}}{V} = \frac{\frac{0.010g}{40g \cdot mol^{-1}}}{0.10L} = 0.0025 mol \cdot L^{-1} = 2.5 mmol \cdot L^{-1}$$

答：正常人血清中 Ca^{2+} 的物质的量浓度是 $2.5 mmol \cdot L^{-1}$。

---

❶ 由于人体中的溶剂是水，因此在《医用化学》中除非特别说明，溶剂一般就是指水。

二、质量浓度

质量浓度是溶液中溶质的质量 m_B 与溶液体积 V 之比,符号为 ρ_B。即:

$$\rho_B = \frac{m_B}{V} \tag{1-2}$$

质量浓度的国际单位是 $kg \cdot m^{-3}$,医学上常用单位是 $g \cdot L^{-1}$ 或 $mg \cdot L^{-1}$。

【例 1-2】 100mL 生理盐水中含有 0.90g NaCl,计算生理盐水的质量浓度。

解 已知 $m_{NaCl}=0.90g$,$V=100mL=0.10L$,根据式(1-2)可得:

$$\rho_{NaCl} = \frac{m_{NaCl}}{V} = \frac{0.90g}{0.10L} = 9g \cdot L^{-1}$$

答:生理盐水的质量浓度为 $9g \cdot L^{-1}$。

医疗过程中溶液组成标注

医学上表示溶液的组成时,世界卫生组织的建议凡是相对分子质量已知的物质,均应用物质的量浓度表示。对于注射液,标签上应同时标明质量浓度 ρ_B 和物质的量浓度 c_B。如静脉注射的氯化钠溶液,应同时标明 $\rho_{NaCl}=9g \cdot L^{-1}$,$c_{NaCl}=0.15mol \cdot L^{-1}$。对于相对分子质量尚未准确测得的物质,则可用质量浓度表示。

三、质量分数和体积分数

质量分数是指溶液中溶质质量 m_B 与溶液质量 m 之比,符号为 w_B。即:

$$w_B = \frac{m_B}{m} \tag{1-3}$$

质量分数可用小数表示,也可用百分数表示。例如,市售浓硫酸的 $w_{H_2SO_4}=0.98$ 或 98%。

除以上三种溶液浓度的表示方式之外,对于溶质为液体的物质来说,常用溶质的体积(V_B)与溶液体积(V)之比来表示溶液的浓度,这种溶液浓度叫做体积分数,符号为 φ_B。即:

$$\varphi_B = \frac{V_B}{V} \tag{1-4}$$

体积分数既可用小数表示,也可用百分数表示。如,市售药用酒精的 $\varphi_{乙醇}=0.95$ 或 95%;医用消毒酒精的 $\varphi_{乙醇}=0.75$ 或 75%;擦浴酒精的 $\varphi_{乙醇}=0.30\sim0.50$ 或

30%~50%。

【例 1-3】 配制 500mL 消毒酒精（$\varphi_B = 0.75$）需无水酒精多少毫升？

解 已知 $V=500$mL，$\varphi_B=0.75$，根据式(1-4)可得：

$$V_B = V\varphi_B = 500\text{mL} \times 0.75 = 375\text{mL}$$

答：量取 375mL 无水酒精加水稀释到 500mL 即得消毒酒精。

第二节　溶液的渗透压

渗透作用是自然界的一种普遍现象，它对于人体保持正常的生理功能有着十分重要的意义。下面讨论渗透作用的基本原理、渗透压及其在医学上的意义。

一、渗透现象和渗透压

在蔗糖水溶液上小心加入一层清水，很快清水中的水分子从上层渗入下层，蔗糖水溶液中的蔗糖分子由下层渗入上层，直到上下两层蔗糖溶液的浓度完全一样为止。这种物质分子从高浓度区域向低浓度区域的迁移过程叫扩散现象，它是一种自发过程。

如果将蔗糖水溶液与水用半透膜隔开 [图 1-1(a)]，并使膜两侧液面相平，静置一段时间后，可以看到蔗糖水溶液的液面不断上升 [图 1-1(b)]，说明水分子不断地透过半透膜进入溶液中。溶剂分子透过半透膜由纯溶剂（或稀溶液）进入溶液（或浓溶液）的自发过程称为渗透现象。不同浓度的两种溶液被半透膜隔开时都有渗透现象发生。

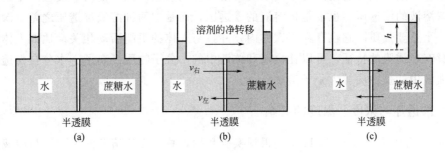

图 1-1　渗透过程示意图

半　透　膜

半透膜是一种只允许某些物质透过，而不允许另一些物质透过的薄膜。上述实验中的半透膜只允许水分子透过，而蔗糖分子却不能透过。人体中的细胞膜、膀胱膜和毛细血管壁等生物膜以及人造火棉胶膜、玻璃纸等都具有半透膜的性质。

上述渗透现象产生的原因是蔗糖分子不能透过半透膜,而水分子却可以自由通过半透膜。由于膜两侧单位体积内水分子数目不等,其中,单位体积内纯水一侧的水分子要多于蔗糖水溶液一侧的水分子。因此,单位时间里从纯水进入蔗糖水溶液的水分子要多于从蔗糖水溶液进入纯水的水分子,因而产生了渗透现象。可见,渗透现象的产生必须具备两个条件:一是有半透膜存在;二是半透膜两侧的溶液要有浓度差。图 1-1 是渗透过程的示意图,图中 $v_右$ 表示水分子由水进入蔗糖水溶液的速度,$v_左$ 表示水分子由蔗糖水溶液进入水中的速度。图 1-1(a) 表示渗透刚开始,图 1-1(b) 表示渗透不断进行,$v_右 > v_左$,蔗糖水溶液一侧管内液面不断上升。但是液面的上升不是无止境的,当蔗糖溶液液面比水高出一定高度时,由于静液压的影响,蔗糖溶液一侧液面将不再继续上升,$v_右 = v_左$,渗透达到平衡状态,即渗透平衡[图 1-1(c)]。如果刚开始就在蔗糖水溶液的一侧施加一定压力(图 1-2),恰好阻止上述渗透现象发生,则把此时在溶液液面上所施加的压力 π 称为该溶液的渗透压。

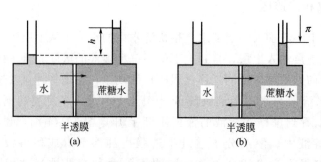

图 1-2 渗透压示意图

如果被半透膜隔开的是两种不同浓度的溶液,当渗透达到平衡时,液柱产生的静液压既不是浓溶液的渗透压,也不是稀溶液的渗透压,而是这两种溶液渗透压之差。渗透压是溶液的一个重要性质,它也存在于人体内,并且与人体的机能活动相关。比如人体内的毛细管壁具有半透膜的特征,可以让血液和体液中的小分子物质、离子、水分自由透过,但是不让血液中的蛋白质等大分子透过。

二、渗透压与浓度、温度的关系

1886 年范特荷甫(van't Hoff)根据实验数据,总结出稀溶液的渗透压与溶液的浓度和温度关系为:

$$\pi = c_B RT \tag{1-5}$$

式中,π 为稀溶液的渗透压,Pa(或 kPa);T 为热力学温度,K;c_B 为溶液的浓度,$mol \cdot L^{-1}$;R 为气体常数,其数值大小与 π 和 c_B 的单位有关,当 π 的单位为 kPa,c_B 的单位为 $mol \cdot L^{-1}$ 时,R 等于 $8.31 kPa \cdot L \cdot K^{-1} \cdot mol^{-1}$。

范特荷甫公式表示,在一定温度下,稀溶液的渗透压与单位体积溶液中所含溶质的粒子数(分子数或离子数)成正比,而与溶质的本性无关。因此,对于任意溶质的非电解质溶液,在一定温度下,只要 c_B 相同,渗透压就相同。如 $0.3 mol \cdot L^{-1}$ 葡萄糖溶液与 $0.3 mol \cdot L^{-1}$ 蔗糖溶液的渗透压相同。但是,c_B 相同的电解质溶液和非电解质溶液的渗透压则不相同。例如，$0.3\text{mol}\cdot\text{L}^{-1}$ NaCl 溶液的渗透压约为 $0.3\text{mol}\cdot\text{L}^{-1}$ 葡萄糖溶液渗透压的 2 倍。这是由于每个 NaCl 粒子可以解离成 1 个 Na^+ 和 1 个 Cl^-，而葡萄糖是非电解质不发生解离，故 $0.3\text{mol}\cdot\text{L}^{-1}$ NaCl 溶液的渗透压约为 $0.3\text{mol}\cdot\text{L}^{-1}$ 葡萄糖溶液的 2 倍。因此，对电解质的稀溶液，范特荷甫公式修正为：

$$\pi = ic_B RT \tag{1-6}$$

式中，i 为校正系数，数值上等于 1mol 电解质溶于水所解离的物质的量。例如，KCl 的 $i=2$，$Ca(NO_3)_2$ 的 $i=3$。非电解质的校正系数可看成是 1。

三、渗透压在医学上的意义

1. 渗透浓度

溶液中能产生渗透效应的溶质粒子（分子或离子）统称为渗透活性物质。医学上把渗透活性物质的总物质的量浓度称为渗透浓度，用符号 c_{os} 表示，其常用单位为 $\text{mol}\cdot\text{L}^{-1}$ 或 $\text{mmol}\cdot\text{L}^{-1}$。由于在一定温度下渗透压的大小只与单位体积溶液中的溶质粒子数成正比，而生物体内各部位温度变化幅度不大，因此医学上常用渗透浓度来间接表示溶液渗透压的大小。

【例 1-4】 计算 $50.0\text{g}\cdot\text{L}^{-1}$ 葡萄糖溶液和 $9\text{g}\cdot\text{L}^{-1}$ 生理盐水溶液的渗透浓度。

解 葡萄糖为非电解质，$i=1$；NaCl 为强电解质，$i=2$，根据题意得：

$$c_{os,C_6H_{12}O_6} = \frac{\rho_{C_6H_{12}O_6}}{M_{C_6H_{12}O_6}} = \frac{50.0\text{g}\cdot\text{L}^{-1}}{180\text{g}\cdot\text{mol}^{-1}} = 0.278\text{mol}\cdot\text{L}^{-1} = 278\text{mmol}\cdot\text{L}^{-1}$$

$$c_{os,NaCl} = 2c_{NaCl} = 2\times\frac{9.0\text{g}\cdot\text{L}^{-1}}{58.5\text{g}\cdot\text{mol}^{-1}} = 0.308\text{mol}\cdot\text{L}^{-1} = 308\text{mmol}\cdot\text{L}^{-1}$$

答： $50.0\text{g}\cdot\text{L}^{-1}$ 葡萄糖溶液的渗透浓度为 $278\text{mmol}\cdot\text{L}^{-1}$，$9\text{g}\cdot\text{L}^{-1}$ 生理盐水溶液的渗透浓度为 $308\text{mmol}\cdot\text{L}^{-1}$。

2. 等渗、低渗和高渗溶液

渗透压相等的两种溶液，称为等渗溶液；渗透压不等的两种溶液，其中渗透压高的称为高渗溶液，渗透压低的称为低渗溶液。医疗实践中，溶液的等渗、低渗或高渗是以血浆总渗透压为标准参照的。根据血浆中渗透活性物质的浓度，可算出正常人血浆总渗透浓度为 $303.7\text{mmol}\cdot\text{L}^{-1}$，临床上规定血浆总渗透浓度正常范围是 $280\sim320\text{mmol}\cdot\text{L}^{-1}$。故临床上称渗透浓度在 $280\sim320\text{mmol}\cdot\text{L}^{-1}$ 的溶液为等渗溶液；渗透浓度小于 $280\text{mmol}\cdot\text{L}^{-1}$ 的溶液为低渗溶液；渗透浓度大于 $320\text{mmol}\cdot\text{L}^{-1}$ 的溶液为高渗溶液。

临床给病人大量补液时，用等渗溶液是一个基本原则。因为正常生理情况下，血浆与红细胞内液是等渗的，这对维持红细胞的正常形态和功能非常重要［图 1-3(a)］；静脉补液时，若大量输入低渗溶液，可使血浆浓度降低，血浆的渗透压随之降低，血浆中的水分子便透过细胞膜进入红细胞，最后导致溶血［图 1-3(b)］；若大量输入高渗溶液，使血浆的渗透压高于红细胞内液的渗透压，红细胞内水分子透过细胞膜进入血浆，致使细胞皱缩［图 1-3(c)］。

临床上即使小剂量注射，也要考虑注射液的渗透压。对于小剂量的低渗溶液，可将药物溶于生理盐水或 $50\text{g}\cdot\text{L}^{-1}$ 的葡萄糖溶液中使用，以免引起红细胞的破裂；急需注射高渗溶液时，用量要小，速度要慢，使高渗溶液进入到人体时被适时稀释成等渗溶液，否则

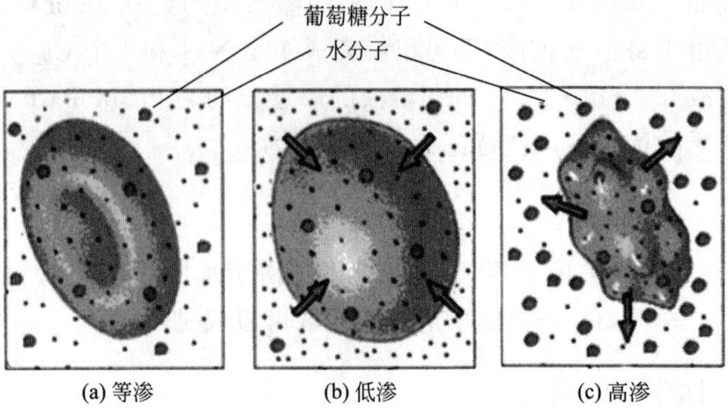

(a) 等渗　　　　　(b) 低渗　　　　　(c) 高渗

图 1-3　红细胞在等渗溶液、低渗溶液、高渗溶液形态变化示意图

易造成局部高渗而引起红细胞皱缩。

知识拓展

临床上的注射液

常用的等渗溶液有：$9g \cdot L^{-1}$ 生理盐水，渗透浓度为 $308 mmol \cdot L^{-1}$；$50g \cdot L^{-1}$ 葡萄糖溶液，渗透浓度为 $278 mmol \cdot L^{-1}$；$12.5g \cdot L^{-1}$ 碳酸氢钠溶液，渗透浓度为 $298 mmol \cdot L^{-1}$；$19g \cdot L^{-1}$ 乳酸钠溶液，渗透浓度为 $339 mmol \cdot L^{-1}$。

常用的高渗溶液有：$30g \cdot L^{-1}$ NaCl 溶液，渗透浓度为 $1026 mmol \cdot L^{-1}$；$50g \cdot L^{-1}$ 葡萄糖氯化钠溶液（生理盐水中含 $50g \cdot L^{-1}$ 葡萄糖），渗透浓度应为 $308+278=586 mmol \cdot L^{-1}$，其中生理盐水维持渗透压，葡萄糖则供给热量和水；$500g \cdot L^{-1}$ 葡萄糖溶液，渗透浓度为 $2780 mmol \cdot L^{-1}$。

3. 晶体渗透压和胶体渗透压

血浆中含有小分子的晶体物质（如氯化钠、葡萄糖和碳酸氢钠等）和高分子的胶体物质（如蛋白质）。血浆渗透压是这两类物质所产生渗透压的总和，其中由小分子晶体物质产生的渗透压叫做晶体渗透压；由高分子胶体物质产生的渗透压叫做胶体渗透压。血浆总渗透压绝大部分是由小分子的晶体物质产生的，在 37℃ 时，血浆总渗透压约为 769.9kPa，其中胶体渗透压仅为 $2.9 \sim 4.0 kPa$。

根据人体内半透膜的通透性不同，晶体渗透压和胶体渗透压在维持体内盐-水平衡上发挥着不同的作用。细胞膜将细胞内液和外液隔开，并只能让水分子自由通过膜内外，而 K^+、Na^+ 不易透过。如人体内缺水时，细胞外液的盐浓度升高，晶体渗透压增大，于是细胞内水分子向外渗透，造成细胞失水；如果大量饮水或输入过多的葡萄糖溶液，则使细胞外液的水分子向细胞内渗透，严重时可引起水中毒。可见晶体渗透压对维持细胞内外的盐-水平衡起着重要的作用。

毛细血管壁也是体内的一种半透膜，隔着血浆和组织间液，它能让水、葡萄糖、尿素、氨基酸及各种离子自由通过，而不允许蛋白质高分子通过，如血浆中蛋白质减少时，血浆中的胶体渗透压就会降低，血浆中的水就会透过毛细血管壁进入组织间液，致使血容量（人体血液总量）降低，而组织间液增多，这是形成水肿的原因之一。晶体渗透压对维持血液与组织间液之间的盐-水平衡不起作用，而胶体渗透压则起主要的作用。临床上对大面积烧伤或由于失血造成血容量降低的患者进行补液时，除补生理盐水外，同时还要输入血浆或右旋糖酐等代血浆，以恢复胶体渗透压和增加血容量。

第三节 溶胶和高分子化合物溶液

人们通常把具体的研究对象称为体系。一种或几种物质分散在另一种（或几种）物质中所形成的体系称为分散系，其中被分散的物质称为分散相（或分散质），而容纳分散相的连续介质则称为分散介质（或分散剂）。例如，蔗糖水就是一种分散系，其中蔗糖分子是分散相，水是分散介质。分散系按分散相粒子的大小不同可分为分子离子分散系（通常称为溶液）、胶体分散系和粗分散系三类（表1-1）。

表1-1 分散系的分类情况

分散系		分散相粒子直径/nm	例子	特　性
分子离子分散系		<1	生理盐水	粒子能透过滤纸和半透膜，扩散快，超显微镜下不可见
胶体分散系	溶胶	1~100	$Fe(OH)_3$溶胶	热力学不稳定体系；粒子均能透过滤纸，不能透过半透膜，扩散慢，超显微镜下可见
	高分子溶液		蛋白质、核酸水溶液	热力学稳定体系；粒子均能透过滤纸，不能透过半透膜，扩散慢，超显微镜下可见
粗分散系(悬浊液、乳状液)		>100	泥浆、牛奶	粒子不能透过滤纸和半透膜，扩散慢，一般显微镜下可见

本节将着重讨论溶胶和高分子化合物溶液，它们都属于胶体分散体系，和医学有着密切的关系。例如，人体内发生的许多生理现象和病理变化都与溶胶和高分子化合物溶液的性质密切相关，故许多药物使用时需制成胶体溶液使用，如胰岛素、催产素、血浆代用液以及疫苗等。因此，对一名医务工作者来说，学习溶胶和高分子化合物溶液的基本知识十分必要。

一、溶胶

（一）胶团的结构

溶胶是指直径1~100nm的固体颗粒分散在分散介质里的分散体系。溶胶的分散相粒子即胶粒，是由许多小分子、原子或离子聚集而成的，具有双电子层结构。下面以AgI溶胶为例说明胶团结构。

将$AgNO_3$稀溶液与KI稀溶液混合后，经反应有m个AgI分子聚集成直径为1~100nm的微晶粒子，这些微晶粒子是进一步形成胶粒的核心，因此被称为胶核。胶核总是选择性吸附体系中与其组成类似、浓度较大的离子而带电荷，这种离子称为电位离子。实验表明，在$AgNO_3$和KI反应中，若$AgNO_3$过量，则胶核吸附n个Ag^+而带正电荷[图1-4(a)]；反之，若KI过量，则胶核吸附n个I^-而带负电[图1-4(b)]。体系中与胶核所带电荷电性相反的离子称为反离子。一方面，由于反离子带有与胶核表面电荷电性相反的电荷，在静电引力作用下，使之有靠近胶核的趋势；另一方面，反离子由于扩散运动，使之有远离胶核的趋势。当这两种趋势达到平衡时，使体系反离子按一定的浓度梯度分布，形成胶粒。还有部分反离子松散地分布在胶粒周围，构成扩散层。所谓双电子层就是指带有相反电荷的吸附层与扩散层。胶粒与扩散层构成胶团。

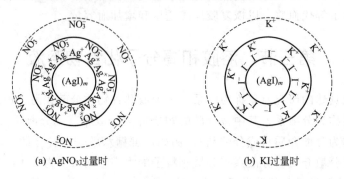

(a) AgNO₃过量时　　　　　(b) KI过量时

图 1-4　AgI 胶团结构示意图

胶团结构的表示方法如图 1-5。

其中 $m \gg n$，$n > x$。从上述 AgI 溶胶的胶团结构可知，胶粒带正电，但整个胶团是电中性的。

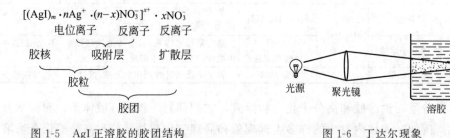

图 1-5　AgI 正溶胶的胶团结构　　　　　图 1-6　丁达尔现象

（二）溶胶的性质

1. 光学性质——丁达尔（Tyndall）效应

在暗室中用一束强光投射到溶胶上，从光束的垂直方向上可以清楚地观察到一条光带（图 1-6），这是溶胶的丁达尔效应。丁达尔效应是光的散射现象。由于溶胶粒子的直径大小在 1~100 nm 之间，稍小于可见光波长（400~700 nm），当可见光透过溶胶时会产生明显的散射作用。而对于真溶液，由于分子或离子直径远小于光的波长，光发生透射，显得清澈透明。因此，可以用丁达尔现象区分溶胶和真溶液。

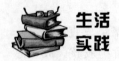

生活中的丁达尔现象

清晨，当你步入森林，是否注意到了从树木间斜射下来的一缕缕阳光（图 1-7）？闲暇时，与朋友在影院欣赏电影时，又是否留意了投影机在空气中留下的那一束光线呢（图1-7）？这些都是生活中的丁达尔现象。你知道为什么吗？

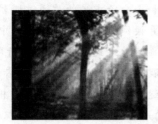 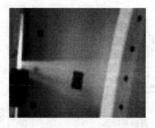

图 1-7　树林里和电影院的丁达尔现象

2. 动力学性质——布朗（Brown）运动

将一束强光透过溶胶并在光的垂直方向用超显微镜观察，可以观测到溶胶中的粒子在不停地作无规则的运动，这种不停的无规则的运动称为布朗运动（图1-8）。布朗运动的发生是由胶粒受到来自各个方向的分子撞击而引起的。

3. 电学性质——电泳

在一个U形管中，加入棕色的$Fe(OH)_3$溶胶，然后插上电极并通直流电，阴极附近颜色逐渐变深，表示氢氧化铁胶粒向阴极移动（图1-9）。如果将黄色的As_2S_3溶胶代替$Fe(OH)_3$溶胶进行同样的实验，那么阳极附近颜色逐渐变深，表示As_2S_3胶粒向阳极移动。这种胶粒在电场作用下定向移动的现象叫电泳。溶胶的电泳方向可以判断其胶粒带电情况，向阳极迁移的胶粒带负电，向阴极迁移的胶粒带正电。一般情况下，大多数金属硫化物、硅酸、金、银等溶胶，胶粒带负电；大多数金属氢氧化物溶胶，胶粒带正电。

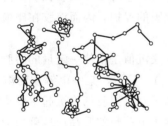 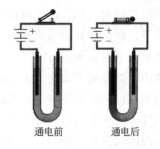

图 1-8　布朗运动　　　　图 1-9　$Fe(OH)_3$溶胶的电泳现象

渗析——溶胶的净化方法

渗析又称透析，利用半透膜能透过小分子和离子但不能透过胶体粒子的性质从溶胶中除掉作为杂质的小分子或离子的过程。由于胶体颗粒远大于溶液中的离子及溶剂分子，对

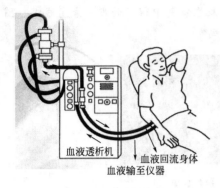

图 1-10 血液透析图

于一些孔径在 1nm 左右的多孔膜，胶粒不能通过，而离子及水分子却可通过，利用多孔膜来纯化溶胶，使离子和小分子中性物质通过膜扩散到纯溶剂中去，不断地更换纯溶剂，即可把溶胶中的杂质除去。

尿毒症患者进行的血液透析即应用了上述原理进行血液净化（图 1-10）。将患者的血液和透析液同时引入透析器（两者的流动方向相反），利用透析器（人工肾）的半透膜，将血中蓄积的过多毒素和过多的水分清出体外，并补充碱基以纠正酸中毒，调整电解质紊乱，替代肾脏的排泄功能。

4. 溶胶的稳定性和聚沉

（1）溶胶的稳定性　溶胶是不稳定体系，具有自发聚结的趋势，应该很容易聚结而下沉，但事实上很多溶胶相当稳定。溶胶的稳定性原因有以下几点：①溶胶分散程度高，胶粒体积小，具有强烈的布朗运动，可以克服重力作用而不易下沉；②在溶胶体系中，由于胶粒都带有相同的电荷，它们相互排斥阻止了彼此的靠近；③胶团中的吸附层离子和扩散层离子都能发生水化作用，在其表面形成具有一定强度和弹性的水化膜，这层水化膜阻止了胶粒之间的直接接触，使胶粒碰撞时不致引起聚沉。

（2）溶胶的聚沉　溶胶的稳定是暂时的、有条件的、相对的。从溶胶的稳定性来看，只要破坏了溶胶稳定性的因素，溶胶粒子就会聚结而沉降，这个过程称为溶胶的聚沉。

① 电解质对溶胶的聚沉作用　往溶胶中加入强电解质就会引起聚沉。这是由于加入电解质后，电解质中与胶粒带相反电荷的离子浓度增大，被扩散层的反离子排斥进入吸附层，减少甚至完全中和了胶粒所带电荷，导致胶粒间的电荷排斥力减小，胶粒失去了带电的保护作用。同时，加入的电解质有很强的溶剂化作用，它可以夺取胶粒表面溶剂化膜中的溶剂分子，破坏胶粒的溶剂化膜，使其失去溶剂化膜的保护，因而溶胶在碰撞过程中会相互结合成大颗粒而聚沉。

电解质对溶胶的聚沉能力大小可用聚沉值表示。聚沉值是指使一定量的溶胶在一定时间内完全聚沉所需的电解质的最低浓度（$mmol \cdot L^{-1}$）。显然，某一电解质对溶胶的聚沉值越小，其聚沉能力就越大。实验表明，电解质负离子对正溶胶的聚沉起主要作用，正离子对负溶胶的聚沉起主要作用，聚沉能力则随着反离子电荷数的升高而显著增加。如，对 $Fe(OH)_3$ 溶胶来说，Na_3PO_4 的聚沉能力大于 Na_2SO_4，Na_2SO_4 的聚沉能力大于 $NaCl$。

② 加热聚沉　加热有助于溶胶发生聚沉。这是由于加热能加快胶粒的运动速度，从而增加了胶粒相互碰撞的机会，同时也降低了胶核对电位离子的吸附能力，以及加热破坏了水化层，使胶粒间碰撞聚结的可能性大大增加。

③ 溶胶的相互聚沉　当把电性相反的两种溶胶以适当比例相互混合时，溶胶也会发生聚沉，这种聚沉称为溶胶的相互聚沉。例如，将带有正电荷的 $Fe(OH)_3$ 溶胶和带负电荷的 As_2S_3 溶胶混合，可以相互聚沉。溶胶的相互聚沉是胶粒间吸引力作用的结果，因此聚沉的程度与溶胶的量有关，只有当溶胶粒子所带的电荷量相等时，这两种溶胶的电荷才能完全中和而发生完全聚沉，否则只有部分聚沉，甚至不聚沉。

明矾 [$KAl(SO_4)_2 \cdot 12H_2O$] 能用于净水，是利用明矾水解生成 $Al(OH)_3$ 正溶胶，与带负电荷的胶体污物发生相互聚沉而除去水中杂质的。

二、高分子化合物溶液

高分子化合物是指具有较大相对分子质量的大分子化合物，如蛋白质、纤维素、淀粉、动植物胶、人工合成的各种树脂等。高分子化合物在适当的溶剂中能强烈地溶剂化，形成很厚的溶剂化膜而溶解，构成了均匀、稳定的分散系，称为高分子化合物溶液。高分子化合物溶液的本质是真溶液，丁达尔现象不明显。加入少量电解质无影响，加入多时引起盐析。

在溶胶中加入适量高分子化合物溶液，可以显著地增加溶胶的稳定性，这种现象叫高分子化合物的保护作用。一般认为它的作用机理是溶胶胶粒吸附了高分子化合物，并在胶粒表面形成保护膜，因而大大削弱了胶粒聚结的可能性。例如，作为防腐药的蛋白银是一种胶体银制剂，其制备过程中将蛋白质高分子化合物加入到胶体银中，使之比普通银溶胶更稳定、浓度更高、银粒更细。此外，高分子化合物对溶胶的保护作用在生理过程中也起着重要作用。如血液中 $CaCO_3$、$Ca_3(PO_4)_2$ 等微溶性盐类以溶胶的形式存在，由于血液中的蛋白质对其起着保护作用，所以它们在血液中的含量比在水中的溶解度大 5 倍时仍能稳定存在而不聚沉。但当某些疾病使血液中的蛋白质减少时，这种保护作用减弱，$CaCO_3$、$Ca_3(PO_4)_2$ 等微溶性盐类就可能沉积在肝、肾等器官中形成各种结石。

第四节 表面现象

体系中物理和化学性质完全相同的部分称为相。两相接触时的交界面称为界面，若其中一相为气体，则通常称为表面。由于相界面分子与相内部分子的受力情况不同，因此在相界面就会产生一些特殊的性质，人们把这种产生在相界面上的特殊物理和化学现象统称为界面现象或表面现象。

一、表面张力和表面能

由于相界面的分子和相内部的分子所处环境不同，因此受力也不同。下面以水-水蒸气表面（或界面）为例说明表面现象（或界面现象）产生的原因。

如图 1-11 所示，在水内部水分子受到周围水分子的吸引力的合力为零，因此水分子在内部移动不做功。在水表面的水分子受到的引力不对称，因为上层水蒸气分子对它的吸引力远小于内部水分子对它的吸引力，所以它所受合力垂直于表面指向水中，结果导致水面具有自动缩小的趋势，这种收缩力称为表面张力（γ）。表面张力属于物质的特性，其大小与温度和界面两相物质的性质有关，单位是 $N \cdot m^{-1}$。

若要扩展表面，把液体分子从内部移到液体的表面层去，就必须克服向内的引力而做功，此功转化为移到表面层的分子的位能，称为表面能（E_s）。可见，表面

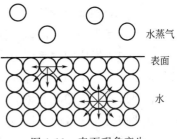

图 1-11 表面现象产生的原因——表面张力

能是表面层的分子比内部的分子高出的能量。实验表明，表面能 E_s 与表面张力和表面积 A 有下列关系：

$$E_s = \gamma A \tag{1-7}$$

一切物体都有自动降低其表面能的趋势，由式(1-7) 可知，降低表面能有两条途径：一是减小表面积，如自由液滴呈球形，小水滴能自发合并成大水滴；二是降低表面张力，这可通过表面吸附来实现。

二、表面活性剂

液体的表面张力会因某种溶质的进入而发生变化，有的溶质会使液体的表面张力增大，而有的则会使之减小。人们把凡是溶于水后能显著降低水的表面张力的物质，称为表面活性物质或表面活性剂。例如，肥皂就是一类应用最广最普遍的表面活性物质。表面活性物质有天然的，如磷脂、胆碱、胆酸、蛋白质等，但更多是人工合成的，如 $C_{18}H_{37}SO_3Na$、$C_{17}H_{35}COONa$、$C_{17}H_{36}COO\text{—}\bigcirc\text{—}SO_3Na$ 等。

1. 表面活性剂的结构特点

表面活性物质的分子结构具有共同特点：其分子都是由极性基团和非极性基团两部分组成。极性基团如—OH、—CHO、—COOH、—NH$_2$、—SO$_3$H，它们对水的亲和力强，称为亲水基；非极性基团如烷基（R—）、芳基（Ar—），它们与水的亲和力弱而与油的亲和力强，故称疏水基或亲油基。当把表面活性物质溶于水后，分子中的亲水基伸入水中，而疏水基则力图逃离水面，结果是表面活性剂分子在水面上聚集。当浓度较小时疏水基平躺在水的表面上或斜向空间，如图 1-12(a)。浓度增大到饱和时，分子互相挤压，就形成疏水基露出水面伸向空间的定向排列，如图 1-12(b)。由于这种定向排列，使得表面活性剂分子占据两相界面，使界面上的分子的受力不均匀情况得到了改善，从而降低了水的表面能。

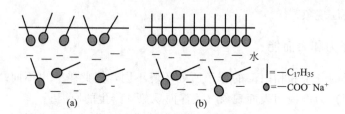

图 1-12　钠肥皂分子在水中的排布情况

2. 表面活性剂的乳化作用

将两种互不相溶的液体（油和水）剧烈振荡后，一种液体以细小液珠的形式分散在另一种液体中所形成的体系称为乳状液。由于乳状液的形成使表面积增大，表面能升高，所以乳状液是不稳定的，一旦静置，小油滴和小水滴自动聚集，最终油水分层，使表面积最小。若要形成稳定的乳状液，必须加入表面活性剂——乳化剂。振荡加有乳化剂的乳状液，乳化剂会在分散的小液滴界面作定向排列，不仅降低了表面张力，而且由于形成了具有一定机械强度的单分子保护膜，阻止了小液滴间的聚集，因此提高了乳状液的稳定性。

乳状液可以分为两种类型：一种是"油"分散在水中，"油"滴被连续的水相所包围，称为"水包油"型,以"O/W"表示;另一种为"水"分散在油中,"水"滴被连续的油相包围,称为"油包水"型,以"W/O"表示。如图 1-13 所示。青霉素注射液有水剂(O/W)和油剂(W/O)两种,水剂易被人体吸收,也易被排泄而药效短;油剂人体吸收慢,但药效长。

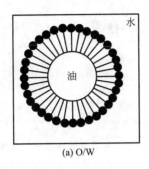 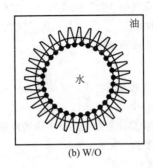

图 1-13 乳状液示意图

三、表面现象在医学上的意义

表面活性剂在医药卫生行业有广泛应用。油脂在体内的消化、吸收和运输,很大程度上有赖于乳化作用。例如,食物中脂类被胆汁酸乳化成直径仅为 3～10 μm 的混合微团,使脂类与水的接触界面增大,增加了消化酶与脂类的接触面积,有利于脂类的消化吸收;磷脂不仅是细胞膜主要成分,也是体内重要表面活性物质,降低肺泡内表面上水层表面张力,使肺保持正常呼吸功能,而不能塌陷。

在药剂制备过程中,表面活性剂是不可缺少的乳化剂和助溶剂。例如,一些不溶于水的油性药物,为了使其能被人体吸收,常制成乳状液,例如市售乳白鱼肝油是把清鱼肝油分散在水中,制成水包油型乳剂,以掩盖清鱼肝油的气味并使其易于吸收;一些挥发油脂溶性纤维素、甾体激素等许多难溶性药物利用表面活性剂的增溶作用可形成透明溶液及增加浓度。

习　题

一、填空题

1. 300mL 酒精溶液中,含酒精 225mL,该溶液中酒精的体积分数为_____。
2. 产生渗透现象的必备条件为_____,_____。溶剂分子的渗透方向为_____。
3. 正常人血浆的渗透压为_____,给病人大量输液时,必须输入_____溶液;如果输入大量的低渗溶液时,红细胞会出现_____现象;当输入大量_____溶液时,红细胞会出现皱缩。
4. 胶体是指分散相粒子直径在_____ nm 范围的分散系,区别溶胶和真溶液最简单的方法是用_____,溶胶粒子的核心部分称为_____,它形成后在溶液中选择性吸附_____离子。
5. 电解质使溶胶发生聚沉时,起作用的是与胶粒带电符号相_____的离子。离子电荷数越高,其聚沉能力越_____。
6. 硫化砷溶胶的胶团结构为 $[(As_2S_3)_m \cdot nHS^{-1} \cdot (n-x)H^+]^{x-} \cdot xH^+$,电位离子是_____,反离子是_____,该溶胶属于_____溶胶(填"正"或"负")。要使这种溶胶聚沉,在分别加入电解质 Na_2CO_3、$BaCl_2$ 和 $CoBr_3$ 时,对硫化砷溶胶聚沉能力最大的是_____,聚沉能力最小的是

_____。

7. 表面活性物质在结构上的特点是同时具有_____基团和_____基团。
8. 表面活性剂可使液体的表面张力_____。
9. 丁达尔效应是光的_____现象所引起的。溶胶_____丁达尔效应、溶液和浊液均_____丁达尔效应（填"有"或"无"）。
10. 氢氧化铁溶胶显_____色，由于氢氧化铁溶胶胶粒带_____电荷，所以通过直流电时，在_____附近颜色逐渐变深。

二、选择题

1. 9g·L^{-1}的生理盐水的物质的量浓度为（　　）。
   A. 0.0154mol·L^{-1}　　B. 308mol·L^{-1}　　C. 0.154mol·L^{-1}　　D. 15.4mol·L^{-1}

2. 欲使两种电解质稀溶液之间不发生渗透现象，其条件是（　　）。
   A. 两溶液中离子总浓度相等　　　　　　B. 两溶液的物质的量浓度相等
   C. 两溶液的体积相等　　　　　　　　　D. 两溶液的质量摩尔浓度相等

3. 四种物质的量浓度相同的溶液，按其渗透压由大到小排序，正确的是（　　）。
   A. HAc>NaCl>C$_6$H$_{12}$O$_6$>CaCl$_2$　　　　B. C$_6$H$_{12}$O$_6$>HAc>NaCl>CaCl$_2$
   C. CaCl$_2$>NaCl>HAc>C$_6$H$_{12}$O$_6$　　　　D. CaCl$_2$>HAc>C$_6$H$_{12}$O$_6$>NaCl

4. FeCl$_3$（aq）加氨水可以制备稳定的氢氧化铁溶胶，胶体粒子（　　）。
   A. 在pH较大时带负电　　　　　　　　B. 在pH较大时带正电
   C. 总是带正电　　　　　　　　　　　　D. 总是带负电

5. 外加直流电场于胶体溶液时，向某一电极方向运动的只是（　　）。
   A. 胶核　　　　B. 紧密层　　　　C. 胶团　　　　D. 胶粒

6. 混合等体积的0.08mol·L^{-1} KI和0.1mol·L^{-1} AgNO$_3$溶液得到一种溶胶体系，在该体系中分别加入下列三种电解质（1）MgSO$_4$，（2）CaCl$_2$，（3）Na$_3$PO$_4$，则其聚沉能力的相对强弱顺序是（　　）。
   A. (1)>(2)>(3)　　B. (2)>(1)>(3)　　C. (3)>(1)>(2)　　D. (3)>(2)>(1)

7. 混合AgNO$_3$和KI溶液来制备AgI负溶胶时，AgNO$_3$和KI间的关系应是（　　）。
   A. $c_{AgNO_3}>c_{KI}$　　B. $V_{AgNO_3}>V_{KI}$　　C. $n_{AgNO_3}>n_{KI}$　　D. $n_{AgNO_3}<n_{KI}$

8. 下列三种电解质AlCl$_3$、MgCl$_2$、Na$_2$SO$_4$对AgCl溶胶的聚沉能力由大到小的排序为：AlCl$_3$>MgCl$_2$>Na$_2$SO$_4$，则该溶胶胶粒所带电荷的电性是（　　）。
   A. 正电　　　　B. 负电　　　　C. 正电　　　　D. 负电

9. 关于胶体的叙述正确的是（　　）。
   A. 胶体微粒的直径小于1nm
   B. 胶体微粒的直径界于1~100nm
   C. 胶体微粒不可以通过滤纸
   D. 溶液中微粒带电，胶体微粒不带电

10. 下列现象或应用中不能用胶体知识来解释的是（　　）。
    A. 在饱和FeCl$_3$溶液中逐滴加入NaOH溶液，产生红褐色沉淀
    B. 用微波手术刀进行外科手术，可使开刀处的血液迅速凝固而减少失血
    C. 清晨，在茂密的森林，常常可以看到从枝叶间透过一道道光柱
    D. 肾功能衰竭等疾病引起的血液中毒，可利用血液透析进行治疗

11. 通常称为表面活性剂的物质是指将其加入液体中后（　　）。
    A. 能降低液体的表面张力　　　　　　B. 能增大液体的表面张力

C. 能显著增大液体的表面张力　　　　　　D. 能显著降低液体的表面张力

12. 下列各性质中不属于溶胶动力学性质的是（　　）。

　　A. 布朗运动　　　B. 扩散　　　C. 电泳　　　D. 沉降平衡

13. 过量的 KI 与 $AgNO_3$ 混合制溶胶，其结构为$[(AgI)_m \cdot nI^- \cdot (n-x)K^+]^{x-} \cdot xK^+$，则胶粒是指（　　）。

　　A. $(AgI)_m$　　　　　　　　　　　　　B. $(AgI)_m \cdot nI^-$

　　C. $[(AgI)_m \cdot nI^- \cdot (n-x)K^+]^{x-}$　　　D. $[(AgI)_m \cdot nI^- \cdot (n-x)K^+]^{x-} \cdot xK^+$

14. 能产生明显的丁达尔现象的体系是（　　）。

　　A. As_2S_3 溶胶　　　　　　　　　　B. 聚苯乙烯的甲苯溶液

　　C. 牛奶　　　　　　　　　　　　　　D. NaCl 的水溶液

15. 淀粉溶液是一种胶体，并且淀粉遇到碘显蓝色。现将淀粉和稀 Na_2SO_4 溶液混合，装在半透膜中，浸泡在盛蒸馏水的烧杯内，过一段时间后，取烧杯中液体进行实验，能证明半透膜完好无损的是（　　）。

　　A. 加入 $BaCl_2$ 溶液产生白色沉淀　　　B. 加入碘水不变蓝

　　C. 加入 $BaCl_2$ 溶液没有白色沉淀产生　D. 加入碘水变蓝

三、简答题

1. 如将下列各组的两种溶液用半透膜隔开，指出水的渗透方向。

　（1）$100g \cdot L^{-1}$ 葡萄糖和 $100g \cdot L^{-1}$ 蔗糖

　（2）$0.1mol \cdot L^{-1}$ KCl 和 $0.2mol \cdot L^{-1}$ 蔗糖

　（3）$0.1mol \cdot L^{-1}$ KCl 和 $0.1mol \cdot L^{-1}$ 蔗糖

　（4）$50g \cdot L^{-1}$ 葡萄糖和 $9.0g \cdot L^{-1}$ NaCl

　（5）$0.2mol \cdot L^{-1}$ NaCl 和 $0.1mol \cdot L^{-1}$ $CaCl_2$

2. 写出由 $FeCl_3$ 水解得到 $Fe(OH)_3$ 胶团的结构。物质的量浓度相同的 NaCl、Na_2SO_4、Na_3PO_4 各溶液对 $Fe(OH)_3$ 溶胶聚沉能力强弱的次序如何？

四、计算题

1. 10.00mL NaCl 饱和溶液重 12.003g，将其蒸干后得到 NaCl 3.173g，试求（1）该溶液的质量浓度；（2）溶液的物质的量的浓度。（相对原子质量：Na＝23；Cl＝35.5）

2. 1.0g 血红素溶于适量水中配制成 100mL 溶液，测得该溶液在 20℃时的渗透压为 366 Pa，已知其相对分子质量为 6.656×10^4，计算该溶液的质量浓度和物质的量浓度。

3. 临床上常用的人工肾透析液，每 10000mL 中含葡萄糖 0.11mol、NaCl 0.95mol、NaAc 0.35mol、KCl 0.01mol、$MgCl_2$ 0.01mol、$CaCl_2$ 1.7g。问此透析液是等渗、低渗还是高渗？

第二章　化学反应速率和化学平衡

学习目标
1. 掌握化学反应速率的概念及表示方法。
2. 掌握条件变化对反应速率的影响。
3. 掌握化学平衡的概念。
4. 熟悉浓度、压力、温度对化学平衡的影响。

第一节　化学反应速率

在研究各类化学反应的过程中，都涉及两个方面的问题：一个是化学反应进行的快慢，即反应速率问题；另一个是反应进行的程度，即化学平衡问题。讨论这些问题对生产、实践具有重要的指导意义；对认识人体的生理变化、生化反应及药物在体内的代谢规律等都有着重要的意义。依据这些理论，可以采取措施加快有意义反应的速率，抑制或减缓危害性反应的发生。

一、化学反应速率的概念

化学反应速率是用来衡量化学反应进行快慢程度的物理量。通常用单位时间内反应物浓度的减少或生成物浓度的增加来表示。浓度的改变用 Δc 表示，用 Δt 表示时间间隔。用生成物表示反应速率时速率为正，如果用反应物表示时，在前面加负号，表示其消耗速率，这样表示的速率为正值。

对 $a\mathrm{A}+b\mathrm{B}\longrightarrow m\mathrm{C}$，用各个物质表示时为

$$v_\mathrm{A}=-\frac{\Delta c_\mathrm{A}}{\Delta t}, v_\mathrm{B}=-\frac{\Delta c_\mathrm{B}}{\Delta t}, v_\mathrm{C}=\frac{\Delta c_\mathrm{C}}{\Delta t} \tag{2-1}$$

单位：$\mathrm{mol\cdot(L\cdot s)^{-1}}$，$\mathrm{mol\cdot(L\cdot min)^{-1}}$ 或 $\mathrm{mol\cdot(L\cdot h)^{-1}}$。

例如，在某条件下，对合成氨的反应

$$\mathrm{N_2(g)+3H_2(g)\rightleftharpoons 2NH_3(g)}$$

起始浓度/mol·L^{-1}　　1.0　　3.0　　0
2s 后浓度/mol·L^{-1}　　0.8　　2.4　　0.4

反应速率 $\bar{v}$ 分别可以表示为：

$$\bar{v}_{\mathrm{NH_3}}=\frac{0.4-0}{2}=0.2\mathrm{mol\cdot(L\cdot s)^{-1}}$$

$$\bar{v}_{\mathrm{N_2}}=-\frac{0.8-1.0}{2}=0.1\mathrm{mol\cdot(L\cdot s)^{-1}}$$

$$\bar{v}_{H_2} = -\frac{2.4-3.0}{2} = 0.3 \text{mol} \cdot (\text{L} \cdot \text{s})^{-1}$$

它们之间的关系是：$\bar{v}_{N_2} : \bar{v}_{H_2} : \bar{v}_{NH_3} = 1 : 3 : 2$

可见，对于同一个反应，用不同物质的浓度变化表示反应速率时，其数值可能不同，化学反应中各物质的反应速率之比等于化学方程式中各物质的化学计量数之比。

二、影响化学反应速率的因素

反应物的结构、组成和性质等是影响反应速率的内因，起决定作用。化学反应速率还会受到一些外界因素的影响，主要有浓度、压力、温度和催化剂。

1. 浓度对反应速率的影响

大量实验证明，当其他条件不变时，增大反应物浓度化学反应速率加快；减小反应物浓度化学反应速率减慢。这一结论可以借助有效碰撞理论来解释。

有效碰撞理论认为分子必须碰撞才能发生反应，然而，并不是分子间的所有碰撞都能发生化学反应。在反应时，反应物分子发生的亿万次碰撞中，只有极少数碰撞能发生化学反应，我们把这种能引起化学反应的碰撞称为"有效碰撞"。能发生有效碰撞的分子叫活化分子，它们比普通分子具有更高的能量。通常把活化分子所具有的最低能量与分子的平均能量的差值叫做反应的活化能，单位是 $kJ \cdot mol^{-1}$。任何化学反应都具有一定的活化能。在一定温度下，活化能越小，反应体系中活化分子所占比例越大，反应进行得越快。反之，活化能越大，在反应体系中活化分子所占比例越小，反应进行得越慢。不同的化学反应有不同的活化能，活化能可由实验测定。

增大反应物浓度，相当于增大活化分子的浓度，从而增加单位时间内反应物分子有效碰撞的次数，这就导致反应速率的增大。

经过研究发现，根据化学反应完成的具体途径，化学反应分为基元反应和非基元反应。反应物分子（或离子、原子以及自由基等）直接碰撞一步完成的反应，称为基元反应。由两个或两个以上基元反应构成的化学反应称为非基元反应或复杂反应。例如，气态氢和气态碘合成气态碘化氢的反应：$H_2(g) + I_2(g) == 2HI(g)$ 为三分子反应，是非基元反应。因为这个反应是通过两个步骤完成的：

(1) $\qquad\qquad I_2(g) \longrightarrow 2I(g)$ （快）

(2) $\qquad\qquad H_2(g) + 2I(g) \longrightarrow 2HI$ （慢）

(1)、(2) 反应都是基元反应。基元反应 (1)、(2) 表示了氢与碘合成所经历的微观过程。复杂反应中的基元反应有的是快反应，有的是慢反应，其中最慢反应的一步决定了总反应的速率，这一步称为总反应的速率控制步骤。

在一定条件下，基元反应的反应速率与反应物浓度系数次方乘积成正比，这一规律称为质量作用定律。质量作用定律只适用于基元反应。

对于基元反应：$\qquad\qquad aA + bB == cC + dD$

质量作用定律的数学表达式为：$\qquad v = kc_A^a c_B^b \qquad\qquad (2-2)$

式(2-2) 称为速率方程。式中 v 为反应的瞬时速率，c_A、c_B 分别表示 A、B 反应物的瞬时浓度，a、b 表示反应方程式中 A、B 物质化学式前面的计量系数，k 为速率常数。对某一化学反应来说，一定条件（如温度、催化剂）下，k 是一个常数，不同的反应有不同的 k 值。k 值与反应物本性、反应温度、催化剂等因素有关，而与反应物浓度无关。

2. 温度对反应速率的影响

温度对反应速率的影响非常显著，如：$2H_2+O_2 \Longrightarrow 2H_2O$ 实验测得：400℃时，化合需 80 天，在 1000℃ 时，则瞬间发生爆炸。对于绝大多数化学反应，升高温度，反应速率增大。一般来讲，在反应物浓度恒定时，温度每升高 10℃，反应速率大约增加 2~4 倍。

3. 压力对反应速率的影响

压力仅对有气体参加的反应速率有影响。温度一定时，气体的体积与压力成反比，如果当气体压力增加至原来的二倍时，那么其体积就变成原来的一半，单位体积内的分子数就增加到原来的两倍。所以，对于气体反应，增加压力就减小了气体的体积，就增加了单位体积内反应物的物质的量，即增加了反应物的浓度，因此反应速率增加；减小压力就增大了气体体积，就减小了反应物的浓度，因此反应速率减小。

对于反应物是固体、液体、或在水溶液中的反应，压力对其体积的影响很小，反应物的浓度几乎不变。因此，可以认为压力与其反应速率无关。

4. 催化剂对反应速率的影响

在化学反应中，那些能显著改变反应速率，而在反应前后自身组成、质量和化学性质基本不变的物质叫催化剂。能加快反应速率的称为正催化剂，能减慢反应速率的称为负催化剂。例如合成氨生产中使用的铁，硫酸生产中使用的 V_2O_5 以及促进生物体化学反应的各种酶（如淀粉酶、蛋白酶、脂肪酶等）均为正催化剂；防止橡胶、塑料老化的防老化剂等均为负催化剂。但是通常所说的催化剂一般是指正催化剂。

根据动力学理论，催化剂之所以能显著地增大化学反应速率，是由于催化剂使反应所需的活化能显著降低，从而使活化分子百分数和有效碰撞次数增多，导致反应速率增大。如图 2-1 所示。

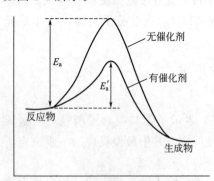

图 2-1 催化剂降低了活化能

催化剂的特点如下：

（1）催化剂只能改变反应速率，而不影响化学反应的始态和终态。即催化剂不能改变反应的方向，对那些不能发生的反应，使用任何催化剂都是徒劳的。

（2）对同一可逆反应来说，催化剂可以同等程度加快正、逆反应的速率。

（3）在反应速率方程式中，催化剂对反应速率的影响体现在反应速率常数 k，对确定的反应而言，反应温度一定时，采用不同的催化剂一般有不同的 k 值。

（4）催化剂具有选择性，即某一催化剂对某一反应（或某一类反应）有催化作用，但对其他反应可能无催化作用。

（5）催化剂在反应前后其质量和化学组成不变。用量小但对反应速率影响大。

生物催化剂——酶

人体是一个复杂的"化工厂",在这个"化工厂"里同时进行着许多互相协同配合的化学反应。这些反应不能在高温、高压、剧毒、强腐蚀的条件下进行,只能在体温条件下温和地进行。这些反应还要求有较高的速率,而且需要随着环境和身体情况的变化而随时自动地进行精密的调节。如此苛刻的条件是怎样实现的呢?这要靠一类特殊的蛋白质——酶的作用。

酶是具有生物活性的蛋白质,对于许多有机化学反应和生物体内进行的复杂的反应具有很强的催化作用。酶的催化作用具有以下特点。

(1) 条件温和、不需加热。在接近体温和接近中性的条件下,酶就可以起作用。在 30~50℃ 之间酶的活性最强,超过适宜的温度时,酶将逐渐丧失活性。

(2) 具有高度的专一性。如蛋白酶只能催化蛋白质的水解反应;淀粉酶只对淀粉起催化作用,如同一把钥匙开一把锁那样。

(3) 具有高效催化作用。酶催化的化学反应速率,比普通催化剂高 $10^7 \sim 10^{13}$ 倍。

目前,人们已经知道的酶有数千种。工业上大量使用的酶多数是通过微生物发酵制得的,并且有许多种酶已制成了晶体。酶已得到广泛的应用,如淀粉酶应用于食品、发酵、纺织、制药等工业;蛋白酶用于医药、制革等工业;脂肪酶用于使脂肪水解、羊毛脱脂等。酶还可用于疾病的诊断。

第二节 化 学 平 衡

一、可逆反应与化学平衡

化学反应视其进行的程度可分为两类:一类为几乎能进行到底的反应,即反应物基本上全部转化为生成物,这类反应称为不可逆反应。如 $KClO_3$ 的分解反应。另一类反应为在同一条件下同时可向正、反两个方向进行的反应,称为可逆反应。如:

$$2SO_2(g) + O_2(g) \rightleftharpoons 2SO_3(g)$$

反应的可逆性和不彻底性是一般化学反应的普遍特征。因此,研究化学反应进行的限度,了解特定反应在指定条件下,消耗一定量的反应物,理论上最多能获得多少生成物,在理论和实践上都有重要意义。

可逆反应中,反应物不可能全部转化为生成物。对于在一定条件下于密闭容器内进行的可逆反应,例如:

$$N_2(g) + 3H_2(g) \rightleftharpoons 2NH_3(g)$$

当反应开始时，N_2 和 H_2 的浓度较大，而 NH_3 的浓度为零，因此正反应速率较大。当 NH_3 一经生成，逆向反应也就开始进行。随着反应的进行，反应物的浓度逐渐减小，$v_正$ 降低；同时，生成物的浓度逐渐增大，$v_逆$ 增大。当反应进行到一定程度后，$v_正 = v_逆$，此时的反应物和生成物的浓度不再发生变化，反应达到了该反应条件下的极限。我们将这种在一定条件下密闭容器中，当可逆反应的正反应速率和逆反应速率相等时，该反应体系所处的状态称为化学平衡状态。化学平衡状态有如下几个特点。

（1）"等" 处于密闭体系的可逆反应，化学平衡状态建立的条件是正反应速率和逆反应速率相等。即 $v_正 = v_逆 \neq 0$。这是可逆反应达到平衡状态的重要标志。

（2）"定" 当一定条件下可逆反应一旦达平衡状态时，在平衡体系的混合物中，各组成成分的含量保持一定，不随时间的改变而改变。这是判断体系是否处于化学平衡状态的重要依据。

（3）"动" 指定化学反应已达化学平衡状态时，反应并没有停止，实际上正反应与逆反应始终在进行，且正反应速率等于逆反应速率，所以化学平衡状态是动态平衡状态。

（4）"变" 任何化学平衡状态均是暂时的、相对的、有条件的。当外界条件变化时，原来的化学平衡即被打破，在新的条件下建立起新的化学平衡。

知识拓展

体内平衡

深刻理解化学平衡是一个动态平衡，对人体内各种平衡的理解具有启迪作用。体内平衡是指在一定外部条件下，生物体维持体内环境相对稳定的动态平衡状态。在人体内平衡包括以下的内容：①温度的相对平衡，确保酶在适宜的环境工作，主要参与调节的器官是皮肤和肌肉；②葡萄糖浓度相对平衡，以维持肌肉、脑部活动，主要参与调节的器官是肾上腺、胰、肝；③水分和盐的相对平衡，主要参与调节的器官是肾、皮肤。体内平衡以负反馈机制运作，即当某一个条件增加时，身体便会作出反抗该变化的行为。例如，吃过饭后，消化所得的葡萄糖进入血液，浓度高于正常水平。胰脏分泌更多胰岛素，促使肝将葡萄糖转为糖原，以降低葡萄糖浓度。

二、化学平衡常数

1. 化学平衡常数

一个可逆反应进行的程度，可用化学平衡常数来表示。对于一定温度下的反应

$$aA + bB \rightleftharpoons cC + dD$$

当达到平衡时，各物质的浓度之间存在如下关系：

$$K^\ominus = \frac{(c_C/c^\ominus)^c (c_D/c^\ominus)^d}{(c_A/c^\ominus)^a (c_B/c^\ominus)^b} \tag{2-3}$$

式中，$K^\ominus$ 为平衡常数，是无量纲的量；$c^\ominus$ 为标准浓度（$1\text{mol} \cdot \text{L}^{-1}$）。$c_A$、$c_B$、$c_C$、$c_D$ 分别表示 A、B、C、D 各物质在平衡时的浓度。

如果是气体反应，物质浓度应用分压表示，则式(2-3) 可写成：

$$K^\ominus = \frac{(p_C/p^\ominus)^c (p_D/p^\ominus)^d}{(p_A/p^\ominus)^a (p_B/p^\ominus)^b} \tag{2-4}$$

式中，$p^\ominus$ 为标准压力（100kPa）。

平衡常数与浓度无关，但随温度的变化而变化。对一定的反应，温度一定，$K^\ominus$ 为一常数。$K^\ominus$ 值的大小标志可逆反应进行的程度。

应用式(2-3) 和式(2-4) 进行有关计算时应注意：

① 上述两个平衡关系式只适用于平衡系统；
② 固体、纯液体或稀溶液中的水分子浓度不写入平衡常数表达式；
③ 平衡常数的数值与反应式的书写有关。如：

$$H_2(g) + I_2(g) \rightleftharpoons 2HI(g) \quad K_1^\ominus = \frac{(p_{HI}/p^\ominus)^2}{(p_{H_2}/p^\ominus)(p_{I_2}/p^\ominus)}$$

$$\frac{1}{2}H_2(g) + \frac{1}{2}I_2(g) \rightleftharpoons HI(g) \quad K_2^\ominus = \frac{p_{HI}/p^\ominus}{(p_{H_2}/p^\ominus)^{1/2}(p_{I_2}/p^\ominus)^{1/2}}$$

$$2HI(g) \rightleftharpoons H_2(g) + I_2(g) \quad K_3^\ominus = \frac{(p_{H_2}/p^\ominus)(p_{I_2}/p^\ominus)}{(p_{HI}/p^\ominus)^2}$$

显然，它们之间的关系是：

$$K_1^\ominus = (K_2^\ominus)^2 = \frac{1}{K_3^\ominus}$$

【例 2-1】 某温度下，在密闭容器中进行如下反应：

$$2SO_2(g) + O_2(g) \rightleftharpoons 2SO_3(g)$$

已知 SO_2 和 O_2 的起始浓度分别为 $0.4\text{mol} \cdot \text{L}^{-1}$ 和 $1.0\text{mol} \cdot \text{L}^{-1}$，当有 80% 的 SO_2 转化为 SO_3 时，反应即达平衡，求平衡时三种气体的浓度和该温度下的平衡常数。

解 反应式　　　　$2SO_2(g)$ ＋ $O_2(g)$ $\rightleftharpoons$ $2SO_3(g)$
起始浓度/$\text{mol} \cdot \text{L}^{-1}$　　0.4　　　　1.0　　　　　0
平衡浓度/$\text{mol} \cdot \text{L}^{-1}$　　0.08　　　0.84　　　　0.32

根据化学平衡定律：

$$K^\ominus = \frac{(c_{SO_3}/c^\ominus)^2}{(c_{SO_2}/c^\ominus)^2(c_{O_2}/c^\ominus)} = \frac{(0.32/1)^2}{(0.08/1)^2 \times (0.84/1)} = 19$$

答：平衡时 SO_2、O_2、SO_3 三种气体的浓度分别为 $0.08\text{mol} \cdot \text{L}^{-1}$、$0.84\text{mol} \cdot \text{L}^{-1}$ 和 $0.32\text{mol} \cdot \text{L}^{-1}$，该温度下的平衡常数为 19。

2. 反应商 Q 与 $K^\ominus$

反应商 Q 为任一状态下的浓度商；$K^\ominus$ 是平衡状态时的浓度商。

若 $Q=K^{\ominus}$，反应处于平衡状态；$Q<K^{\ominus}$，正向反应自发进行；$Q>K^{\ominus}$，逆向反应自发进行。

3. 转化率

平衡转化率，有时简称为转化率，指的是当反应达到平衡时，已转化的反应物浓度占该物质初始浓度的百分数。

$$转化率 = \frac{已转化的反应物浓度}{反应物的初始浓度} \times 100\%$$

【例 2-2】已知在某温度下，反应 $2NO_2 \rightleftharpoons N_2O_4$ 的平衡常数为 $K=0.5$，若 NO_2 的初始浓度为 $2\ mol \cdot L^{-1}$，求当反应达到平衡时各物质的浓度及 NO_2 的转化率。

解 设平衡时 N_2O_4 的浓度为 $x\ mol \cdot L^{-1}$

$$\begin{array}{ccc} & 2NO_2 & \rightleftharpoons & N_2O_4 \\ 起始浓度/mol \cdot L^{-1} & 2 & & 0 \\ 平衡浓度/mol \cdot L^{-1} & 2-2x & & x \end{array}$$

$$K^{\ominus} = \frac{c_{N_2O_4}/c^{\ominus}}{(c_{NO_2}/c^{\ominus})^2} = \frac{x}{(2-2x)^2} = 0.5\ mol \cdot L^{-1}$$

解得：$x=0.5\ mol \cdot L^{-1}$，

NO_2 的平衡浓度 $=2-2x=1.0\ mol \cdot L^{-1}$

$$NO_2\ 转化率 = \frac{已转化的\ NO_2\ 的浓度}{NO_2\ 的初始浓度} \times 100\% = \frac{2 \times 0.5}{2} \times 100\% = 50\%$$

答：N_2O_4 的浓度为 $0.5\ mol \cdot L^{-1}$，NO_2 的平衡浓度为 $1.0\ mol \cdot L^{-1}$，NO_2 的转化率是 50%。

三、化学平衡的移动

化学平衡是在一定条件下的动态平衡。一旦外界条件（如浓度、压力、温度等）发生变化，原有的平衡状态就被破坏，直至在新的条件下建立起新的平衡。这种由于外界条件改变，使可逆反应由一种平衡状态转变为另一种平衡状态的过程称为化学平衡的移动。

1. 浓度对化学平衡的影响

在其他条件不变时，当一个可逆反应达到平衡后，改变任何一种反应物或生成物的浓度，都会引起化学平衡的移动。如果增大反应物的浓度或减少生成物的浓度，则使 $Q<K^{\ominus}$，反应向右进行，直到 Q 重新等于该温度下的平衡常数 $K^{\ominus}$，体系建立了新的平衡为止，结果，化学平衡将向正反应方向移动。反之，如果增大生成物的浓度或减少反应物的浓度，则使 $Q>K^{\ominus}$，平衡将向逆反应方向移动。

医学上，临床输氧抢救重危病人，也是利用浓度的变化引起平衡移动的原理。人体血液中血红蛋白（Hb）具有输氧功能，它能和肺部的氧结合成氧合血红蛋白（HbO_2），HbO_2 随血液流经全身组织，将 O_2 放出，以供全身组织利用。

总之，在温度不变的条件下，增大反应物浓度或减小生成物的浓度，平衡向正反应方向移动；增大生成物浓度或减小反应物浓度，平衡向逆反应方向移动。

2. 压力对化学平衡的影响

压力对固体、液体的体积影响很小,所以改变压力对只有固体、液体参加的可逆反应几乎没有影响。但对于有气体参加的反应来说,在其他条件不变时,压力对化学平衡的影响可分下列三种情况讨论。

(1) 生成物的气体分子总数大于反应物的气体分子总数,如:

$$2H_2O(g) \rightleftharpoons 2H_2(g) + O_2(g)$$

当体系压力增大时,化学平衡向逆反应方向移动;当体系压力减小时,化学平衡向正反应方向移动。

(2) 生成物的气体分子总数小于反应物的气体分子总数,如:

$$2NO_2(g) \rightleftharpoons N_2O_4(g)$$

当体系压力增大时,化学平衡向正反应方向移动;当体系压力减小时,化学平衡向逆反应方向移动。

(3) 生成物的气体分子总数等于反应物的气体分子总数,如:

$$CO(g) + H_2O(g) \rightleftharpoons CO_2(g) + H_2(g)$$

当体系的压力改变时,增加总压或减小总压,对各气态物质分压的影响是等同的,化学平衡不发生移动。

压力的变化对没有气体参加的液态和固态反应影响不大,因压力对固体和液体的体积影响极小。

3. 温度对化学平衡的影响

在一定温度条件下,浓度或压力的改变并不引起 $K^{\ominus}$ 值的改变。温度对化学平衡移动的影响则不然。温度的改变会引起标准平衡常数的改变,从而使化学平衡发生移动。

对吸热反应,温度升高,$K^{\ominus}$ 值将增大;降低温度,$K^{\ominus}$ 值将减小。而对放热反应,升高温度,$K^{\ominus}$ 值将减小;降低温度,$K^{\ominus}$ 值将增大。

温度对化学平衡的影响可以归纳为:在其他条件不变的情况下,升高温度,化学平衡向吸热反应方向移动;降低温度,化学平衡向放热反应方向移动。例如:

$$2NO_2 \rightleftharpoons N_2O_4 + Q$$
红棕色　　无色

当可逆反应达到平衡后,升高温度,平衡向生成 NO_2 的方向(红棕色加深),即吸热反应的方向移动。

【例 2-3】 下列平衡体系中,压力与温度变化是否影响化学平衡?若增大压力、升高温度,平衡怎样移动?

(1) $\qquad 2SO_2(g) + O_2(g) \rightleftharpoons 2SO_3(g) + Q$

(2) $\qquad C(s) + CO_2(g) \rightleftharpoons 2CO(g) - Q$

(3) $\qquad FeO(s) + CO(g) \rightleftharpoons Fe(s) + CO_2(g) - Q$

解 (1) 压力减小,平衡向逆反应方向移动;升高温度,平衡向逆反应方向移动。

(2) 压力减小,平衡向正反应方向移动;升高温度,平衡向正反应方向移动。

(3) 压力不影响该反应的平衡；升高温度，平衡向正反应方向移动。

4. 催化剂不影响化学平衡

催化剂既降低正反应的活化能，也降低逆反应的活化能，因此它既加快正反应的速率，也加快逆反应的速率，对正、逆反应速率的影响是相同的，故不会使化学平衡发生移动。

以上介绍了浓度、压力、温度对化学平衡的影响，这些影响可以概括出一条普遍规律：如果改变影响平衡体系的条件之一，化学平衡就向着能够减小这种改变的方向移动。这个规律叫做勒夏特列原理，也叫做化学平衡移动原理。

习　　题

一、填空题

1. 将等物质的量的 H_2 和 I_2 充入密闭容器中，进行反应 $H_2(g) + I_2(g) \rightleftharpoons 2HI(g)$，测得 2min 时 $v_{HI} = 0.1 mol \cdot L^{-1} \cdot min^{-1}$，$I_2(g)$ 的浓度为 $0.4 mol \cdot L^{-1}$，试确定：

(1) H_2 和 I_2 的反应速率为 ＿＿＿＿＿＿＿＿；

(2) H_2 和 I_2 的起始浓度为 ＿＿＿＿＿＿＿＿；

(3) 2min 末 HI 的浓度为 ＿＿＿＿＿＿＿＿。

2. 反应 $A(g)+B(g) \rightleftharpoons C(g)+D(g)$ 过程中的能量变化如图 2-2 所示，回答下列问题。

(1) 该反应是 ＿＿＿＿＿＿ 反应（填"吸热"或"放热"）；

(2) 当反应达到平衡时，升高温度，A 的转化率 ＿＿＿＿＿＿；（填"增大"或"减小"或"不变"），原因是 ＿＿＿＿＿＿＿＿＿＿＿＿＿

(3) 反应体系中加入催化剂对反应热 ＿＿＿＿＿＿；原因是 ＿＿＿＿＿＿＿＿＿＿＿＿。

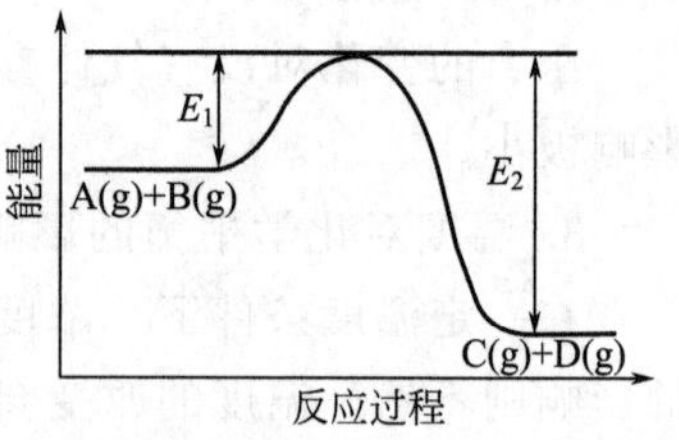

图 2-2　反应过程中的能量变化

3. 在一定条件下，可逆反应：$mA+nB \rightleftharpoons pC$ 达到平衡，若：

(1) A、B、C 都是气体，减少压力，平衡向正反应方向移动，则 $m+n$ 和 p 的关系是 ＿＿＿＿＿＿。

(2) A、C 是气体，增加 B 的量，平衡不移动，则 B 为 ＿＿＿＿＿＿ 态。

(3) A、C 是气体，而且 $m+n=p$，增大压力可使平衡发生移动，则平衡移动的方向是 ＿＿＿＿＿＿。

(4) 加热后，可使 C 的质量增加，则正反应是 ＿＿＿＿＿＿ 反应（填"放热"或"吸热"）。

4. 向 $FeCl_3$（浅黄色）$+3KSCN \rightleftharpoons Fe(SCN)_3$（血红色）$+3KCl$ 的平衡体系中加入 $FeCl_3$ 溶液，混合液的红色表明平衡 ＿＿＿＿＿＿ 移动（填"向左"或"向右"）。

5. 影响化学平衡移动的外界因素主要有 ＿＿＿＿＿＿、＿＿＿＿＿＿、＿＿＿＿＿＿。

二、选择题

1. 已知反应 $A+3B \rightleftharpoons 2C+D$ 在某段时间内以 A 的浓度变化表示的反应速率为 $1mol \cdot (L \cdot min)^{-1}$，则此段时间内以 C 的浓度变化表示的化学反应速率为（　　）。

A. $0.5mol \cdot (L \cdot min)^{-1}$ 　　　　B. $1mol \cdot (L \cdot min)^{-1}$

C. $2mol \cdot (L \cdot min)^{-1}$ 　　　　D. $3mol \cdot (L \cdot min)^{-1}$

2. 反应 $4NH_3+5O_2 \rightleftharpoons 4NO+6H_2O$ 在 5L 的密闭容器中进行，0.5min 后，NO 的物质的量增加了 0.3mol，则此反应的平均反应速率 v_X 为（　　）。

A. $v_{NH_3}=0.002mol \cdot (L \cdot s)^{-1}$ 　　　　B. $v_{O_2}=0.100mol \cdot (L \cdot min)^{-1}$

C. $v_{NO}=0.008mol \cdot (L \cdot s)^{-1}$ 　　　　D. $v_{H_2O}=0.018mol \cdot (L \cdot min)^{-1}$

3. 在2L密闭容器中，发生 $3A(g)+B(g) \rightleftharpoons 2C(g)$ 的反应，若最初加入A和B都是4mol，A的平均反应速率为 $0.12mol/(L \cdot s)$，则10s后容器中B的物质的量为（　　）。

  A. 2.8mol   B. 1.6mol   C. 3.2mol   D. 3.6mol

4. 某温度时，浓度都是 $1mol \cdot L^{-1}$ 的两种气体，X_2、Y_2 在密闭容器中反应生成气体Z，达到平衡时 $c_{X_2}=0.4mol \cdot L^{-1}$、$c_{Y_2}=0.8mol \cdot L^{-1}$、$c_Z=0.4mol \cdot L^{-1}$，则该反应的反应式是（　　）。

  A. $X_2+2Y_2 \rightleftharpoons 2XY_2$ B. $2X_2+Y_2 \rightleftharpoons 2X_2Y$

  C. $3X_2+Y_2 \rightleftharpoons 2X_3Y$ D. $X_2+3Y_2 \rightleftharpoons 2XY_3$

5. 在20℃时某化学反应的速率为 $0.15mol \cdot L^{-1} \cdot s^{-1}$，若温度每升高5℃，反应速率提高到原来的2倍，则为使反应速率达到 $1.2mol \cdot L^{-1} \cdot s^{-1}$，应使反应进行的温度是（　　）。

  A. 30℃   B. 35℃   C. 40℃   D. 45℃

6. 同温同压下，当反应物分解了8%时，总体积也增加8%的是（　　）。

  A. $2NH_3(g) \rightleftharpoons N_2(g)+3H_2(g)$ B. $2NO(g) \rightleftharpoons N_2(g)+O_2(g)$

  C. $2NO_3(g) \rightleftharpoons 4NO_2(g)+O_2(g)$ D. $2NO_2(g) \rightleftharpoons 2NO(g)+O_2(g)$

7. 下列措施肯定能使化学反应速率增大的是（　　）。

  A. 增大反应物的量   B. 增加压力   C. 升高温度   D. 使用催化剂

8. 对于反应 $2SO_2(g)+O_2(g) \rightleftharpoons 2SO_3(g)$，能增大正反应速率的措施是（　　）。

  A. 通入大量 O_2 B. 增大容器容积   C. 移去部分 SO_3 D. 降低体系温度

9. 一定温度下，可逆反应 $X(g)+3Y(g) \rightleftharpoons 2Z(g)$ 达化学平衡状态的标志是（　　）。

  A. Z的生成速率与Z的分解速率相等   B. 单位时间生成 $amolX$，同时生成 $3amolY$

  C. X、Y、Z的浓度相等   D. X、Y、Z的分子数比为 1∶3∶2

10. 反应 $2A(g)+B(g) \rightleftharpoons 2C(g)-Q$，下列反应有利于生成C的是（　　）。

  A. 低温、低压   B. 低温、高压   C. 高温、高压   D. 高温、低压

三、计算题

1. 某温度下，反应 $2SO_2(g)+O_2(g) \rightleftharpoons 2SO_3(g)$ 在体积为1L的容器中，将浓度为 $5mol \cdot L^{-1}$ 的 SO_2 和浓度为 $2.5mol \cdot L^{-1}$ 的 O_2 混合，达到平衡时，SO_3 的浓度为 $3mol \cdot L^{-1}$，求该反应的化学平衡常数。

2. 合成氨反应 $N_2+3H_2 \rightleftharpoons 2NH_3$ 在某温度下达到平衡时，平衡浓度分别为：$c_{N_2}=3mol \cdot L^{-1}$，$c_{H_2}=8mol \cdot L^{-1}$，$c_{NH_3}=4mol \cdot L^{-1}$（假设生成物初始浓度为0），求 N_2、H_2 的初始浓度以及该反应在该温度下的平衡常数？

3. 某温度下，可逆反应 $N_2+3H_2 \rightleftharpoons 2NH_3$ 的平衡常数为0.04，当 $c_{N_2}=0.35$，$c_{H_2}=0.56$，$c_{NH_3}=0.05$ 时该反应是否处于平衡状态？

第三章 电解质溶液

学习目标
1. 了解强电解质、弱电解质、解离度、缓冲溶液等有关概念。
2. 熟悉质子理论要点和解离平衡理论。
3. 掌握弱酸、弱碱水溶液和缓冲溶液 pH 的计算。
4. 掌握缓冲溶液在医学上的意义。

自然界中许多化学反应是在溶液中进行的，有些反应是离子间的反应，离子是由电解质解离而产生的。因此了解电解质溶液及缓冲溶液的性质是十分必要的。本章首先介绍酸碱理论和溶液的有关计算，然后讨论缓冲溶液。

第一节 酸碱质子理论

人类对酸碱的认识是不断深化的，经多年研究提出了一系列的酸碱理论，其中就有解离理论和质子（H^+）理论。1887 年由 1903 年诺贝尔化学奖获得者阿仑尼乌斯提出酸碱解离理论，理论认为：在水溶液中解离出的阳离子全部是 H^+ 的物质是酸，解离出的阴离子全部是 OH^- 的物质是碱。该理论仅限于水溶液，且不能解释为什么 $NaHCO_3$、氨水显碱性和 NH_4Cl 显酸性等问题，因此解离理论有局限性。1923 年由丹麦化学家布朗斯特和英国科学家劳瑞提出了"酸碱质子理论"。

一、质子理论的酸碱定义

酸碱质子理论认为：凡能给出质子（H^+）的物质都是酸；凡能接受质子的物质都是碱。酸是质子的给予体，酸给出质子后剩余的部分就是碱；碱是质子的接受体，碱接受质子后即成为酸。例如，HCl、NH_4^+、HAc 等都能释放出质子，它们都是酸；Cl^-、NH_3、Ac^-、$H_2PO_4^-$ 等都能接受质子，它们都是碱。酸和碱的关系可用下式表示：

$$酸 \rightleftharpoons 质子 + 碱$$

$$HCl \rightleftharpoons H^+ + Cl^-$$

$$NH_4^+ \rightleftharpoons H^+ + NH_3$$

$$H_3PO_4 \rightleftharpoons H^+ + H_2PO_4^-$$

$$HAc \rightleftharpoons H^+ + Ac^-$$

$$H_3O^+ \rightleftharpoons H^+ + H_2O$$

$$H_2O \rightleftharpoons H^+ + OH^-$$

酸给出质子后变成碱，碱接受质子后变成酸的这种相互的关系称为共轭关系。仅相差

1个质子的一对酸碱称为共轭酸碱对。如 HAc 和 Ac^- 是共轭酸碱对。HAc 是 Ac^- 的共轭酸，Ac^- 是 HAc 的共轭碱。从上式可以看出：酸和碱可以是中性分子、阴离子也可以是阳离子。如 HCl、HAc 是分子酸，而 NH_4^+ 则是离子酸。Cl^-、CO_3^{2-} 是离子碱。有些物质如 H_2O、HCO_3^-、HS^-、$H_2PO_4^-$ 等既可以给出质子又可以接受质子，这类分子或离子称为两性物质。在一对共轭酸碱对中，共轭碱的碱性愈强，其共轭酸的酸性愈弱；反之亦然。

二、酸碱反应的实质

根据酸碱质子理论，酸碱反应的实质是质子的传递。反应过程中酸失去质子，碱得到质子，酸把质子传递给碱。酸碱反应是两个共轭酸碱对间的质子传递，可用下式表示：

$$HA + B \rightleftharpoons HB^+ + A^-$$
酸1　碱2　　酸2　碱1

（共轭酸碱对）

上式中，HA 把质子传递给 B，自身变为其共轭碱 A^-，B 从 HA 接受质子，变为其共轭酸 HB^+。

可以看出：一种酸和一种碱（酸1和碱2）的反应，总是能生成一种新酸和一种新碱（酸2和碱1）。并且酸1和生成的碱1组成一对共轭酸碱对，碱2和生成的酸2组成另一对共轭酸碱对。这说明酸碱反应的实质是两对共轭酸碱对之间的质子传递反应。

第二节　弱电解质在溶液中的解离

在水溶液中或熔融状态下，能够导电的化合物称为电解质。电解质可分为强电解质和弱电解质。强电解质在溶液中几乎完全解离为离子，具有较强的导电能力。例如 NaCl、NaOH 溶液和 HCl 导电能力都很强。而弱电解质在水溶液中只有少部分解离为离子，大多以分子形式存在，所以导电能力差。例如：HAc、H_2CO_3、$NH_3 \cdot H_2O$ 等溶液，在水溶液中只有少部分解离为离子，存在着分子和离子的解离平衡。

一、弱电解质的解离平衡和解离常数

在一定温度下，当电解质分子解离成离子的速率与离子结合成分子的速率相等时，溶液中分子、离子的浓度不再随时间而改变，此时弱电解质所处的状态称为解离平衡。

解离平衡是化学平衡的一种形式，符合一般化学平衡原理。在醋酸的解离平衡中：

$$HAc \rightleftharpoons H^+ + Ac^-$$

根据化学平衡的原理，解离平衡的平衡常数表达式：

$$K^{\ominus} = \frac{\dfrac{c_{H^+}}{c^{\ominus}} \cdot \dfrac{c_{Ac^-}}{c^{\ominus}}}{\dfrac{c_{HAc}}{c^{\ominus}}}$$

本书为简洁起见，令 $[B]=\dfrac{c_B}{c^\ominus}$，即

$$K^\ominus = \dfrac{[H^+][Ac^-]}{[HAc]} \tag{3-1}$$

式中，$[H^+]$、$[Ac^-]$ 和 $[HAc]$ 分别表示 H^+、Ac^- 和 HAc 在平衡时的相对浓度，$K^\ominus$ 在此称为解离平衡常数，简称解离常数。通常弱酸的解离常数用 $K_a^\ominus$ 表示，弱碱的解离常数用 $K_b^\ominus$ 表示。一些弱酸弱碱的解离常数见表 3-1。

表 3-1　一些弱酸弱碱的解离常数（25℃）

名称	$K^\ominus$	名称	$K^\ominus$
HAc	1.8×10^{-5}	$H_2C_2O_4$	5.9×10^{-2}
HCOOH	1.8×10^{-4}		6.4×10^{-5}
HCN	4.9×10^{-10}	H_3PO_4	7.5×10^{-3}
H_2CO_3	4.3×10^{-7}		6.2×10^{-8}
	5.6×10^{-11}		2.2×10^{-13}
H_2S	9.1×10^{-8}	NH_3	1.8×10^{-5}
	1.1×10^{-12}	$C_6H_5NH_2$	4.7×10^{-10}

$K_a^\ominus$、$K_b^\ominus$ 的数值大小反映了其对应酸碱的强弱。

二、解离度

解离度是在一定温度下，弱电解质在溶液中达到解离平衡时，已解离的弱电解质分子数占弱电解质分子总数（包括已解离的分子和未解离的分子）的百分数。通常用 α 来表示。

$$\alpha = \dfrac{\text{已解离的电解质分子数}}{\text{电解质分子总数}} \times 100\% \tag{3-2}$$

相同浓度的不同弱电解质，其解离度不同。电解质越弱，解离度越小。因此，解离度的大小能有效地表示电解质的相对强弱；同一弱电解质，浓度不同，其解离度也不同。浓度越小，解离度越大。温度越高，解离度越大。

第三节　水溶液的酸碱性及 pH 的计算

一、水的质子自递反应与溶液的 pH

1. 水的质子自递反应

水是极弱的电解质，属两性物质，在水分子间能发生质子传递，1 分子 H_2O 能从另 1 分子 H_2O 中得到质子形成 H_3^+O，而失去质子的 H_2O 分子则转化为 OH^-。此反应称为水的质子自递反应。反应方程式如下：

$$H_2O + H_2O \rightleftharpoons H_3^+O + OH^-$$

在一定温度下，该反应达到平衡时，存在如下关系式：

$$K^{\ominus} = \frac{[H_3^+O][OH^-]}{[H_2O]^2}$$

式中，$K^{\ominus}$ 为水的平衡常数。在纯水或稀溶液中，一般将 $[H_2O]$ 视为常数，它与 $K^{\ominus}$ 合并成一个新常数 $K_w^{\ominus}$，则

$$K_w^{\ominus} = [H_3^+O][OH^-] \tag{3-3}$$

$K_w^{\ominus}$ 称为水的质子自递常数，又称水的离子积常数。实验测得：在 22 ℃ 时纯水中 $[H_3^+O] = [OH^-] = 1.0 \times 10^{-7}$。水的离子积不仅适用于纯水，也适用于所有稀溶液。为了简便起见，用 $[H^+]$ 代表 $[H_3^+O]$，则有：

$$K_w^{\ominus} = [H^+][OH^-] = 1.0 \times 10^{-14}$$

由于 $[H^+]$ 和 $[OH^-]$ 的乘积是一个常数，故若已知溶液中 $[H^+]$，就可简单地算出溶液中的 $[OH^-]$。

【例 3-1】 计算 295K 时 $0.001 \text{mol} \cdot \text{L}^{-1}$ NaOH 溶液中氢离子的浓度。

解 $c_{OH^-} = 10^{-3} \text{mol} \cdot \text{L}^{-1}$，$[OH^-] = 10^{-3}$。根据公式 $K_w^{\ominus} = [H^+][OH^-] = 10^{-14}$

$$[H^+] = \frac{K_w^{\ominus}}{[OH^-]} = \frac{1.0 \times 10^{-14}}{10^{-3}} = 10^{-11}$$

即 H^+ 浓度为 $10^{-11} \text{mol} \cdot \text{L}^{-1}$。

2. 溶液的 pH

为了使用上方便，常将溶液的酸度用 pH 表示，$pH = -\lg[H_3^+O]$ 或 $pH = -\lg[H^+]$。常温下 $[H^+][OH^-] = 10^{-14}$，因此 $pH + pOH = 14$。当溶液的 c_{H^+} 和 c_{OH^-} 大于 $1.00 \text{mol} \cdot \text{L}^{-1}$ 时，可不再用 pH 来表示。

根据 pH 定义和水的离子积常数，我们可得到如下结论。

22℃时： 中性溶液　$c_{H^+} = c_{OH^-} = 1.0 \times 10^{-7} \text{mol} \cdot \text{L}^{-1}$　　pH = 7.00

酸性溶液　$c_{H^+} > c_{OH^-}$　　pH < 7.00

碱性溶液　$c_{H^+} < c_{OH^-}$　　pH > 7.00

同理我们可以定义：$pOH = -\lg[OH^-]$，$pK^{\ominus} = -\lg K^{\ominus}$。

3. 共轭酸碱解离常数的关系

共轭酸碱对 HA-A$^-$ 在水溶液中分别存在如下的质子传递反应平衡式：

$$HA + H_2O \rightleftharpoons A^- + H_3^+O$$

$$K_a^{\ominus} = \frac{[H_3^+O][A^-]}{[HA]} \tag{3-4}$$

$$A^- + H_2O \rightleftharpoons HA + OH^-$$

$$K_b^{\ominus} = \frac{[HA][OH^-]}{[A^-]} \tag{3-5}$$

将两式相乘

$$K_a^\ominus K_b^\ominus = \frac{[H_3^+O][A^-]}{[HA]} \cdot \frac{[HA][OH^-]}{[A^-]} = [H_3^+O][OH^-] = K_w^\ominus$$

两边同时取负对数得：

$$pK_a^\ominus + pK_b^\ominus = pK_w^\ominus \tag{3-6}$$

式(3-6)表明，共轭酸碱对的 $K_a^\ominus$ 与 $K_b^\ominus$ 成反比，知道酸的解离常数 $K_a^\ominus$ 就可简单地计算出它共轭碱的 $K_b^\ominus$，反之亦然。另外也说明，酸愈弱，其共轭碱愈强；碱愈弱，其共轭酸愈强。

【例 3-2】 已知 298K 时，$NH_3 \cdot H_2O$ 的 $K_b^\ominus = 1.75 \times 10^{-5}$，计算 NH_4^+ 的 $K_a^\ominus$。

解 NH_4^+ 是 $NH_3 \cdot H_2O$ 的共轭碱，根据公式 $K_a^\ominus K_b^\ominus = K_w^\ominus$

$$K_a^\ominus = \frac{K_w^\ominus}{K_b^\ominus} = \frac{1.0 \times 10^{-14}}{1.8 \times 10^{-5}} = 5.6 \times 10^{-10}$$

二、弱酸、弱碱在水溶液中质子传递平衡的移动

在醋酸溶液中存在着以下平衡：

$$HAc \rightleftharpoons H^+ + Ac^-$$

达到平衡时，溶液中的 HAc、H^+ 和 Ac^- 都保持一定的浓度，如果改变其中任一浓度，平衡将发生移动。

根据化学平衡移动原理，当加入 H^+、Ac^- 或减少 HAc 时，可使解离平衡向左移动；增加 HAc 的浓度、减少 H^+ 的浓度（加入 OH^-）或减少 Ac^- 的浓度时可使解离平衡向右移动。这种由于条件改变（如浓度、温度），弱电解质由原来的平衡达到新的解离平衡的过程，称为解离平衡的移动。

若在氨水中加入 NH_4Cl，由于 NH_4Cl 是强电解质，在溶液中完全解离，溶液中 NH_4^+ 浓度就会大大增加，解离平衡向左移动，从而降低了氨水的解离度。

$$NH_3 + H_2O \rightleftharpoons OH^- + NH_4^+$$
$$NH_4Cl \rightleftharpoons Cl^- + NH_4^+$$

像这样在弱电解质溶液中，加入与弱电解质具有相同离子的强电解质时，使弱电解质的解离度减小的现象，称为同离子效应。

三、一元弱酸、弱碱溶液的 pH 计算

以一元弱酸（HA）为例，设起始浓度为 c 的一元弱酸水溶液的质子转移平衡为：

$$HA + H_2O \rightleftharpoons H_3^+O + A^-$$
$$H_2O + H_2O \rightleftharpoons H_3^+O + OH^-$$

可见 HA 水溶液中的 H^+ 有两个来源，通常当 $K_a^\ominus c > 20 K_w^\ominus$ 时，酸解离出的 H^+ 的浓度远大于 H_2O 解离出的 H^+ 的浓度，水的质子转移产生的 H^+ 可以忽略。

设平衡时 $[H^+] = x$ 则有：

$$HA + H_2O \rightleftharpoons H_3^+O + A^-$$

起始浓度/mol·L^{-1} c 0   0

平衡浓度/mol·L^{-1} $c-x$ x x

$$K_a^\ominus = \frac{[H^+][A^-]}{[HA]} = \frac{x^2}{c-x} \tag{3-7}$$

求解上面的一元二次方程就可得出一元弱酸中 H$^+$ 的浓度。为了简便起见，常用近似公式进行计算。因为当 $c/K_a^\ominus \geqslant 500$ 时，质子转移平衡中 $[H^+] \ll c$，则 $[HA] = c-x \approx c$，

所以

$$K_a^\ominus = \frac{x^2}{c}, \quad x = \sqrt{K_a^\ominus c}$$

$$[H^+] = \sqrt{K_a^\ominus c} \tag{3-8}$$

即：

对于一元弱酸，当 $cK_a^\ominus > 20K_w^\ominus$，$c/K_a^\ominus \geqslant 500$ 时 $[H^+] = \sqrt{K_a^\ominus c}$

对于一元弱碱溶液，同理，可以得出一元弱碱溶液中 $[OH^-]$ 的最简计算公式：

$$[OH^-] = \sqrt{K_b^\ominus c} \tag{3-9}$$

$$pH = 14 - pOH$$

式(3-9) 中 c 为一元弱碱的总浓度，$K_b^\ominus$ 为一元弱碱的解离常数。该公式的使用条件是：$K_b^\ominus c \geqslant 20K_w^\ominus$，$c/K_b^\ominus \geqslant 500$。

【例 3-3】 计算 298K 时，$0.10 \text{mol} \cdot \text{L}^{-1}$ HAc 溶液的 pH。（已知 $K_a^\ominus = 1.76 \times 10^{-5}$）

解 因为

$$\frac{c}{K_a^\ominus} = \frac{0.10}{1.76 \times 10^{-5}} > 500$$

且

$$K_a^\ominus c = 1.76 \times 10^{-5} \times 0.10 = 1.76 \times 10^{-6} > 20K_w^\ominus$$

所以，可用最简式计算

$$[H^+] = \sqrt{K_a^\ominus c} = \sqrt{1.76 \times 10^{-5} \times 0.10} = 1.33 \times 10^{-3}$$

$$pH = -\lg[H^+] = -\lg(1.33 \times 10^{-3}) = 2.88$$

【例 3-4】 计算 298K 时，$0.10 \text{mol} \cdot \text{L}^{-1}$ NH$_3 \cdot$H$_2$O 液的 pH。（已知 NH$_3 \cdot$H$_2$O 的 $K_b^\ominus = 1.8 \times 10^{-5}$）

解 NH$_3 \cdot$H$_2$O 在水溶液中完全解离为 NH$_4^+$ 和 OH$^-$，因为 $c/K_b^\ominus$ 大于 500，且 $K_b^\ominus c > 20K_w^\ominus$

$$[OH^-] = \sqrt{K_b^\ominus c} = \sqrt{1.8 \times 10^{-5} \times 0.10} = 1.34 \times 10^{-3}$$

$$pH = 14 - pOH = 14 - 2.9 = 11.1$$

第四节 缓冲溶液

一、缓冲溶液的组成和缓冲作用原理

实验证明：在纯水中若加入盐酸，则水溶液的 pH 会显著下降；若加入氢氧化钠溶

液，则水溶液的 pH 会显著升高。而若在醋酸和醋酸钠混合液中加入少量的酸或碱，则混合液的 pH 几乎不发生改变。这种能对抗外来少量的强酸、强碱或稀释而保持溶液的 pH 几乎不变的溶液称为缓冲溶液。

1. 缓冲溶液组成

缓冲溶液具有缓冲作用，是因为缓冲溶液一般是由具有足够浓度、适当比例的共轭酸碱对的两种物质组成。即含有抗碱组分和抗酸组分，且两组分间可相互转化并达到化学平衡状态。通常把这两种组分称为缓冲对或缓冲系。常见的缓冲系见表 3-2。

表 3-2 一些常见的缓冲系

缓冲系	共轭酸（抗碱成分）	共轭碱（抗酸成分）	$pK_a^{\ominus}$
HAc - NaAc	HAc	NaAc	4.75
H_2CO_3-HCO_3^-	H_2CO_3	HCO_3^-	6.37
$H_2PO_4^-$-HPO_4^{2-}	$H_2PO_4^-$	HPO_4^{2-}	7.21
HCO_3^--CO_3^{2-}	HCO_3^-	CO_3^{2-}	10.25
NH_4^+- $NH_3 \cdot H_2O$	NH_4^+	$NH_3 \cdot H_2O$	10.25
$TrisH^+$-Tris	$TrisH^+$	Tris	8.21

2. 缓冲作用原理

缓冲溶液中因为有共轭酸碱对两种物质存在，使其具有了对抗外来少量酸、碱的能力。现以 HAc-NaAc 组成的缓冲溶液为例，来说明缓冲溶液的缓冲作用原理。

在 HAc-NaAc 的缓冲系中，HAc 为弱电解质，解离度很小，在水中部分解离成 H^+ 和 Ac^-；NaAc 为强电解质，在水中全部解离，完全以 Na^+ 和 Ac^- 离子状态存在。

在这一混合溶液中，HAc 的解离平衡由于强电解质 NaAc 的存在，溶液中 Ac^- 浓度增高，对 HAc 的解离产生了同离子效应，抑制 HAc 的解离，使 HAc 的解离度更小。因此混合溶液中 H^+ 浓度不大，但未解离的 HAc 的量（氢离子的存储量）却很大。同时，能与 H^+ 作用的 Ac^-（主要来自 NaAc）的量也很大。而且 HAc 和 Ac^- 是共轭酸碱对，在水溶液中存在着下列的质子传递平衡：

$$HAc + H_2O \rightleftharpoons H_3O^+ + Ac^-$$

当向这一混合溶液中加入少量酸（H^+）时，溶液中大量的 Ac^- 就与外来的 H^+ 结合成 HAc，使醋酸的解离平衡向左移动。当建立新的化学平衡时，溶液中 HAc 的浓度略有增大、Ac^- 浓度略有减小、H^+ 浓度没有明显升高，溶液的 pH 几乎不变。因此，共轭碱 Ac^- 为此缓冲溶液的抗酸成分。

当向这一混合溶液中加入少量碱（OH^-）时，溶液中的 H^+ 与外来少量 OH^- 结合成 H_2O 分子，溶液中减少的 H^+ 由大量 HAc 的解离来补充，使 HAc 的解离平衡向右移动。当建立新的化学平衡时，Ac^- 的浓度略有增大、HAc 浓度略有减小、溶液中的 H^+ 浓度没有明显降低，溶液的 pH 几乎不变。因此，共轭酸 HAc 为此缓冲溶液的抗碱成分。HAc-NaAc 缓冲系抗酸抗碱反应如下：

抗碱反应式： $HAc + OH^- \rightleftharpoons H_2O + Ac^-$

抗酸反应式： $Ac^- + H^+ \rightleftharpoons HAc$

综上所述，缓冲溶液中存在共轭酸碱对，且存在质子传递平衡，能够抵抗外来少量酸碱或稀释而保持溶液的 pH 几乎不变。

二、缓冲溶液 pH 的计算

缓冲系共轭酸（HA）及其共轭碱（A$^-$）在水溶液中存在如下质子转移平衡：

$$HA \rightleftharpoons H^+ + A^-$$

$$K_a^\ominus = \frac{[H^+][A^-]}{[HA]}$$

$$[H^+] = K_a^\ominus \frac{[HA]}{[A^-]}$$

$$pH = pK_a^\ominus + \lg\frac{[A^-]}{[HA]}$$

或

$$pH = pK_a^\ominus + \lg\frac{c_{共轭碱}}{c_{共轭酸}} \tag{3-10}$$

式(3-10)称为亨德森-哈塞尔巴赫方程式，由式(3-10)可知：缓冲溶液 pH 取决于共轭酸碱解离常数和平衡时共轭酸碱的浓度比。当缓冲溶液共轭酸碱浓度相同时，溶液的 pH=p$K_a^\ominus$。缓冲溶液的缓冲性能可以通过计算实例进一步说明。

【例 3-5】 若在 100mL 0.10mol·L^{-1} 的 HAc 和 NaAc 缓冲溶液中，加入 0.1mL 1mol·L^{-1} 的 HCl 溶液，计算 pH 如何改变？已知 HAc 的 p$K_a^\ominus$=4.75。

解 (1) 原缓冲溶液的 pH

$$c_{HAc} = c_{Ac^-} = 0.10 \text{mol·L}^{-1} \quad pK_a^\ominus = 4.75$$

代入式(3-10)得：

$$pH = pK_a^\ominus + \lg\frac{c_{Ac^-}}{c_{HAc}}$$
$$= 4.75 + \lg\frac{0.10}{0.10}$$
$$= 4.75$$

(2) 加入 HCl 溶液后，缓冲溶液的 pH

盐酸在该溶液中的浓度

$$c_{HCl} = \frac{1 \times 0.1}{100 + 0.1} = 0.001 \text{mol·L}^{-1}$$

加入的 HCl 与大量的 Ac$^-$ 反应，可得：

$$c_{HAc} = 0.1 + 0.001 = 0.101 \text{ (mol·L}^{-1})$$
$$c_{Ac^-} = 0.1 - 0.001 = 0.099 \text{ (mol·L}^{-1})$$

代入公式，得：

$$pH = 4.75 + \lg\frac{0.099}{0.101} = 4.75 - 0.01 = 4.74$$

溶液的 pH 比原来降低了约 0.01 单位，几乎未改变。而若向纯水中加入，则改变约 4 个单位。

【例 3-6】 计算在 298K 时，100mL 含 0.02mol·L^{-1} NH$_4$Cl 及 0.06mol·L^{-1} NH$_3$

的缓冲溶液的 pH（已知，NH_3 的 $pK_b^{\ominus}=4.75$）。

解 已知 NH_3 的 $pK_b^{\ominus}=4.75$，该缓冲对的质子传递平衡为：

$$NH_4^+ + H_2O \rightleftharpoons H_3^+O + NH_3$$

根据式(3-6)知：

$$NH_4^+ \text{ 的 } pK_a^{\ominus} = pK_w^{\ominus} - pK_b^{\ominus} = 14 - 4.75 = 9.25$$

$$pH = pK_a^{\ominus} + \lg \frac{c_{NH_3}}{c_{NH_4^+}}$$

$$= 9.25 + \lg \frac{0.06}{0.02}$$

$$= 9.73$$

【例 3-7】 计算将浓度为 $0.08 \text{mol} \cdot L^{-1}$ 的 HAc 溶液与 $0.20 \text{mol} \cdot L^{-1}$ NaAc 溶液等体积混合后，溶液的 pH（已知 HAc 的 $pK_a^{\ominus}=4.75$）。

解 根据题意知混合后，溶液中：

$$c_{HAc} = \frac{0.08}{2} = 0.04 \text{ (mol} \cdot L^{-1})$$

$$c_{Ac^-} = \frac{0.2}{2} = 0.1 \text{ (mol} \cdot L^{-1})$$

代入式(3-10)，得：

$$pH = pK_a^{\ominus} + \lg \frac{c_{Ac^-}}{c_{HAc}} = 4.75 + \lg \frac{0.1}{0.04}$$

$$= 4.75 + 0.4 = 5.15$$

三、缓冲容量

1. 缓冲容量的概念

缓冲溶液的缓冲作用是有限的，一旦超过某一限度，溶液的 pH 就将发生改变，即失去缓冲能力。缓冲溶液的缓冲能力大小常用缓冲容量来表示。缓冲容量是指能使 1L（或 1mL）缓冲溶液的 pH 改变一个单位所加一元强酸或一元强碱的物质的量（mol 或 mmol）。常用符号 β 表示。

$$\beta = \frac{\text{加入强酸（碱）的物质的量}}{\text{pH 变化单位}}$$

使 1L（或 1mL）缓冲溶液的 pH 改变一个单位所加入酸碱的量越多，缓冲容量越大，说明缓冲溶液的缓冲能力越强。

2. 影响缓冲容量的因素

对于同一缓冲系，缓冲容量的大小取决于缓冲溶液的总浓度和缓冲比。当缓冲比为定值时，缓冲溶液的总浓度愈大，缓冲容量愈大。

当总浓度一定时，缓冲比愈接近1，缓冲容量愈大，等于1时（$pH = pK_a^{\ominus}$）缓冲容量最大。一般缓冲比控制在 0.1～10 之间，这样缓冲溶液的缓冲范围就在 $\mathrm{pH}=\mathrm{p}K_\mathrm{a}^\ominus \pm 1$，缓冲溶液将有较为理想的缓冲效果。

四、缓冲溶液的配制

在实际工作中，常需要配制一定的缓冲溶液。一般按下列原则和步骤进行。

1. 选择适当的缓冲系

应选择 $\mathrm{p}K_\mathrm{a}^\ominus$ 最接近缓冲溶液 pH 的共轭酸的缓冲对，例如，配制 pH＝5 的缓冲溶液，选择 HAc-NaAc 缓冲对（$\mathrm{p}K_\mathrm{a}^\ominus=4.76$）比较合适；而配制 pH＝9 的缓冲溶液，选择 $\mathrm{H_3BO_3\text{-}Na_2B_4O_7}$ 缓冲对（$\mathrm{p}K_\mathrm{a}^\ominus=9.24$）或选择 $\mathrm{NH_3\text{-}NH_4Cl}$（$\mathrm{p}K_\mathrm{a}^\ominus=9.25$）比较合适。

2. 缓冲溶液的总浓度要适当

要使欲配制缓冲溶液具有较大的缓冲容量，就要保证缓冲溶液具有一定的抗酸成分和抗碱成分的总浓度，但也不易过大。在实际应用中一般缓冲溶液的总浓度在 $0.05\sim 0.2\,\mathrm{mol\cdot L^{-1}}$ 之间为宜。

3. 计算所需缓冲系的量

选择好缓冲系后，可根据公式计算所需弱酸及其共轭碱的量或体积。为方便起见，常用相同浓度的共轭酸和共轭碱配制，设配制溶液的总体积为 V，共轭酸的体积为 V_A，共轭碱的体积为 $V_\mathrm{B}=V-V_\mathrm{A}$，混合前共轭酸和共轭碱的浓度均为 c，则混合后：

$$c_{\text{共轭酸}}=\frac{cV_\mathrm{A}}{V} \qquad c_{\text{共轭碱}}=\frac{cV_\mathrm{B}}{V}$$

所以
$$\mathrm{pH}=\mathrm{p}K_\mathrm{a}^\ominus+\lg\frac{c_{\text{共轭碱}}}{c_{\text{共轭酸}}}$$

$$=\mathrm{p}K_\mathrm{a}^\ominus+\lg\frac{cV_\mathrm{B}/V}{cV_\mathrm{A}/V}$$

$$=\mathrm{p}K_\mathrm{a}^\ominus+\lg\frac{V_\mathrm{B}}{V_\mathrm{A}} \tag{3-11}$$

利用公式(3-11)可以很方便地计算出所需共轭酸和共轭碱的体积。

4. 根据计算结果配制缓冲溶液，用酸度计进行校正。

【例 3-8】 用 $0.1\,\mathrm{mol\cdot L^{-1}}$ HAc-NaAc 配制 pH 为 5.0 的缓冲溶液 1000mL，问需要 HAc 和 NaAc 各多少毫升？

解 $c_{\text{酸}}=c_{\text{盐}}=0.1\,\mathrm{mol\cdot L^{-1}}$，pH＝5.0 $\mathrm{p}K_\mathrm{a}^\ominus=4.75$

根据
$$\mathrm{pH}=\mathrm{p}K_\mathrm{a}^\ominus+\lg\frac{c_{\mathrm{Ac}^-}}{c_{\mathrm{HAc}}}$$

则
$$\mathrm{pH}=\mathrm{p}K_\mathrm{a}^\ominus+\lg\frac{V_{\mathrm{Ac}^-}}{V_{\mathrm{HAc}}}$$

$$5=4.75+\lg\frac{V_{\mathrm{Ac}^-}}{V_{\mathrm{HAc}}}$$

$$\frac{V_{Ac^-}}{V_{HAc}} = 1.78$$

又因为 $V_{HAc} + V_{Ac^-} = 1000 mL$

所以求得： $V_{HAc} = 359 mL$ $V_{Ac^-} = 641 mL$

答：取 359mL $0.1 mol·L^{-1}$ 的 HAc 与 641mL $0.1 mol·L^{-1}$ 的 NaAc 混合，即得 pH 为 5.0 的缓冲溶液。

五、缓冲溶液在医学上的意义

缓冲溶液在医学上应用广泛。例如，微生物的培养、组织切片、细菌染色、血液储存、酶的测定等都需要在一定 pH 的缓冲溶液中才能进行。在人体内缓冲溶液非常重要。人体内的 pH 之所以能保持在 7.35～7.45，是因为人体内存在多种缓冲对。人体血液中存在的主要缓冲对有：H_2CO_3-HCO_3^-；$H_2PO_4^-$-HPO_4^{2-}；血浆蛋白酸-血浆蛋白盐。

研究证明，在这些主要缓冲对中，H_2CO_3-HCO_3^- 共轭酸碱对在血液中浓度最高，缓冲能力最大，对维持血液正常的 pH 起着决定性的作用。

该缓冲系是来源于呼吸作用的 CO_2 溶于血液生成的 H_2CO_3，与其解离产生的 HCO_3^-，以及血液中储存的 HCO_3^- 达成以下平衡：

$$CO_2(溶解) + H_2O \rightleftharpoons H_2CO_3 \rightleftharpoons H^+ + HCO_3^-$$

如果机体产生某些疾病，代谢过程发生障碍，体内积蓄过量的酸或碱时，超出血液的缓冲能力。将导致血液的 pH 下降或升高。当血液的 pH<7.35 临床上称为酸中毒；当血液的 pH>7.45 临床上称为碱中毒。严重时将危及生命。临床上通常用 $NaHCO_3$ 或乳酸钠溶液纠正酸中毒，用氯化铵溶液来纠正碱中毒，以维持血液在正常的 pH 范围内。

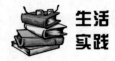
生活实践

食品的酸碱性

我们每天吃的食物中，有的具有酸性，有的具有碱性。食物的酸碱性对维持人体内的酸碱平衡起到一定作用。

一般来说，凡是含 N、S、P 等元素的食物大多具有酸性。例如，米面类、肉类、鱼类、蛋类、花生及动物内脏等。自然界中常见的强酸性食品有蛋黄、乳酪、甜点、白糖、金枪鱼、比目鱼；中酸性食品有火腿、培根、鸡肉、猪肉、鳗鱼、牛肉、面包、小麦；弱酸性食品有白米、花生、啤酒、海苔、章鱼、巧克力、空心粉、葱等。碱性食品如蔬菜、瓜果、豆类、茶叶、咖啡、海藻等。自然界中常见的强碱性食品有葡萄、茶叶、葡萄酒、海带、柑橘类、柿子、黄瓜、胡萝卜；中碱性食品有大豆、番茄、香蕉、草莓、蛋白、梅干、柠檬、菠菜等；弱碱性食品有红豆、苹果、甘蓝菜、豆腐、卷心菜、油菜、梨、马铃薯等。

我们在饮食中应做到酸碱食物均衡摄入，维持人体血液的酸碱平衡。

习 题

一、填空题

1. HAc是弱电解质，在水溶液中存在如下平衡：HAc $\rightleftharpoons$ H$^+$ + Ac$^-$，根据解离平衡原理填写下表：

比较 条件	平衡移动方向	解离度变化	[H$^+$]变化趋势	[OH$^-$]变化趋势
升高温度				
加入 NaOH				
加入少量醋酸钠				
加入等体积水				
加入醋酸溶液				

2. 人体血液中主要存有_____、_____和_____缓冲对，其中_____在人体血液中起主导作用。

3. 强电解质在水溶液中_____解离；而弱电解质在水溶液中_____解离。

4. pH与氢离子浓度的关系是_____，正常人血液的pH范围是_____，当血液pH小于_____称酸中毒，临床上通常用_____溶液来纠正；当血液pH大于_____称碱中毒，临床上通常用_____溶液进行治疗。

二、选择题

1. 下列微粒中既是酸又是碱的是（ ）。
   A. H$^+$ B. H$_3$PO$_4$ C. PO$_4^{3-}$ D. H$_2$PO$_4^-$

2. HCO$_3^-$ 的共轭酸是（ ）。
   A. H$^+$ B. CO$_3^{2-}$ C. H$_2$CO$_3$ D. OH$^-$

3. 已知 NH$_3$ 的 $K_b^\ominus = 2 \times 10^{-5}$，则 NH$_4^+$ 的 $K_a^\ominus$ 为（ ）。
   A. 2×10^{-5} B. 5×10^{-5} C. 2×10^{-10} D. 5×10^{-10}

4. 0.1mol·L^{-1}的下列物质中，溶液呈酸性的是（ ）。
   A. NaCl   B. NH$_4$Ac   C. （NH$_4$）$_2$SO$_4$ D. NaAc

5. 水的离子积 $K_w^\ominus$ 适用于（ ）。
   A. 酸的溶液   B. 碱的溶液   C. 水   D. 所有水溶液

6. 对0.1mol·L^{-1}的HAc溶液，用水稀释时所发生的变化，叙述不正确的是（ ）。
   A. 解离度增大   B. 氢离子数目增多
   C. 氢离子浓度增大   D. 用碱中和时，所消耗的碱量不变

7. 在0.1mol·L^{-1}的HAc溶液中，可使HAc的解离度增大的措施是（ ）。
   A. 加水稀释   B. 加少量醋酸钠   C. 加少量盐酸   D. 加入HAc

8. 与电解质的解离度大小无关的是（ ）。
   A. 电解质的种类   B. 电解质的溶解度
   C. 溶液的浓度   D. 溶液的温度

9. 溶液的pH每增加1个单位，则[H$^+$]（ ）。
   A. 增大1倍   B. 减小1倍   C. 增大10倍   D. 减小10倍

10. 下列各种溶液，具有缓冲作用的是（ ）。
    A. H$_2$SO$_4$-Na$_2$SO$_4$ B. HAc-NaAc

  C. H_2CO_3-Na_2CO_3 D. NaCl-HCl

11. 中和 pH＝3 的 HCl 溶液 10mL 至中性，需用 pH＝10 的 NaOH 溶液的体积为（ ）mL。
  A. 5   B. 10   C. 50   D. 100

12. 配制 pH＝9.00 的缓冲溶液，最佳选用（ ）。
  A. $NaHCO_3$、Na_2CO_3 B. NaH_2PO_4、Na_2HPO_4
  C. HAc、NaAc   D. $NH_3 \cdot H_2O$、NH_4Cl

三、计算题

1. 计算下列溶液的 pH。

 （1）$0.1mol \cdot L^{-1}$ HAc 和 $0.2mol \cdot L^{-1}$ NaAc 溶液等体积混合。

 （2）$0.1mol \cdot L^{-1}$ H_2CO_3 和 $0.1mol \cdot L^{-1}$ $NaHCO_3$ 溶液各 250mL 混合。

 （3）$0.6mol \cdot L^{-1}$ $NH_3 \cdot H_2O$ 和 $0.2mol \cdot L^{-1}$ HCl 溶液各 200mL 混合。

 （4）$0.1mol \cdot L^{-1}$ $H_2PO_4^-$ 和 $0.2mol \cdot L^{-1}$ HPO_4^{2-} 溶液等体积混合。

2. 正常成人胃液的 pH 是 1.4，婴幼儿胃液的 pH 是 5.0，成人胃液的 H^+ 浓度是婴幼儿胃液 H^+ 浓度的多少倍？

3. 将 $0.20mol \cdot L^{-1}$ 的乳酸（$K_a^{\ominus}=1.37 \times 10^{-4}$）溶液 100.0mL，加水稀释至 200.0mL，计算稀释后溶液的 pH。

4. 试计算 $0.1mol \cdot L^{-1}$ 苯甲酸溶液（$K_a^{\ominus}=6.4 \times 10^{-5}$）的 pH 是多少？

第四章 配位化合物简介

学习目标
1. 掌握配合物的基本概念和结构特点。
2. 熟悉配合物的命名方法。
3. 了解螯合物的定义和结构特点。
4. 熟悉配合物在医学上的应用。

第一节 配合物的基本概念

配位化合物是一类组成比较复杂的化合物，简称配合物，过去也称为络合物。配合物在生命过程中具有十分重要的作用，与医学关系密切。例如，生物体内的金属离子多以配合物的形式存在并参与各种生物化学反应；一些金属配合物具有杀菌、抗病毒和抗癌作用；配合物在医学检验、药物分析等方面也广泛应用。

一、配合物的定义和组成

1. 配合物的定义

若向有少量 $CuSO_4$ 的稀溶液的试管中，滴加氨水并振荡，则开始时有浅蓝色的 $Cu(OH)_2$ 沉淀生成，继续滴加氨水，沉淀会逐渐溶解，生成深蓝色透明溶液。若向该透明溶液中滴加 NaOH 溶液，则没有浅蓝色的 $Cu(OH)_2$ 沉淀生成，也没有 NH_3 气体逸出，说明 Cu^{2+} 和氨分子已转变成其他物质；若向该透明溶液中滴加 $BaCl_2$ 溶液，则有白色 $BaSO_4$ 沉淀生成，说明 SO_4^{2-} 未变化；若向该透明溶液中滴加适量的酒精，则产生深蓝色晶体，经研究这种深蓝色晶体的化学式为 $[Cu(NH_3)_4]SO_4$。像 $[Cu(NH_3)_4]^{2+}$ 这样，由中心离子（或原子，如 Cu^{2+}）和几个中性分子（或阴离子，如 NH_3，Cl^-）以配位键相结合而形成的复杂分子或离子，称为配位单元，凡是含有配位单元的化合物都称作配合物。例如，$[Co(NH_3)_6]^{3+}$、$[Cr(CN)_6]^{3-}$ 和 $[Ni(CO)_4]$ 都是配位单元，其中 $[Co(NH_3)_6]^{3+}$ 和 $[Cr(CN)_6]^{3-}$ 叫做配离子，$[Ni(CO)_4]$ 叫做配分子；$[Co(NH_3)_6]Cl_3$、$K_3[Cr(CN)_6]$、$[Ni(CO)_4]$ 都是配合物。

2. 配合物的组成

根据配合物分子中各成分的排列情况，配合物分子可以分为内界和外界两部分。内界是配位单元，是配合物中组成比较稳定的部分；除内界以外的部分是外界，外界是与内界电荷平衡的简单离子。在配合物的化学式中一般用方括号表示内界，方括号以外的部分为外界，内界和外界常以离子键结合，如下所示：

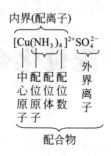

(1) 中心原子 配位单元的中心通常是能接受孤对电子的金属阳离子或原子,我们称之为中心原子,它是配合物的核心部分。例如,$[Cr(CN)_6]^{3-}$ 中的 Cr^{3+} 和 $[Ni(CO)_4]$ 中的 Ni 原子。少数高氧化态的非金属元素也可以作为配合物的中心原子,如 $[BF_4]^-$ 中的 B(Ⅲ)。中心原子都能提供接纳孤对电子的空轨道,因此,过渡金属离子(原子)常作为中心原子,如 Fe^{3+}、Ni^{2+}、Cu^{2+}、Pt 等。

(2) 配位体 在配位单元中与中心原子以配位键相结合的离子(或分子)称为配位体,简称配体。配体中提供孤对电子并直接与中心原子结合的原子称为配位原子。如 $[Cu(NH_3)_4]^{2+}$ 中的 NH_3 分子是配体,N 原子是配位原子;$[Cr(CN)_6]^{3-}$ 中的 CN^- 是配体,C 原子是配位原子。

配体可分为单齿配体和多齿配体两类。只有一个配位原子与中心原子以配位键结合的配体称为单齿配体,如 X^-、CN^-、NO_2^-、CO、H_2O、OH^-、NH_3 等;有两个或两个以上配位原子同时与中心原子以配位键相结合的配体称为多齿配体,如 $NH_2CH_2CH_2NH_2$(乙二胺,简写 en)、乙二胺四乙酸(EDTA)等。常见的配位体见表 4-1。

表 4-1 常见的配位体

配位原子	配 位 体	配位原子	配 位 体
卤素(X)	F^-、Cl^-、Br^-、I^-	C	CO、CN^-(氰离子)
O	H_2O、$RCOO^-$、$C_2O_4^{2-}$(草酸根离子)	S	SCN^-(硫氰根离子)
N	NH_3、NO_2^-、$NH_2-CH_2-CH_2-NH_2$(en,乙二胺)		

(3) 配位数 配位单元中直接与中心原子以配位键结合的配位原子数目,称为中心原子的配位数。配位数通常有 2、4、6、8 几种情况,最常见的是 4 和 6,一般中心原子的配位数等于配体的数目,例如 $[Cu(NH_3)_4]^{2+}$ 中,Cu^{2+} 的配位数为 4,$[Co(NH_3)_6]Cl_3$ 中 Co^{3+} 的配位数是 6。但在多齿配体中,配位数与配体数不等。如 $[Cu(en)_2]^{2+}$ 中,配体乙二胺是二齿配体,两个 en 分子有 4 个配位原子 N,故其配位数是 4。

(4) 配离子的电荷 配离子的电荷数等于中心原子和配位体总电荷的代数和,按照配合物是电中性的原则,根据外界离子的电荷也可推算出配离子的电荷。在 $[Co(NH_3)_6]^{3+}$ 中配离子的电荷数可根据 Co^{3+} 和 6 个 NH_3 的电荷数的代数和等于 +3 来判定;$K_3[Fe(CN)_6]$ 和 $K_4[Fe(CN)_6]$ 中的配离子电荷分别是 -3 和 -4。

二、配合物的命名

配合物的命名方法遵从一般无机物的命名原则,即阳离子在前,阴离子在后。如果配离子是阳离子时,外界阴离子为酸根,那么酸根为简单离子时叫做"某化某",酸根为复杂离子时叫做"某酸某";如果配离子是阴离子时,那么该配离子为酸根,命名时在配阴离子与外界阳离子之间用"酸"字相连接,若外界阳离子是 H^+,则命名为"酸"。

配合物内界的名称可按下列顺序列出:

(配体数目)配体名称+"合"+中心原子(中心原子价态)

各组成部分书写时需注意以下几点。

(1)配体数目用二、三、四、……表示,当配体个数目为"一"时,可将"一"字省去。

(2)如果内界中含有不止一种配体时,不同配体之间常以圆点"·"分开,在最后一个配体与中心原子之间加"合"字,并且遵循"先无机配体后有机配体"、"先阴离子类配体,后中性分子配体"的命名原则;同类配体中,按配位原子的元素符号在英文字母表中的次序命名;配位原子相同时,配体中原子个数少的在前面;配体中原子个数相同,则按和配位原子直接相连的配体中的其他原子的元素符号的英文字母表次序;对于由几种中性分子组成的配体,命名顺序为:水-氨-有机分子。

(3)中心原子括号内用罗马数字表示中心原子的价态。例如:

$[Cu(NH_3)_4]^{2+}$ 四氨合铜(Ⅱ)离子

$[Fe(CN)_6]^{3-}$ 六氰合铁(Ⅲ)离子

$[Co(NH_3)_4Cl_2]Cl$ 氯化二氯·四氨合钴(Ⅲ)

$[Cu(NH_3)_4]SO_4$ 硫酸四氨合铜(Ⅱ)

$K_2[PtCl_6]$ 六氯合铂(Ⅳ)酸钾

$Na_4[Fe(CN)_6]$ 六氰合铁(Ⅱ)酸钠

三、螯合物

由中心原子和多齿配体配合而成的具有环状结构的配合物称为螯合物,形成螯合物的多齿配体又称为螯合剂,螯合剂犹如螃蟹的两个螯,把中心原子紧紧钳住,螯合物因此得名,例如:

$$\left[\begin{array}{c} CH_2-\underset{H_2}{N} \quad \underset{H_2}{N}-CH_2 \\ | \quad \diagdown Cu \diagup \quad | \\ CH_2-\underset{H_2}{N} \quad \underset{H_2}{N}-CH_2 \end{array}\right]^{2+}$$

形成螯合物有两个必要条件。一是螯合剂必须有两个或两个以上都能给出电子对的配位原子(主要是 N、O、S 等原子);二是每两个能给出电子对的配位原子间必须隔着两个或三个其他原子,这样才可以形成具有五元环或六元环的螯合物。由于螯合环的形成,使螯合物具有特殊的稳定性,通常称为螯合效应。螯合物的稳定性和它的环状结构(环的大小和环的多少)有关,一般来说以五元环、六元环较为稳定,比如 Ca^{2+} 与 EDTA 形成的螯合物中有五个五元环,因此很稳定。

螯合剂常用的是氨螯合剂——乙二胺四乙酸(EDTA),是一种四元酸,如果用 Y 表示它的酸根,则可以简写成 H_4Y。EDTA 在水中的溶解度较小,而其二钠盐在水中的溶解度却比较大,因此在实际应用中常采用 EDTA 的二钠盐,EDTA 二钠盐含有 2 分子结晶水,但习惯上仍把它叫做 EDTA,用简式 $Na_2H_2Y·2H_2O$ 表示。EDTA 可与绝大多数金属离子形成螯合物，其中心原子的配位数为 6，它包括五个五元环，具有特殊的稳定性。二者结构如图 4-1、图 4-2 所示。

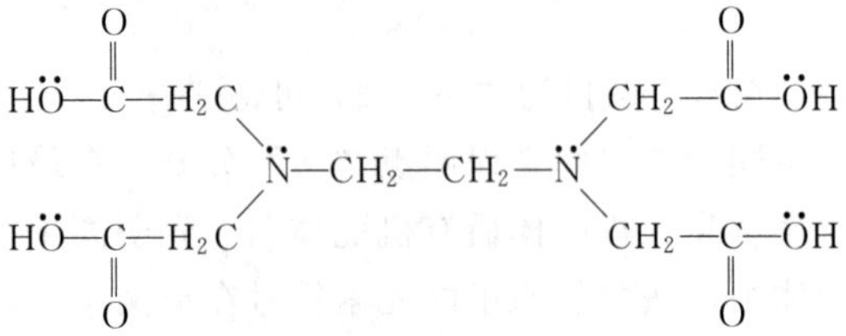

图 4-1　乙二胺四乙酸（EDTA）分子结构式

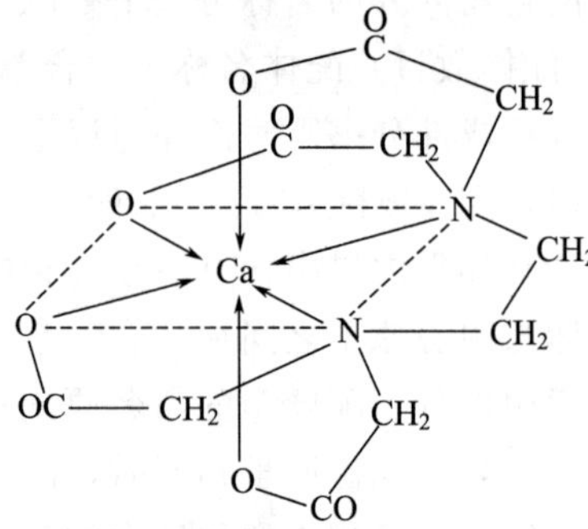

图 4-2　乙二胺四乙酸金属螯合物

EDTA 是最常用的配合滴定剂、掩蔽剂和水的软化剂，在医药上也有多种用途，可用于医治重金属和放射性元素的中毒。

第二节　配合物在医学方面的应用

配合物不仅在化学领域里得到广泛应用，在医学方面也具有重要的意义。例如，在人体内起着送氧作用的血红素就是一种含铁的螯合物；对恶性贫血有防治作用的维生素 B_{12} 是一种含钴的配合物；胰岛素是含锌的螯合物，对调节体内的物质代谢有重要作用。目前配合物作为药物应用于医学的主要是抗炎、抑菌、抗癌和金属中毒救治几个方面，现简单介绍如下。

一、铂配合物

自从 1969 年顺铂问世以来，含铂的抗癌药物发展迅速。现在铂类抗癌配合物主要有 4 种类型：顺铂类药物、卡铂类药物、环己二胺类化合物和铂（Ⅳ）配合物。其中顺铂和卡铂类药物已经成为癌症不可缺少的化疗药物，被广泛应用于治疗睾丸癌、卵巢癌、头颈肿瘤和膀胱癌等疾病。

二、金配合物

人们从 19 世纪末期发现了金化合物的药用价值，现在金配合物作为治疗风湿性和类风湿性关节炎的药物已经应用于临床，其中金硫基代丁二酸钠作为针剂等已经在美国上市。

三、银配合物

银是仅次于汞的杀菌金属，银及其配合物作为抗菌剂已有很长的历史，磺胺嘧啶银（AgSD）作为一种抗菌剂被广泛用于严重烧伤时的抗菌消毒以防止细菌感染，有广谱活性；壳聚糖 Ag(Ⅰ) 配合物 [M-CTS-Ag(Ⅰ)] 对金黄色葡萄球菌有良好的抑制作用，可制成医疗抑菌剂，具有无毒、稳定、抑菌效果好的优点。

四、钒配合物

金属钒与降血糖药物形成配合物后都具有比母体药物更强的口服降糖活性。比如，钒与非甾类抗炎药物可以形成配合物，这种配合物在低浓度时可以激发类成骨细胞的生长、分化和形态转换；钒-喹诺酮类抗菌药物不仅在抗菌、降糖等方面有很好的活性，而且具有低毒的特点；钒与雷帕沙星可以协同增强胰岛素诱导的葡萄糖消耗，从而降低血糖。但目前钒配合物的研究仅停留在实验室阶段，尚未进入临床。

五、其他金属配合物

以广西主产中药广豆根中的苦参碱（Matrine）为天然活性配体，与 Fe（Ⅲ）反应得到的黄色离子型苦参碱 Fe（Ⅲ）配合物 [H-Matrine][$FeCl_4$]，对肾癌 7860、肝癌 BEL7404、结肠癌 HCT116、结肠癌 LOVO、鼻咽癌 CNE1 等肿瘤株具有明显的抑制活性，其中对肝癌细胞 BEL7404 和结肠癌细胞 HCT116 表现出较强的抑制活性。

钌（Ⅱ）配合物中的 {trans-[Ru（Ⅱ）Cl_4（DMSO）Im]$^-$} 是第一个进入临床实验的抗肿瘤转移的钌（Ⅱ）配合物；Ga 是继铂之后第二个被用于治疗癌症的金属元素；有机锡（Ⅳ）配合物对乳腺癌和结肠癌有很好的抑制活性；Ti 的配合物也逐渐进入到临床研究的过渡中，对腹水癌和固形肿瘤有很好的疗效。

六、金属解毒剂

有些螯合剂可用作重金属（Pb^{2+}、Au^{2+}、Cd^{2+}、Hg^{2+}）中毒的解毒剂。如二巯基丙醇或 EDTA 二钠盐，因为它们能和有毒金属离子形成稳定的水溶性螯合物，进而从肾脏排出。常见的金属解毒剂如表 4-2 所示。

表 4-2 常见金属解毒剂

金属	解毒剂
Ca、Cu、Pb、Al	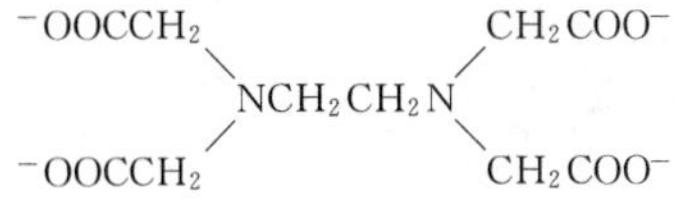 $^-OOCCH_2$—NCH$_2$CH$_2$N—CH$_2$COO$^-$ （EDTA） $^-OOCCH_2$／　　　　＼CH$_2$COO$^-$
Fe	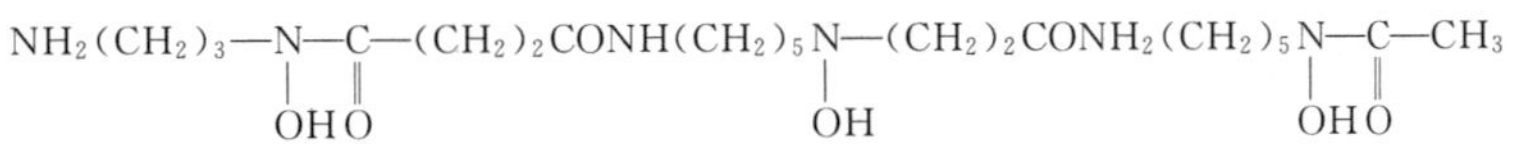 NH$_2$(CH$_2$)$_3$—N(OH)—C(O)—(CH$_2$)$_2$CONH(CH$_2$)$_5$N(OH)—C(O)—(CH$_2$)$_2$CONH(CH$_2$)$_5$N(OH)—C(O)—CH$_3$ 去铁敏
Cu、Pb	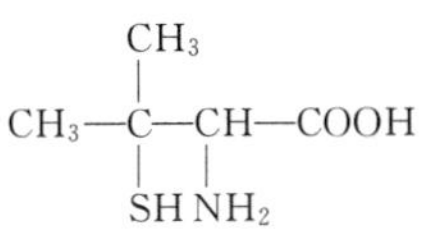 CH$_3$—C(CH$_3$)(SH)—CH(NH$_2$)—COOH （D-青霉胺）
Sn、Cd、As、Hg、Au、Pb	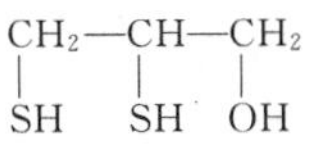 CH$_2$(SH)—CH(SH)—CH$_2$(OH) （二巯基丙醇）
Co	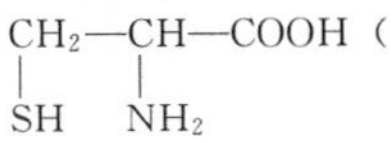 CH$_2$(SH)—CH(NH$_2$)—COOH （半胱氨酸）

随着金属离子与生物大分子的相互作用的研究，以及从分子和细胞水平上对金属离子抗病毒和抗癌机理的探索，金属配合物必然会在医学应用方面大放异彩。

习　题

一、填空题

1. 配位单元是由＿＿＿＿＿与＿＿＿＿＿以＿＿＿＿＿键形成的复杂结构。
2. 配合物在组成上分为内界和外界，内界中又分为＿＿＿＿＿和＿＿＿＿＿。配位体中与中心离子直接结合的原子叫＿＿＿＿＿。
3. 配合物 $[PtCl_6]^{2-}$ 中，中心原子是＿＿＿＿＿，配位体是＿＿＿＿＿，配位数是＿＿＿＿＿。
4. 配合物 $[Cr(en)_3]Cl_3$ 中，中心原子是＿＿＿＿＿，配位体是＿＿＿＿＿，配位数是＿＿＿＿＿。

二、命名下列配合物

1. $[Cr(NH_3)_2(en)_2]Cl_3$
2. $[Ag(NH_3)_2]OH$
3. $K_3[CoBr_2Cl_2(NO_2)_2]$
4. $Na[Co(CO)_4]$
5. $[Co(NO_2)_2(CN)(NH_3)_3]$

三、写出下列配合物的化学式

1. 六氟合硅（Ⅳ）酸
2. 六氯合铂（Ⅳ）酸
3. 氢氧化二氨合银（Ⅰ）
4. 氯化二氯·四水合铬（Ⅲ）
5. 三氯化五氨·一水合钴（Ⅲ）
6. 六氰合铁（Ⅱ）酸钾
7. 二硫代硫酸根合银（Ⅰ）酸钠
8. 五氯·一氨合铂（Ⅳ）酸钾
9. 四硫氰酸根·二氨合铬（Ⅲ）酸铵
10. 五羰基合铁
11. 三硝基·三氨合钴（Ⅲ）

四、完成下表

配合物	配体	配体数	配位数	中心体氧化数	配位原子
$[Ag(NH_3)_2]Cl$					
$[Cu(NH_3)_4]SO_4$					
$K_2[Fe(Cl)_5]$					
$[CoCl_3(NH_3)_3]$					
$[Pt(en)_2]Cl_2$					

第五章 烃

学习目标
1. 了解有机化合物的定义、分子结构和结构式、碳原子的结构特征及碳碳键的类型、同分异构等有关概念。
2. 熟悉烷烃通式、同系列的概念，掌握烷烃的普通命名法和系统命名法命名，了解游离基（自由基）的概念、取代反应及医学上常见的烷烃。
3. 熟悉烯烃、炔烃、脂环烃的结构和命名方法，掌握其加成反应、氧化反应、聚合反应等有关化学性质。
4. 了解苯分子的独特结构，掌握苯的主要化学性质，了解稠环芳烃的有关内容。

第一节 有机化合物概述

19世纪初，人们为了区别于从矿物质中得到的无机化合物，把从天然动植物有机体中提取的物质称为有机化合物。当时许多化学家都认为，在生物体内由于存在所谓"生命力"，才能产生有机化合物，而在实验室里是不能由无机化合物合成的。然而在1828年，德国化学家弗里德里希·维勒在实验室中成功合成尿素，此后，越来越多的有机化合物不断地在实验室中合成出来，"生命力"学说渐渐被抛弃，有机化合物这一概念却沿用至今。

一、有机化合物定义

现代科学认为有机化合物（简称有机物）一般是指碳氢化合物及其衍生物。碳氢化合物的衍生物是指在分子组成中除了碳和氢两种元素之外，还有其他元素的化合物，如O、N、S、P、卤素等。有机化学是研究有机化合物的来源、制备、结构、性质及其变化规律的科学，为生物化学、生物学、药理学、免疫学、遗传学、卫生学以及临床诊断等提供必要的基础知识。

二、有机化合物结构

有机物的性质取决于其分子的结构，一切具有生物活性物质的功能，都与它的结构有密切联系，因此，认识有机物分子的结构是学习有机化学的首要问题。

分子结构是指分子中各原子相互连接的次序、成键状态及彼此间的空间关系。分子的结构包括分子的构造、构型和构象。构造指在有机物分子中，各原子之间相互连接的方式和顺序；构型是指具有一定构造的分子中各原子在空间的排列状况；构象是指在一定的条件下，由于单键的旋转而产生的分子中各原子（或原子团）在空间的不同排布形象。可见构造和结构是两个既有联系又有区别的概念，但习惯上常将这两个词混用。碳原子是有机物分子中重要原子，它的结构和性质决定了有机物结构的复杂性和多样性。

1. 碳原子结构

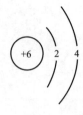

图 5-1 碳原子结构

碳原子的原子序数是 6，最外层有 4 个电子（图 5-1），在化学反应中既不易失去电子，也不容易得到电子，碳原子与其他原子可形成 4 个共价键，形成"8 电子"稳定结构。有机物中的碳原子不仅能通过共价键与 H、O、N、S、卤素等元素结合，而且碳原子与碳原子间也可以共用一对、两对或三对电子，分别形成碳碳单键、碳碳双键和碳碳三键，碳原子如此众多的结合方式，也是有机物数量众多的原因之一。

知识拓展

碳原子的杂化与成键特点

基态碳原子的外层电子又分为 s 亚层和 p 亚层，其中 s 轨道是 1 个球形轨道，p 轨道为 3 个两两相互垂直的哑铃型轨道（图 5-2），根据电子排布规律其电子构型为 $2s^2 2p_x^1 2p_y^1 2p_z^0$，因此有 2 个未成对电子。但在有机物中，碳原子是 4 价的，这又如何解释呢？

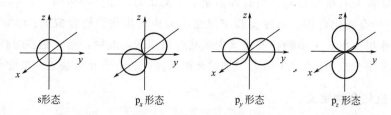

图 5-2　s 轨道、p 轨道形态

杂化轨道理论认为，当一个碳原子与其他原子发生作用时，碳原子中的 1 个 2s 电子被激发到空的 $2p_z$ 轨道上去，使基态的碳原子转变为激发态的碳原子（$2s^1 2p^3$）：

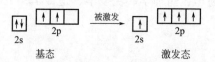

激发态碳原子中的 2s 轨道再根据需要与不同数目的 2p 轨道发生杂化，形成能量等同的杂化轨道，用于与其他原子形成共价键。碳原子轨道的杂化共有 3 种方式并显现出相应的成键特点。

1. sp^3 杂化

碳原子的 2s 轨道与 3 个 2p 轨道发生 sp^3 杂化，形成 4 个能量等同的 sp^3 杂化轨道：

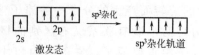

每一个 sp³ 杂化轨道包含 $\frac{1}{4}$s 成分和 $\frac{3}{4}$p 成分。sp³ 杂化轨道的形状为一头大，一头小的"葫芦"形（图 5-3）。

4 个 sp³ 杂化轨道在空间的分布为大头的一瓣指向正四面体的四个角顶，轨道彼此间保持 109.5°角，这样可以使每个轨道达到最低干扰的程度，故碳原子的 4 个轨道都有一定的方向性，如甲烷（图 5-4）。

图 5-3 杂化轨道形状　　　　　　　　图 5-4 甲烷分子结构

2. sp² 杂化

碳原子的 2s 轨道与 2 个 2p 轨道发生 sp² 杂化，形成 3 个能量等同的 sp² 杂化轨道：

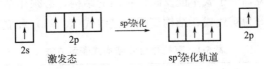

每一个 sp² 杂化轨道包含 $\frac{1}{3}$s 成分和 $\frac{2}{3}$p 成分。sp² 杂化轨道的形状与 sp³ 杂化轨道类似。在碳原子中这 3 个 sp² 杂化轨道的对称轴在同一平面上，互成 120°角，大头一瓣指向正三角形的 3 个角顶。碳原子上另一个未杂化的 p_z 轨道垂直于 sp² 杂化轨道对称轴所在的平面，如乙烯（图 5-5）。

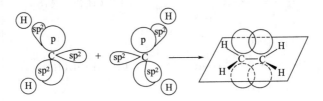

图 5-5 乙烯分子结构

2 个碳原子各用 1 个 sp² 杂化轨道相互重叠形成 C—C σ 键；每个碳原子各用 2 个 sp² 杂化轨道与氢原子的 s 轨道重叠形成 C—H σ 键，每个碳原子上各有 1 个未杂化的相互平行的 p 轨道，侧面重叠形成 π 键，构成了乙烯分子。

3. sp 杂化

碳原子的 2s 轨道与 1 个 2p 轨道发生 sp 杂化，形成 2 个能量等同的 sp 杂化轨道：

每一个 sp 杂化轨道包含 $\frac{1}{2}$ s 成分和 $\frac{1}{2}$ p 成分。sp 杂化轨道的形状与 sp^3 杂化轨道类似。在碳原子中 2 个 sp 杂化轨道的对称轴互成 180°角，如乙炔（图 5-6）。

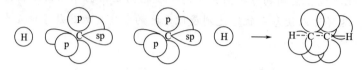

图 5-6 乙炔分子结构

2 个碳原子各用 1 个 sp 杂化轨道相互重叠形成 C—C σ 键；每个碳原子各用 1 个 sp 杂化轨道与氢原子的 s 轨道重叠形成 C—H σ 键，构成乙炔分子骨架。每个碳原子上各余下 2 个未杂化的 p 轨道，这 2 个 p 轨道相互垂直。2 个碳原子上相互平行的 p 轨道，侧面重叠形成 2 个相互垂直的 π 键，构成了乙炔分子。

2. 结构式

在以前的学习过程中，表示某一化合物常用分子式，例如 H_2SO_4、NaOH、KNO_3 等。但对绝大多数有机物来说，分子式不能反映该物质的结构，必须用结构式。结构式是一种表示分子结构的化学式，分为实线式、结构简式、键线式(表 5-1) 和立体结构式等，见表 5-1。

表 5-1 有机化合物结构式表示方法

化合物	实线式	结构简式	键线式
丁烷	H-C-C-C-C-H (with H's)	$CH_3CH_2CH_2CH_3$	∧∧
1-丁烯	H-C-C-C=C-H (with H's)	$CH_3CH_2CH=CH_2$	∧=
正丁醇	H-C-C-C-C-O-H (with H's)	$CH_3CH_2CH_2CH_2OH$	∧∧OH
乙醚	H-C-C-O-C-C-H (with H's)	$CH_3CH_2OCH_2CH_3$	∧O∧
丙酮	H-C-C-C-H with O,H	CH_3COCH_3	ketone
环戊烷	cyclopentane with all H's	H_2C-CH_2-CH_2-CH_2-CH_2 ring	⬠

化合物	实线式	结构简式	键线式
苯	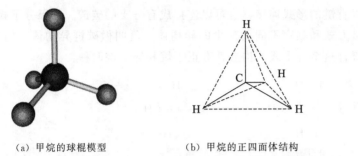		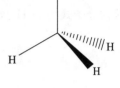

立体结构式能形象直观地表示分子中原子（团）在空间的排列方式，如甲烷分子［图 5-7(a)］为正四面体结构［图 5-7(b)］，可用立体结构式表示［图 5-7(c)］。

(a) 甲烷的球棍模型　　(b) 甲烷的正四面体结构　　(c) 甲烷的立体结构式

图 5-7　甲烷的立体结构

3. 同分异构现象

有机物中经常出现分子式相同而结构式不同的现象，即同分异构现象。例如，分子式为 C_2H_6O 的烷烃，碳原子的连结方式有两种可能，其结构式分别为：$CH_3—CH_2—OH$ 和 $CH_3—O—CH_3$，像这样具有相同分子式，但结构和性质都不同的化合物称为同分异构体，简称异构体。随着分子中碳原子和原子种类的增加，原子间的结合方式也增加，同分异构体也明显增多。由于有机化合物中同分异构现象的普遍存在，因此，认识某个有机化合物的要点是它的结构式或结构简式，而不是分子式。

第二节　饱和链烃

只有碳和氢两种元素组成的有机化合物称为碳氢化合物，简称烃。烃分子中的氢原子被其他原子或原子团取代，可产生其他各类有机物，故常将烃看成是有机物的母体。按照分子骨架和性质，烃可分为下列几类：

$$
烃\begin{cases}开链烃(脂肪烃)\begin{cases}饱和链烃\\不饱和链烃\begin{cases}烯烃\\炔烃\end{cases}\end{cases}\\环烃\begin{cases}脂环烃\\芳香烃\end{cases}\end{cases}
$$

一、烷烃的结构和命名

（一）烷烃的结构

分子中碳原子与碳原子都以单键相结合，其余价键都和氢原子相连接，这样的开链烃称为烷烃，因烷烃是含氢最多的烃，故也称饱和链烃。

1. 烷烃的通式和同系列

烷烃分子的通式为 C_nH_{2n+2}，其中最简单的是含有一个碳的甲烷（CH_4），其次是含有两个碳的乙烷（C_2H_6），……。任何两个碳原子数相邻的烷烃分子在组成上都相差（CH_2），称为同系列差。这样的一系列化合物叫做同系列。同系列中的化合物互称同系物。同系物具有相似的化学性质，所以通过学习同系列中一两个典型物质的化学性质就可以推知其他物质的化学性质，这对学习及研究有机化合物带来了很大方便。

2. 烷烃的同分异构现象

烷烃中的甲烷、乙烷和丙烷分子不产生同分异构现象，但从含 4 个碳原子的丁烷开始，碳链中碳原子不仅可以直链的形式连接，也可以连接成有分支的碳链。如果分子式相同，由于碳链中碳原子连接方式和顺序不同而产生的异构体，就叫做碳链异构体，例如，丁烷的分子式为 C_4H_{10}，符合这个分子式的构造就有正丁烷和异丁烷两种：

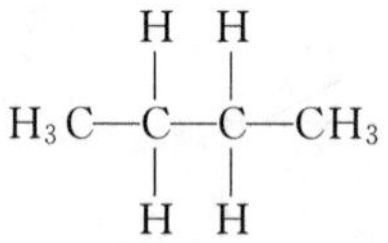

正丁烷 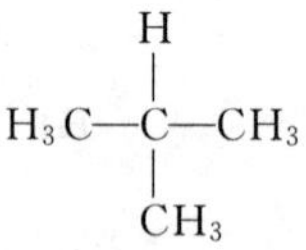　　　　　异丁烷

它们互为同分异构体，有不同的性质，是两种不同的化合物。戊烷的分子式为 C_5H_{12}，有三种同分异构体：

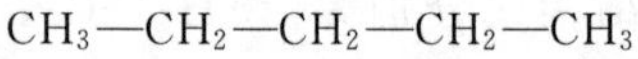

正戊烷 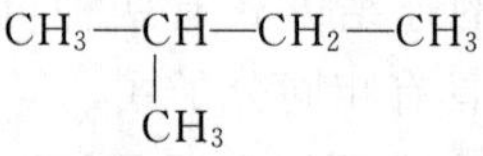　　　　　异戊烷 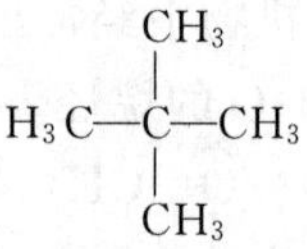　　　　　新戊烷

随着烷烃碳原子数增加，同分异构体的数目也迅速增多，例如，C_6H_{14} 有 5 个；C_7H_{16} 有 9 个；$C_{12}H_{26}$ 则有 355 个异构体。

烷烃中的碳原子与碳原子之间可能有四种结合方式，只与 1 个碳相连的碳原子称为伯碳原子，常以 1° 表示。以此类推，与 2 个、3 个或 4 个碳相连，则分别称为仲碳原子（2°）、叔碳原子（3°）、季碳原子（4°）。

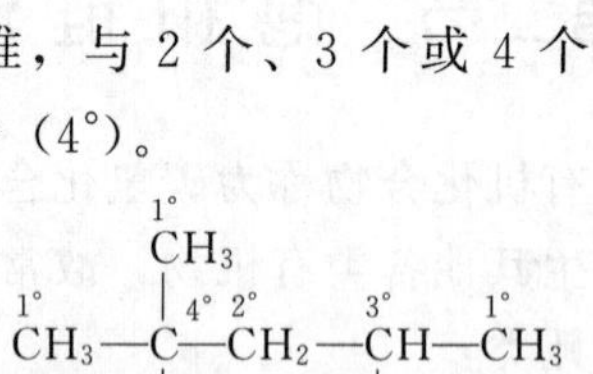

连接在这些碳上的氢原子，则相应地叫做伯氢（$1°H$）、仲氢（$2°H$）和叔氢（$3°H$），季碳原子不再连有氢原子。不同类型的氢原子的反应性不同。

(二) 烷烃的命名

1. 烃基的名称

烃分子中去掉一个氢原子的原子团称烃基，脂肪烃基常用—R 表示。烷烃的基叫做烷基，它的通式为 C_nH_{2n+1}，烷基的命名根据烷烃而定。多于两个碳原子的烷烃，有可能衍生出多个不同的烷基（表 5-2）。

表 5-2 一些烷基名称

烷　烃	烷　基	烷基的名称	英文简写
$CH_3CH_2CH_3$ 丙烷	$CH_3CH_2CH_2-$ CH_3CHCH_3 $\quad\|$	正丙基 异丙基	n-pr i-pr
$CH_3CH_2CH_2CH_3$ 正丁烷	$CH_3CH_2CH_2CH_2-$ $CH_3CH_2CHCH_3$ $\qquad\quad\|$	正丁基 仲丁基	n-bu s-bu
CH_3CHCH_3 $\quad\|$ $\quad CH_3$ 异丁烷	CH_3CHCH_2- $\quad\|$ $\quad CH_3$ $(CH_3)_3C-$	异丁基 叔丁基	i-bu t-bu

烯烃分子中去掉一个氢原子叫烯基,炔烃分子中去掉一个氢原子叫炔基。例如:

$CH_2=CH-$　　$CH_3CH=CH-$　　$CH_2=CHCH_2-$　　$HC≡C-$
　乙烯基　　　　　　丙烯基　　　　　　　烯丙基　　　　　　　乙炔基

2. 次序规则

有机化合物的命名中,经常需要对不同的基团进行排序,国际上通用的基团次序规则如下。

(1) 比较与中心原子直接相连接的原子　原子序数大的排在前面,同位素质量数大的优先。例如:I>Br>Cl>S>P>O>N>C>H,D (氘) >H (氢) 。

(2) 饱和基团排序　如果第一个原子序数相同,则比较第二个原子的原子序数,依次类推。例如:$(CH_3)_3C->(CH_3)_2CH->CH_3CH_2->CH_3-$。

(3) 不饱和基团排序　可看作是与两个或三个相同的原子相连。例如:$HC≡C->$ $CH_2=CH->CH_3CH-$。

3. 有机化合物的命名

有机化合物的种类繁多,数目庞大且有许多异构体,所以必须有一个合理的命名法,以便于识别。烷烃的常用命名法有普通命名法和系统命名法。

(1) 普通命名法

① 直链烷烃的命名　直链烷烃按碳原子数叫"某烷"。10 个碳原子及以下的烷烃分别用天干(甲、乙、丙、丁、戊、己、庚、辛、壬、癸)表示,例如,CH_4 命名为甲烷,C_2H_6 命名为乙烷,C_3H_8 命名为丙烷,……,$C_{10}H_{22}$ 命名为癸烷;含有 10 个碳原子以上的烷烃用汉语数字命名,例如,$C_{12}H_{26}$ 命名为十二烷,$C_{18}H_{38}$ 命名为十八烷等。

② 含侧链烷烃的命名　从丁烷开始的烷烃有同分异构体,用正、异和新的词头区别其不同的异构体。"正"表示直链烷烃,"异"和"新"碳链一端有 $(CH_3)_2CH-$ 和 $(CH_3)_3C-$,例如:

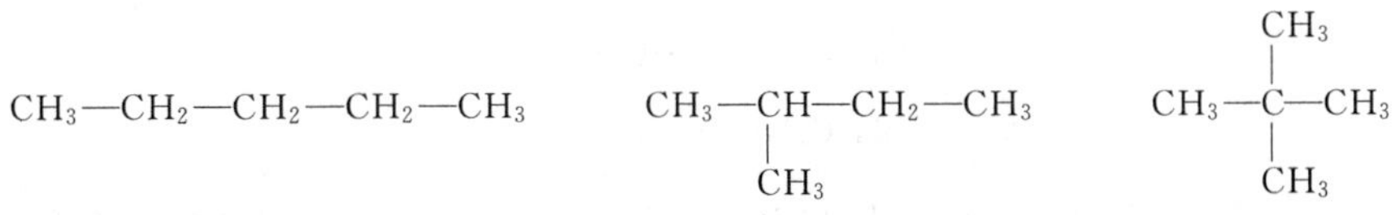

$CH_3-CH_2-CH_2-CH_2-CH_3$　　　$CH_3-CH-CH_2-CH_3$　　　$CH_3-\underset{\underset{CH_3}{|}}{\overset{\overset{CH_3}{|}}{C}}-CH_3$
　　　　　　　　　　　　　　　　　　　$\quad\ \ |$
　　　　　　　　　　　　　　　　　　$\ \ CH_3$
　　　正戊烷　　　　　　　　　　　　　异戊烷　　　　　　　　　　　新戊烷

这种命名方法简单,但应用范围有限,含 6 个碳原子以上的烷烃便不能用本法区分所有的构造异构体。

（2）系统命名法　系统命名法是根据国际纯粹与应用化学联合会（International Unionof Pure and Applied Chemistry，IUPAC）的命名原则，结合我国文字特点而制定的一种命名方法。

直链烷烃的命名与普通命名法相似，根据烷烃分子中的碳原子数称"某烷"，"某烷"前面不需要加"正"字。例如：

$$CH_3-CH_2-CH_2-CH_2-CH_3$$
戊烷

支链烷烃的命名，按下列步骤进行。

① 选主链　选择烷烃分子中最长的连续的碳链为主链作为母体，较短的支链作为取代基，按其碳原子数称"某烷"。例如：

$$\overset{1}{C}H_3\overset{2}{C}H_2\overset{3}{C}H_2\overset{4}{C}HCH_2CH_3 \\ \quad\quad\quad\quad\quad\quad | \\ \quad\quad\quad\quad\quad\underset{5}{C}H_2\underset{6}{C}H_2\underset{7}{C}H_2\underset{8}{C}H_3$$

主链是辛烷

当分子中有几种等长碳链可选时，应选择含取代基多的碳链为主链。例如：

A······CH₃CH₂CH—CH₂CH₃
B············|
　　　　　　CH—CH₃
　　　　　　|
　　　　　　CH₃

化合物中 A 链和 B 链都含有 6 个碳原子，但 A 链含取代基比 B 链多，所以选 A 链为主链。

② 编号　从主链上靠近取代基一端开始，用阿拉伯数字给主链碳原子编号，使取代基编号的位次最小。例如：

$$\overset{1}{C}H_3-\overset{2}{C}H-\overset{3}{C}H_2-\overset{4}{C}H_2-\overset{5}{C}H_3 \\ \quad\quad\quad | \\ \quad\quad CH_3$$

当主链碳原子编号有几种可能时，主链编号应遵循"最低系列"原则。例如：

$$\overset{6}{C}H_3-\overset{5}{C}H-\overset{4}{C}H_2-\overset{3}{C}H-\overset{2}{C}H-\overset{1}{C}H_3 \\ \quad\quad | \quad\quad\quad\quad | \quad | \\ \quad CH_3 \quad\quad\quad CH_3 \; CH_3$$

当按不同方向编号，所得取代基位次相同，则主链编号应遵循"次序规则"，使位次较低的取代基编号较小。例如：

$$\overset{6}{C}H_3\overset{5}{C}H_2\overset{4}{C}H\overset{3}{C}H\overset{2}{C}H_2\overset{1}{C}H_3 \\ \quad\quad\quad | \quad | \\ \quad H_3CH_2C \; CH_3$$

③ 写全名称　将取代基的位次号与名称之间用一短线相连，写在母体名称之前；若有几个相同的取代基时，将其位次写在一起，并在表示取代基位次的阿拉伯数字之间应加一逗号隔开，名称前加上汉字数字表示其数目。例如：

$$\underset{\text{2-甲基戊烷}}{\underset{\underset{CH_3}{|}}{CH_3}-\overset{1}{C}H_2-\overset{2}{C}H-\overset{3}{C}H_2-\overset{4}{C}H_2-\overset{5}{C}H_3}$$

2-甲基戊烷   3,3-二甲基戊烷   2,4-二甲基己烷

若有几种不同取代基时,名称的先后顺序应按"次序规则"排列,优先基团列在后面。例如:

$$CH_3-\underset{\underset{CH_3}{|}}{CH}-CH_2-\underset{\underset{CH_2CH_3}{|}}{CH}-CH_2-CH_3$$

2-甲基-4-乙基己烷

二、烷烃的性质

(一) 物理性质

在室温和常压下,直链烷烃中从甲烷到丁烷都是气体;含5~16个碳原子的烷烃是液体;含17个碳原子以上的烷烃是固体;烷烃的熔点通常是随着分子的对称性增大而升高,分子越对称,熔点越高,例如正戊烷、异戊烷、新戊烷的熔点分别为 $-130℃$、$-160℃$、$-17℃$。新戊烷的熔点最高;烷烃的相对密度都小于1,且随着相对分子质量的变大而增加,最后接近于0.80左右;烷烃都不溶于水,但能溶于苯、氯仿、四氯化碳等有机溶剂。

(二) 化学性质

烷烃化学性质非常稳定,与强酸、强碱及常用的氧化剂、还原剂都不发生化学反应。但是,在一定的条件下,例如:使用高温、高压或催化剂,烷烃也能发生一些化学反应。

1. 氧化反应

$$C_nH_{2n+2} + \frac{3n+1}{2}O_2 \xrightarrow{\text{点燃}} nCO_2 + (n+1)H_2O + 热量$$

因烷烃与氧气燃烧能放出大量的热量,因此烷烃是人类应用的重要能源之一。在燃烧时如果供氧不足,燃烧不完全,就有大量的一氧化碳等有毒物质产生。

2. 卤代反应

烷烃分子中的氢原子在一定条件下被卤素取代,这种反应称为卤代反应。例如,甲烷和氯气在日光照射时,可生成一氯甲烷和氯化氢。

$$CH_4 + Cl_2 \xrightarrow{\text{光照}} \underset{\text{一氯甲烷}}{CH_3Cl} + HCl$$

甲烷的氯代反应较难停留在一取代阶段。一氯甲烷继续氯代可能生成二氯甲烷、三氯甲烷(氯仿)、四氯化碳。

$$CH_4 \xrightarrow[\text{光照}]{Cl_2} \underset{\text{一氯甲烷}}{CH_3Cl} \xrightarrow[\text{光照}]{Cl_2} \underset{\text{二氯甲烷}}{CH_2Cl_2} \xrightarrow[\text{光照}]{Cl_2} \underset{\text{氯仿}}{CHCl_3} \xrightarrow[\text{光照}]{Cl_2} \underset{\text{四氯化碳}}{CCl_4}$$

烷烃的卤代反应历程是自由基反应,通常经过链的引发、链的增长、链的终止三个

阶段。

(1) 链的引发　在光照下，氯分子首先吸收光能量，均裂成两个氯自由基（氯原子）。

$$Cl:Cl \xrightarrow{\text{光}} Cl\cdot + \cdot Cl$$

(2) 链的增长　上一步产生的氯自由基非常活泼，极易与其他分子发生反应，自己变成稳定分子，而使其他分子变成自由基，该自由基又继续反应，……，如此循环往复，形成了反应链。

$$Cl\cdot + CH_4 \longrightarrow H-Cl + CH_3\cdot$$
$$CH_3\cdot + Cl-Cl \longrightarrow CH_3-Cl + Cl\cdot$$
$$CH_3-Cl + Cl\cdot \longrightarrow \cdot CH_2Cl + HCl$$
$$\cdot CH_2Cl + Cl-Cl \longrightarrow CH_2Cl_2 + Cl\cdot$$
……

(3) 链的终止　随着反应的进行，反应混合物中甲烷和氯的浓度不断下降，这时自由基之间的碰撞机会增多，自由基之间的碰撞导致反应的终止。

$$Cl\cdot + \cdot Cl \longrightarrow Cl:Cl$$
$$CH_3\cdot + CH_3\cdot \longrightarrow CH_3-CH_3$$
$$CH_3\cdot + \cdot Cl \longrightarrow CH_3-Cl$$
……

知识拓展

人体内的自由基及消除

我们需要氧气才能维持生命。但氧在体内代谢过程中必定会产生超氧自由基（$O_2^-\cdot$）、羟自由基（$\cdot OH$）、脂氧自由基 $ROO\cdot$、二氧化氮（NO_2）和一氧化氮（NO）自由基，加上过氧化氢（H_2O_2）、单线态氧（$^1O_2$）和臭氧（O_3），通称活性氧自由基。体内活性氧自由基具有一定的功能，如免疫和信号传导过程。但过多的活性氧自由基就会有破坏行为，导致人体正常细胞和组织的损坏，从而引起多种疾病。大量研究表明，炎症、肿瘤、衰老、血液病以及心、肝、肺、皮肤等各方面疑难疾病的发生机理与体内自由基产生过多或清除自由基能力下降有着密切的关系。例如，炎症和药物中毒与自由基产生过多有关；克山病（硒缺乏）和范可尼贫血等疾病与清除自由基能力下降有关；而动脉粥样硬化和心肌缺血再灌注损伤与自由基产生过多和清除自由基能力下降两者都有关系。

降低自由基危害的途径有两条：其一是利用内源性自由基清除系统清除体内多余自由基；其二是发掘外源性抗氧化剂——自由基清除剂，阻断自由基对人体的破坏。人体内清除多余自由基主要是靠内源性自由基清除系统，它包括超氧化物歧化酶（SOD）、过氧化氢酶、谷胱甘肽过氧化酶等一些酶和维生素C、维生素E、还原性谷胱甘肽、胡萝卜素和硒等抗氧化剂；外源性抗氧化剂作为内源性自由基清除系统替身，以阻断自由基对人体的攻击，使人体免受伤害。

我国科学家利用中国特色的传统中医中药中"食、药同源"先进理念，从中草药和食物中研发出很多自由基清除剂，并使它们在食品、药品、化妆品等更多领域得到应用，以造福于民。例如，中国科学院生物物理研究所的专家从植物中研制出了天然抗氧化剂——自由基清除剂配方。

三、医学上常见的烷烃

1. 凡士林

凡士林是从石油中提炼出的多种烃的半固态混合物，白色至黄棕色。熔点为49～60℃，不溶于水和乙醇。凡士林的化学成分是长链烷烃，性质非常稳定，不易与药物起反应，与皮肤接触有滑腻感，在医学上常用作软膏的基质。

2. 液体石蜡

液体石蜡是从原油分馏所得到的无色无味的混合物，主要成分是含18～24个碳原子的液态烷烃。室温下为无嗅无味的透明液体，25℃时相对密度为0.86～0.905，不溶于水、甘油、冷乙醇。它在体内不被吸收，可促进排便反射，所以常用作泻药。此外，与除蓖麻油外大多数脂肪油能任意混合，能溶解樟脑、薄荷脑及大多数天然或人造麝香，故也用作软膏、搽剂和化妆品的基质。

第三节 不饱和链烃

不饱和链烃是指其结构中含有碳碳双键或碳碳三键的开链烃，分为烯烃和炔烃。

一、不饱和链烃的结构和命名

（一）烯烃的结构

分子结构中含碳碳双键的链烃叫烯烃，碳碳双键是烯烃的官能团❶。只含一个碳碳双键的烯烃称为单烯烃，简称烯烃。这一类化合物分子中碳碳双键碳原子是 sp^2 杂化的，这样的两个碳原子各用1个 sp^2 轨道相互结合，形成1个碳碳σ键，而每个碳原子的其余2个 sp^2 轨道分别与原子（或基团）形成σ键；碳原子的3个 sp^2 杂化轨道同处在一个平面上，两个碳原子上没有杂化的p轨道垂直于该平面，相互平行，从侧面重叠形成π键，产生含有碳碳双键的稳定分子（见图5-5）。

1. 烯烃的通式和同系列

烯烃分子通式为 C_nH_{2n}，其中乙烯、丙烯、丁烯、戊烯等一系列化合物，在组成上相差一个或几个 CH_2，构成同系列，彼此之间互为同系物。

---

❶ 官能团是决定有机化合物的化学性质的原子或原子团，例如，C=C、C≡C、—OH、—CHO、—COOH、—NH_2等官能团，就决定了有机物中的烯烃、炔烃、醇或酚、醛、羧酸、胺类的化学性质。

$$CH_2=CH_2 \qquad CH_2=CHCH_3 \qquad CH_2=CHCH_2CH_3 \qquad CH_2=CHCH_2CH_2CH_3$$
$$\text{乙烯} \qquad\qquad \text{丙烯} \qquad\qquad\quad \text{丁烯} \qquad\qquad\qquad \text{戊烯}$$

2. 烯烃的同分异构现象

由于烯烃含有双键，使其同分异构现象比烷烃复杂得多，它不仅存在碳链异构，还有官能团在碳链上位置不同而产生的位置异构。例如，丁烯有三种构造异构体：1-丁烯和2-丁烯为位置异构，它们与2-甲基丙烯（异丁烯）为碳链异构。

$$CH_2=CH-CH_2-CH_3 \qquad\qquad CH_3-CH=CH-CH_3 \qquad\qquad \begin{array}{c}CH_3-C=CH_2\\ |\\ CH_3\end{array}$$
$$\text{1-丁烯} \qquad\qquad\qquad\qquad \text{2-丁烯} \qquad\qquad\qquad\qquad \text{2-甲基丙烯}$$

此外，由于双键两侧的基团在空间的排列不同而引起的异构，称顺反异构，顺反异构属于立体异构。

烯烃的顺反异构

烯烃分子中由于双键不能自由旋转，导致与双键碳原子相连的原子或原子团的相对空间位置被固定下来。当双键的两个碳原子各连接不同的原子或基团时，就有可能生成两种不同的异构体。

$$\begin{array}{cc} H & H \\ \diagdown & \diagup \\ C & =C \\ \diagup & \diagdown \\ H_3C & CH_3 \end{array} \qquad\qquad \begin{array}{cc} H_3C & H \\ \diagdown & \diagup \\ C & =C \\ \diagup & \diagdown \\ H & CH_3 \end{array}$$
$$\text{顺-2-丁烯} \qquad\qquad\qquad \text{反-2-丁烯}$$

如上所示，两个相同基团处于双键同侧叫做顺式，反之则为反式。这种由于双键的碳原子连接不同基团而形成的异构现象叫做顺反异构现象，形成的同分异构体叫做顺反异构体。

并不是所有的烯烃都有顺反异构，产生顺反异构现象必须具备两个条件：①分子中存在限制化学键旋转的因素，如双键、脂环等结构；②在不能旋转的化学键两端的碳原子上，必须连接两个不同的原子或原子团。例如，1-丁烯只有一种空间排列方式：

$$\begin{array}{cc} CH_3CH_2 & H \\ \diagdown & \diagup \\ C & =C \\ \diagup & \diagdown \\ H & H \end{array} = \begin{array}{cc} H & H \\ \diagdown & \diagup \\ C & =C \\ \diagup & \diagdown \\ CH_3CH_2 & H \end{array}$$

而符合上述两条件的2-丁烯就有"顺"（$cis-$）、"反"（$trans-$）两种构型。

（二）炔烃的结构

分子中含有碳碳三键的烃称为炔烃。其通式为C_nH_{2n-2}，比同碳原子的烯烃还少两个氢原子。碳碳三键是炔烃分子的官能团。

炔烃分子中的碳碳三键碳原子是 sp 杂化的，这两个碳原子各用一个 sp 轨道正面重叠形成一个碳碳 σ 键，每个碳原子各再用一个 sp 轨道分别和其他原子各形成一个 σ 键，两个碳原子上没有杂化的两个相互垂直的 p 轨道彼此平行时，从侧面相重叠，形成两个 π 键，从而构成了碳碳三键（见图 5-6）。

炔烃的通式为 C_nH_{2n-2}，与烯烃相似，炔烃除了有碳链异构外，还有由于三键位置引起的位置异构。例如，戊炔有如下 3 种同分异构体。

$$CH\equiv C-CH_2-CH_2-CH_3 \qquad CH_3-C\equiv C-CH_2-CH_3 \qquad CH\equiv C-CH-CH_3$$
$$\qquad\qquad\qquad\qquad\qquad\qquad\qquad\qquad\qquad\qquad\qquad\qquad\qquad\qquad | $$
$$\qquad\qquad\qquad\qquad\qquad\qquad\qquad\qquad\qquad\qquad\qquad\qquad\qquad\qquad CH_3$$

1-戊炔　　　　　　　　　　2-戊炔　　　　　　　　　　3-甲基-1-丁炔

其中，1-戊炔和 2-戊炔是碳链异构，它们与 3-甲基-1-丁炔是三键的位置异构。

（三）不饱和链烃的命名

不饱和烃的命名方法与烷烃相似，所不同的是，在选主链、编号时都要优先考虑官能团。具体命名步骤如下。

(1) 选主链　选择含有官能团的最长碳链作为主链，按其碳原子数称为"某烯"（或"某炔"）。

(2) 编号　从靠近官能团最近的一端编起，使表示官能团位置的数字尽可能最小，然后将官能团的位次写在某烯前面，中间用半字线隔开。

(3) 写全名称　根据次序规则，将取代基的位次、数目和名称写在主链名称之前。例如：

$$\overset{6}{C}H_3\overset{5}{C}H_2\overset{4}{C}H_2\overset{3}{C}H\!=\!\overset{2}{C}H\overset{1}{C}H_3 \qquad\qquad \overset{1}{C}H_3\overset{2}{C}\!=\!\overset{3}{C}H\overset{4}{C}H_2\overset{5}{C}H_3$$
$$\qquad\qquad\qquad\qquad\qquad\qquad\qquad\qquad\qquad\qquad\qquad\qquad |$$
$$\qquad\qquad\qquad\qquad\qquad\qquad\qquad\qquad\qquad\qquad\qquad\qquad CH_3$$

2-己烯　　　　　　　　　　　2-甲基-2-戊烯

$$CH_3CH_2\overset{2}{C}\!=\!\overset{1}{C}H_2 \qquad\qquad CH_3\overset{}{C}H\overset{}{C}\!\equiv\!\overset{}{C}CH_2CH_3$$
$$\qquad\qquad |\quad\quad\qquad\qquad\qquad\qquad\qquad\qquad |$$
$$\quad\quad\overset{3}{C}H_2\overset{4}{C}H_2\overset{5}{C}H_3 \qquad\qquad\qquad CH_2CH_3$$

2-乙基-1-戊烯　　　　　　　5-甲基-3-庚炔

二、不饱和链烃的性质

（一）物理性质

不饱和链烃的物理性质的变化规律与烷烃相似，随着相对分子质量的增加，沸点、熔点逐渐升高。常温下，4 个碳以下的不饱和烃是气体，5 个碳以上是液体，碳原子较多的不饱和烃是固体。不饱和链烃都难溶于水而易溶于有机溶剂，相对密度都小于 1。

（二）化学性质

烯烃和炔烃分子中的碳碳双键和碳碳三键都含有不稳定、易断裂的 π 键，故性质都很活泼，易发生加成、氧化、聚合等化学反应。

1. 加成反应

有机物分子中 π 键断裂，加入一个原子或基团的反应称为加成反应。

（1）催化加氢　在催化剂（铂、镍、钯）存在下，烯烃与氢气可反应生成相应的烷烃，炔烃与氢气可反应生成相应的烯烃或烷烃。

$$R-CH=CH_2 + H_2 \xrightarrow{Pt} R-CH_2CH_3$$
　　　烯烃　　　　　　　　　烷烃

$$CH\equiv CH \xrightarrow{H_2/Pt} CH_2=CH_2 \xrightarrow{H_2/Pt} CH_3-CH_3$$
　　乙炔　　　　　　　乙烯　　　　　　　乙烷

（2）加卤素　烯烃和炔烃常温下就可与卤素发生加成反应。如将乙烯或乙炔气体通入溴的四氯化碳溶液中，四氯化碳溶液的红棕色很快褪去。

$$H_2C=CH_2 + Br_2 \longrightarrow \underset{\underset{Br\ \ \ Br}{|\ \ \ \ |}}{CH_2-CH_2}$$
　　　　　　　　　　　　　　1,2-溴乙烷

$$HC\equiv CH + 2Br_2 \longrightarrow \underset{\underset{Br\ \ \ Br}{|\ \ \ \ |}}{\overset{\overset{Br\ \ \ Br}{|\ \ \ \ |}}{H-C-C-H}}$$
　　　　　　　　　　　　　1,1,2,2-四溴乙烷

室温下不饱和烃与溴的四氯化碳溶液反应，反应迅速，不需任何催化剂，颜色变化明显，故常利用这个反应区别饱和烃与不饱和烃。

（3）加卤化氢　不饱和烃与卤化氢发生加成反应，生成卤代烷，例如：

$$CH_2=CH_2 + HBr \longrightarrow \underset{\underset{}{}}{\overset{\overset{H\ \ \ Br}{|\ \ \ \ |}}{CH_2-CH_2}}$$
　　　乙烯　　　　　　　　　溴乙烷

$$CH\equiv CH + HCl \xrightarrow[120\sim180℃]{HgCl_2} CH_2=CHCl \xrightarrow{HCl} CH_3CHCl_2$$
　　乙炔　　　　　　　　　　　　1-氯乙烯　　　　1,1-二氯乙烷

像乙烯这样的对称烯烃，与卤化氢的加成产物只有一种。而丙烯这样不对称的烯烃与溴化氢加成时，就有可能生成 1-溴丙烷和 2-溴丙烷两种加成产物。

$$CH_3CH=CH_2 + HBr \longrightarrow \begin{cases} \overset{\overset{H\ \ \ Br}{|\ \ \ \ |}}{CH_3CH-CH_2} \\ \text{1-溴丙烷} \\ \overset{\overset{Br\ \ \ H}{|\ \ \ \ |}}{CH_3CH-CH_2} \\ \text{2-溴丙烷} \end{cases}$$

大量的实验结果证明，不对称烯烃与卤化氢发生加成反应时，符合马尔科夫尼科夫规

则（简称马氏规则）：卤化氢中的氢原子总是加到含氢较多的双键碳原子上，卤原子则加到另一个碳原子上。炔烃加卤化氢时也符合马氏规则：

$$CH\equiv CH + HCl \xrightarrow[120\sim 180℃]{HgCl_2} CH_2=CHCl \xrightarrow{HCl} CH_3CHCl_2$$
乙炔　　　　　　　　　　1-氯乙烯　　1,1-二氯乙烷

（4）加水　在酸存在下，烯烃可以加水生成醇。例如：

$$CH_2=CH_2 + H_2O \xrightarrow[195℃,20MPa]{H_3PO_4} CH_3CH_2OH$$

不对称烯烃与水的加成也符合马氏规则。

在酸和汞盐的催化下，炔烃与水加成，生成不稳定的烯醇，很快发生重排转化成醛或酮。例如：

$$CH\equiv CH + H_2O \xrightarrow[H_2SO_4]{HgSO_4} \left[CH_2=\underset{H}{\overset{OH}{C}} \right] \xrightarrow{重排} CH_3-\overset{O}{\underset{}{C}}-H$$
乙炔　　　　　　　　乙烯醇（烯醇式）　　　乙醛（酮式）

2. 氧化反应

不饱和烃的分子中的双键或三键，由于有不稳定的π键，很容易被氧化。例如，烯烃在碱性条件下，可被稀、冷的高锰酸钾溶液氧化成二元醇；炔烃也能被氧化生成相应的氧化产物，析出二氧化锰沉淀。该反应高锰酸钾的紫红色迅速消失，据此可区别不饱和烃与饱和烃。

$$RCH=CH_2 \xrightarrow[OH^-,稀,冷]{KMnO_4} RCH-CH_2$$
OH OH　　　　　　邻二醇类化合物

$$3CH\equiv CH + 10KMnO_4 + 2H_2O \longrightarrow 6CO_2 + 10MnO_2\downarrow + 10KOH$$
乙炔　　高锰酸钾　　　　　　　　　　二氧化锰

3. 聚合反应

在一定的条件下，烯烃和炔烃分子中的π键断裂发生分子间加成，生成高分子化合物，此类反应称为聚合反应。例如，乙烯在高温高压下，聚合生成聚乙烯（高压聚乙烯）；乙炔在金属催化剂作用下，聚合生成环状产物。

$$nCH_2=CH_2 \xrightarrow[>100℃]{>100MPa,自由基引发剂} -[CH_2-CH_2]_n-$$
乙烯（单体）　　　　　　　　聚乙烯（聚合物）

$$3CH\equiv CH \xrightarrow{催化剂} \text{苯}$$
乙炔　　　　　苯

聚乙烯是一种透明柔韧的塑料，有广泛的用途，在医药上可用来制作输液器、各种医药导管和整形材料等。

第四节 脂环烃

一、脂环烃的结构和命名

1. 脂环烃的结构和分类

具有脂肪烃性质的环烃称为脂环烃。脂环烃及其衍生物在自然界分布很广，从某些中草药中提取出来的萜类挥发油、存在于生物体内的甾族化合物，都有重要的生理活性。

脂环烃可分为单环脂环烃和多环脂环烃；也可分为环烷烃、环烯烃和环炔烃。由于环烯烃和环炔烃的性质与链烃的烯烃和炔烃相似，这里简要地介绍单环环烷烃。

单环环烷烃的通式为 C_nH_{2n}，因此，它与同碳原子数的烯烃是同分异构体。为了简便起见环烷烃的碳环一般用相应的多边形（键线式）表示。例如：

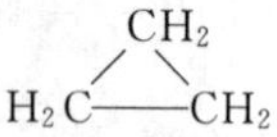

$$\underset{\text{环丙烷}}{\begin{array}{c}CH_2\\H_2C\text{——}CH_2\end{array}} \quad \underset{\text{（简写）}}{\triangle} \quad \underset{\text{环丁烷}}{\begin{array}{c}H_2C\text{——}CH_2\\H_2C\text{——}CH_2\end{array}} \quad \underset{\text{（简写）}}{\square}$$

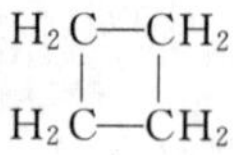

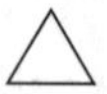

2. 脂环烃的命名

单环烃的命名方法与烷烃相似，根据环中碳原子的数目称为"环某烷"，例如：

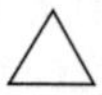

△ □ ⬠ ⬡
环丙烷　环丁烷 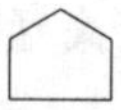　环戊烷 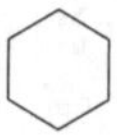　环己烷

当环上有取代基时，应使取代基的位次最小，当环上有2个或多个取代基时，从位次最小的取代基所在的碳原子开始编号，将取代基的位次、数目、名称写在母体前面，例如：

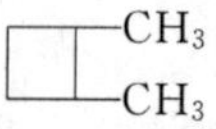

1,2-二甲基环丁烷 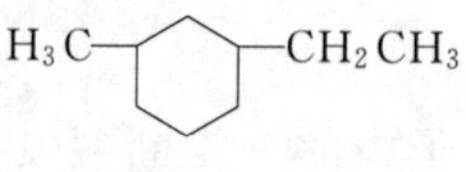　　1-甲基-3-乙基环己烷 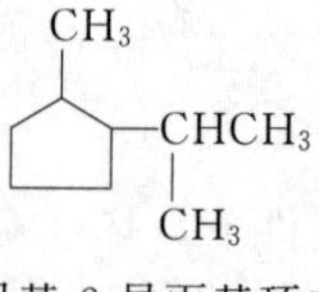　　1-甲基-2-异丙基环戊烷

二、脂环烃的性质

环烷烃与烷烃一样都是饱和烃，它们的化学性质很相似，如常温下与氧化剂不发生作用。但由于碳环结构的特殊性，使三元环和四元环易发生开环加成反应。例如，环丙烷和环丁烷能同卤素发生作用，开环形成卤代烷烃。

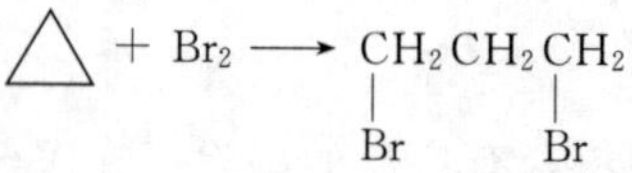

$$\triangle + Br_2 \longrightarrow \underset{\text{1,3-二溴丙烷}}{CH_2CH_2CH_2}_{\underset{Br}{|}\quad\underset{Br}{|}}$$

$$\square + Br_2 \xrightarrow{\triangle} \underset{Br}{CH_2}CH_2CH_2\underset{Br}{CH_2}$$

1,4-二溴丁烷

三、医学上常见的脂环烃——松节油

松节油是一种无色至深棕色液体,有特殊气味;含有大量的蒎烯(大约 64% 的 α-蒎烯和 33% 的 β-蒎烯);相对密度为 0.86~0.87,折射率为 1.4670~1.4710;松节油与乙醚、酒精、苯、二硫化碳、四氯化碳等有机溶剂互溶。医药中松节油用作搽剂,能渗入深部组织而呈刺激作用,促进血液循环,用于治疗风湿性关节炎、肌肉痛或关节痛。

第五节 苯系芳烃

芳香烃简称芳烃,是具有芳香性❶的环烃,其中含苯环的称为本系芳烃。根据苯环的数目和连接方式不同,苯系芳烃又可分为单环芳烃、多环芳烃和稠环芳烃三类。

一、苯的结构

苯是最简单的芳香烃,其分子式为 C_6H_6。杂化轨道理论认为,苯分子中的 6 个碳原子都是 sp^2 杂化,每个碳原子的 3 个 sp^2 杂化轨道分别与 1 个氢原子的 s 轨道和相邻 2 个碳原子的 sp^2 杂化轨道重叠,形成 1 个 C—Hσ 键、两个 C—Cσ 键,这些 σ 键在同一平面上,键角都为 120°。因此,苯分子为平面正六边形结构,6 个 C—Hσ 键和 6 个 C—Cσ 键都在同一平面上(图 5-8)。

每个碳原子上未参与杂化的 p 轨道与 σ 键所在的平面相互垂直,彼此相互平行,两两从侧面重叠,形成一个具有 6 个 π 电子的闭合共轭大 π 键,均匀分布在苯环的上下(图 5-9)。

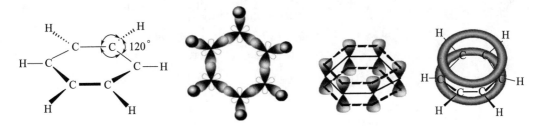

图 5-8 苯分子中的 σ 键形成示意图   图 5-9 苯分子中大 π 键形成示意图

由于大 π 键电子云均匀分布,键长也完全平均化,共轭体系使苯的能量降低,具有特殊的稳定性。苯的结构可用 ⬡ 或 ⌬ 表示。

二、烷基苯的命名

苯分子中的一个或几个氢原子被烷基取代后所生成的烷基苯,在组成上比苯多了一个

---

❶ 芳香性是指闭合共轭体系的环具有特殊稳定性、不容易破裂,容易发生取代反应,难以发生加成和氧化反应。

或几个 CH_2，称为苯的同系物。苯及其同系物的通式为 C_nH_{2n-6}（$n \geq 6$）。

一元取代苯命名时，以苯环为母体，烷基作为取代基，称为"某苯"，例如：

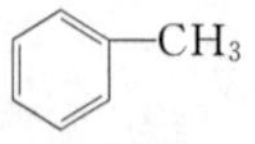

甲苯 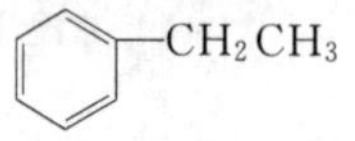　　　　　乙苯 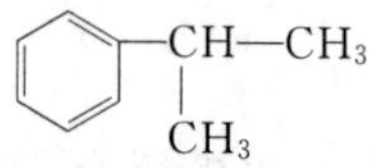　　　　　异丙苯

二元取代苯由于两个取代基在环上的位置不同，产生 3 种同分异构体。命名时，两个取代基的相对位置可以用阿拉伯数字或"邻"（o-）、"间"（m-）、"对"（p-）等词头表示，例如：

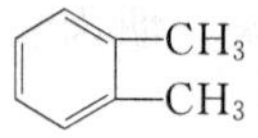

邻二甲苯　　　　　间二甲苯　　　　　对二甲苯
o-二甲苯　　　　　m-二甲苯　　　　　p-二甲苯
1,2-二甲苯　　　　　1,3-二甲苯　　　　　1,4-二甲苯

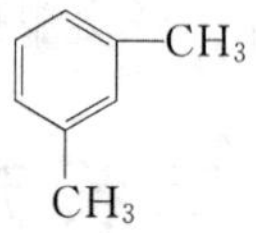

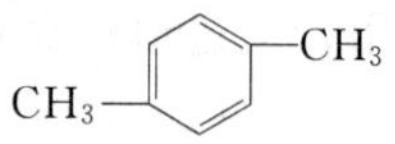

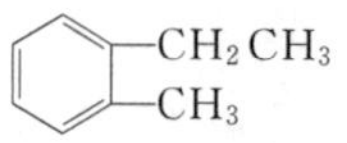

邻甲乙苯 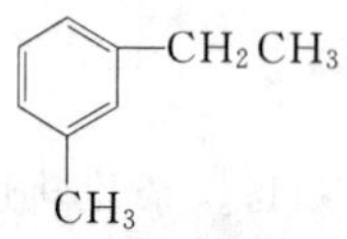　　　　　间甲乙苯 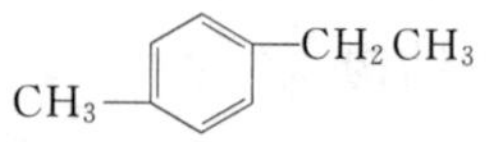　　　　　对甲乙苯

三元取代苯也有 3 种异构体，常用阿拉伯数字或"连"、"偏"、"均"等词头表示 3 个基团的相对位置。例如：

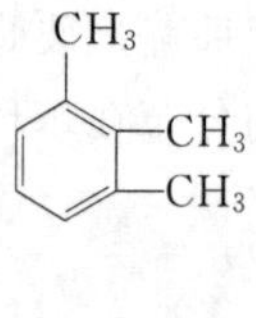

连三甲苯　　　　　偏三甲苯　　　　　均三甲苯
1,2,3-三甲苯　　　　1,2,4-三甲苯　　　　1,3,5-三甲苯

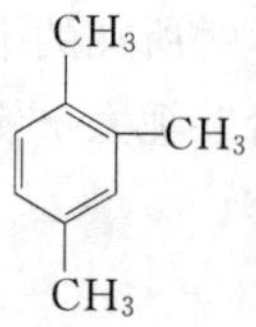

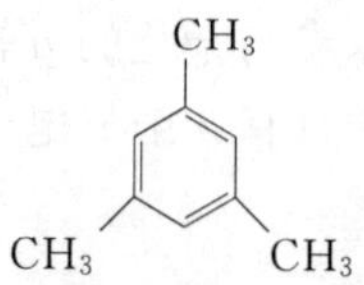

芳烃失掉一个氢原子后形成相应的芳基，常用 Ar— 表示。常见的有：

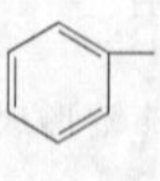

苯基 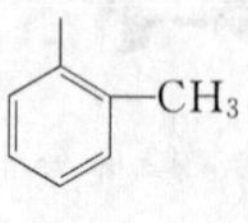　　邻甲苯基 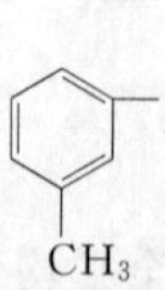　　间甲苯基 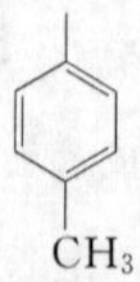　　对甲苯基 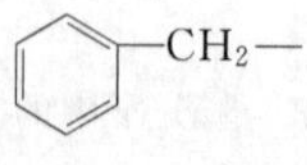　　苯甲基（苄基）

三、苯及烷基苯的性质

（一）物理性质

苯及烷基苯一般都是具有特殊气味的液体，相对密度为 0.86～0.93，不溶于水，易溶于乙醚、四氯化碳、石油醚等有机溶剂，液体的芳香烃是良好的有机溶剂。大多数芳香烃都有一定的毒性，长期吸入它们的蒸气，可引起慢性中毒，损害造血器官与神经系统，

此外，苯还可以通过皮肤吸收而引起中毒。

（二）化学性质

如前所述，苯分子中的π电子形成闭合的共轭体系，使得苯环具有高度的稳定性，难以加成和被氧化，可发生取代反应。

1. 取代反应

（1）卤代反应　在卤化铁或铁粉存在下，苯环上的氢原子被卤素原子取代生成卤苯。例如：

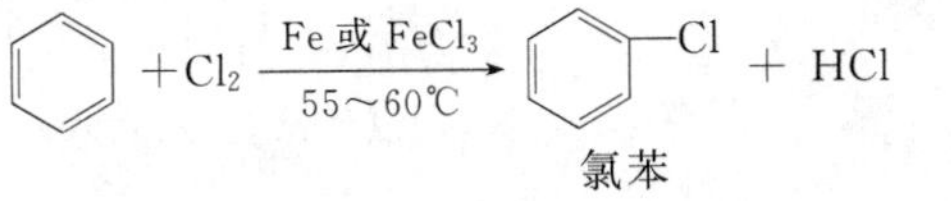

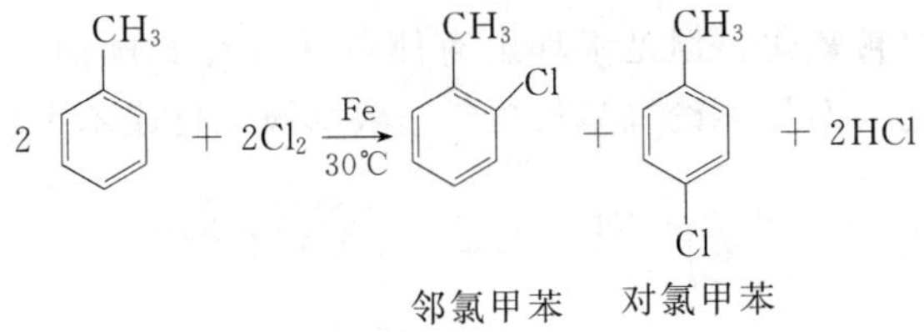

$$C_6H_6 + Cl_2 \xrightarrow[55\sim60℃]{Fe\ 或\ FeCl_3} C_6H_5Cl + HCl$$

氯苯

$$2\ C_6H_5CH_3 + 2Cl_2 \xrightarrow[30℃]{Fe} \text{邻氯甲苯} + \text{对氯甲苯} + 2HCl$$

（2）硝化反应　苯环上的氢原子被硝基（—NO_2）取代的反应。例如：

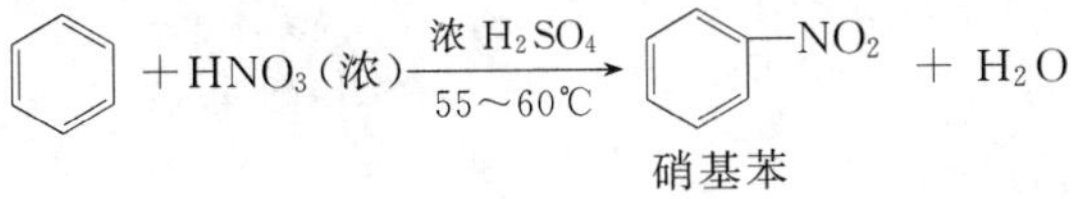

$$C_6H_6 + HNO_3(浓) \xrightarrow[55\sim60℃]{浓\ H_2SO_4} C_6H_5NO_2 + H_2O$$

硝基苯

烷基苯的硝化比苯容易，主要生成邻位和对位产物；而硝基苯进一步硝化比苯困难，其硝化生成间位产物。

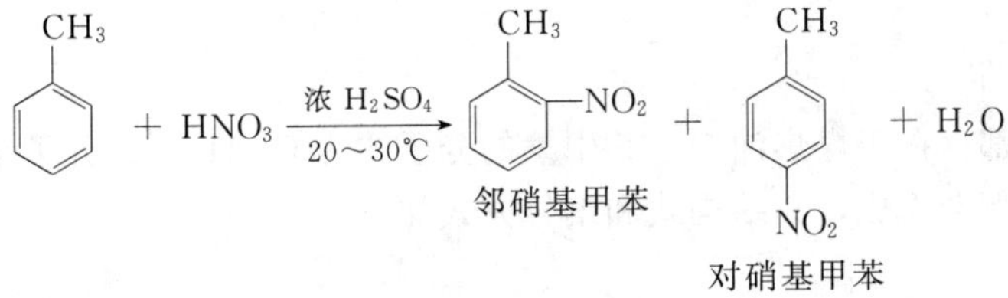

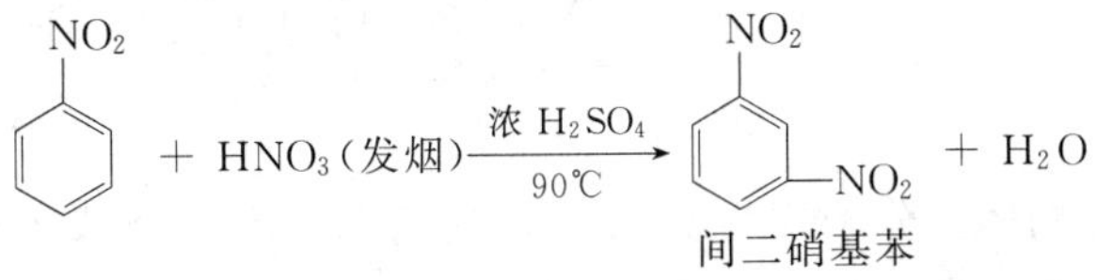

$$C_6H_5CH_3 + HNO_3 \xrightarrow[20\sim30℃]{浓\ H_2SO_4} \text{邻硝基甲苯} + \text{对硝基甲苯} + H_2O$$

$$C_6H_5NO_2 + HNO_3(发烟) \xrightarrow[90℃]{浓\ H_2SO_4} \text{间二硝基苯} + H_2O$$

（3）磺化反应　苯环上的氢原子被磺酸基（—SO_3H）取代的反应。例如：

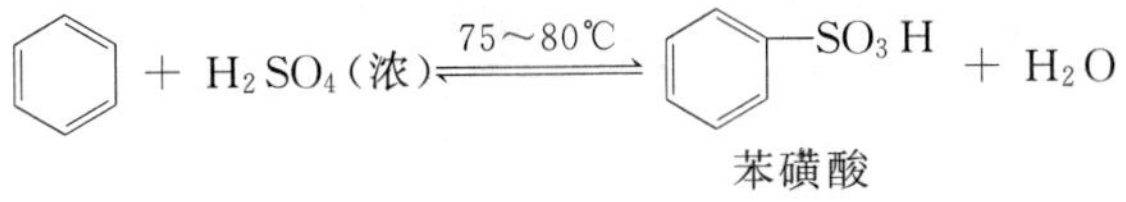

$$C_6H_6 + H_2SO_4(浓) \underset{}{\overset{75\sim80℃}{\rightleftharpoons}} C_6H_5SO_3H + H_2O$$

苯磺酸

2. 加成反应

苯环是比较稳定的，一般难以发生加成反应，但在一定条件下，仍可发生加氢反应和加卤素的反应。例如：

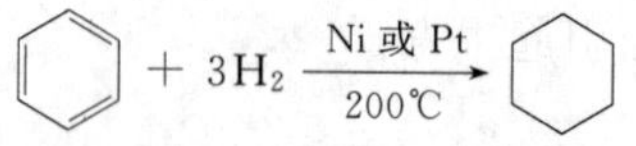

$$\bigcirc + 3H_2 \xrightarrow[200℃]{Ni \text{ 或 } Pt} \bigcirc$$
环己烷

$$\bigcirc + 3Cl_2 \xrightarrow{光照} \text{六氯环己烷}$$
六氯环己烷(六六六) 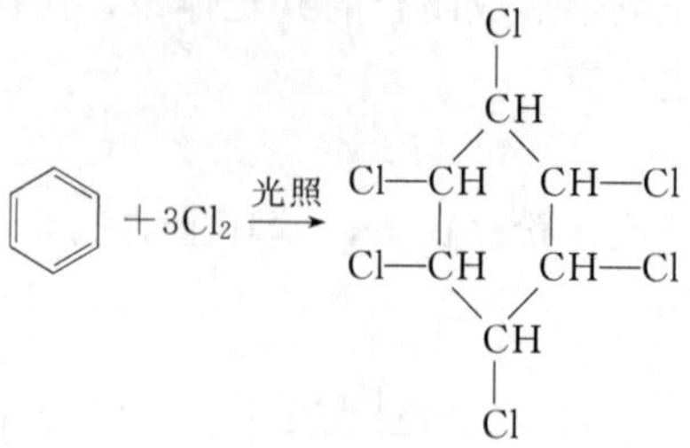

3. 氧化反应

苯环很稳定，不易被氧化。但是苯环上有侧链并含有 α-H 时，其侧链烷基可以被高锰酸钾等强氧化剂氧化，而且不论烷基长短，一般都被氧化成苯甲酸。例如：

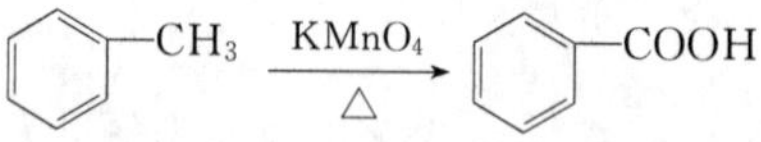

$$\text{Ph-CH}_3 \xrightarrow[\triangle]{KMnO_4} \text{Ph-COOH}$$
苯甲酸

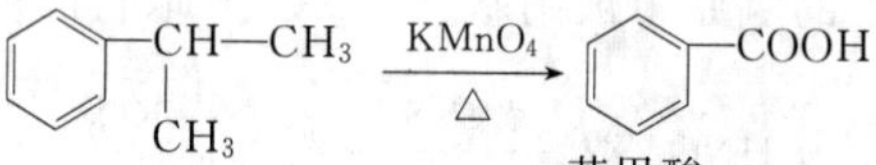

$$\text{Ph-CH(CH}_3\text{)-CH}_3 \xrightarrow[\triangle]{KMnO_4} \text{Ph-COOH}$$
苯甲酸

四、稠环芳烃

稠环芳香烃是由 2 个或 2 个以上的苯环，通过共用 2 个相邻的碳原子相互稠合而成的多环芳香烃。

1. 萘、蒽、菲

萘、蒽、菲都存在于煤焦油中。其中萘的分子式为 $C_{10}H_8$，其分子结构是平面的，可看成由两个苯环稠合而成，其结构式和编号方式如下：

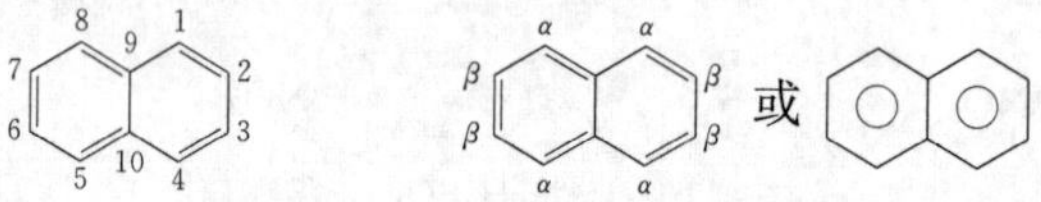

蒽和菲是同分异构体，分子式为 $C_{14}H_{10}$，它们都是由三个苯环稠合而成，蒽为直线稠合，而菲为角式稠合。它们的结构式和编号方式如下：

蒽：

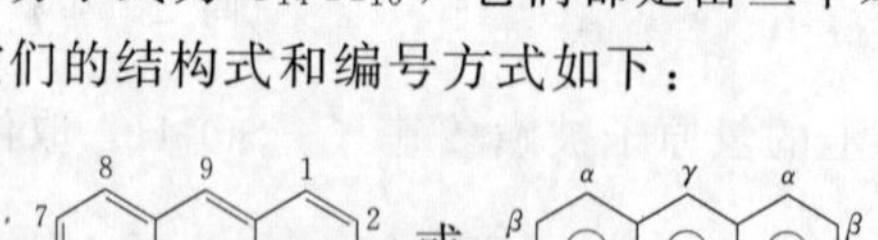

菲：

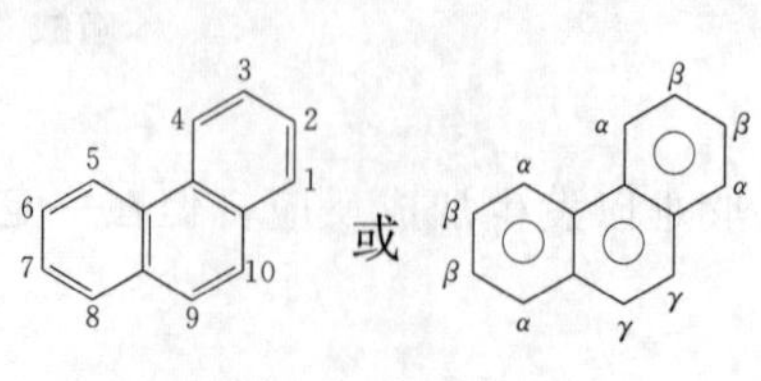

医药学中有一类甾体化合物，其分子中含有多氢菲和环戊烷稠合的结构，称为环戊烷多氢菲，结构式如下：

2. 致癌芳烃

致癌芳烃是一类可引起恶性肿瘤的多环稠苯芳烃，这类化合物都含有四个或者更多的苯环结构，它们多存在于煤焦油、沥青和烟草的焦油中。例如：

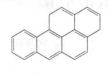　　　　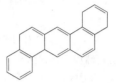

　3,4-苯并芘　　　　1,2,3,4-二苯并菲　　　1,2,5,6-二苯并蒽

致癌烃多为蒽和菲的衍生物，当蒽的 10 位或 9 位上有烃基时，其致癌性增强。下列化合物都有显著的致癌作用。

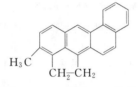　　　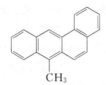

6-甲基-5,10-亚乙基-1,2-苯并蒽　　10-甲基-1,2-苯并蒽

习　题

一、填空题

1. 有机化学是研究有机化合物的 _____、_____、_____、_____ 及其 _____ 的科学，为生物化学、生物学、免疫学、遗传学、卫生学以及临床诊断等提供必要的 _____。

2. 有机物中，碳原子都是 _____ 价的，共有三种不同的杂化方式，分别是 _____、_____ 和 _____。

3. 结构式是一种表示 _____ 的化学式，分为 _____、_____、_____ 和 _____ 等。

4. 烷烃的通式为 _____，其异构形式主要是 _____ 异构；烯烃的通式为 _____，其异构形式有 _____ 异构、_____ 异构和 _____ 异构；炔烃的通式为 _____；苯和烷基苯的通式为 _____。

5. $\mathrm{\underset{H_3C}{}\underset{CH_3}{\overset{CH_2\;CH_3}{\underset{|}{\overset{|}{C}}\!-\!\underset{|}{\overset{|}{CH}}}}}$　中伯碳原子有 _____ 个，仲碳原子有 _____ 个，叔碳原子有 _____ 个，季碳原子有 _____ 个。

二、选择题

1. 下列与 $CH_3CH(CH_3)CH(CH_3)CH_2CH_3$ 互为同分异构体的是（　　）。

A. $CH_3(CH_2)_6CH_3$ B. $CH_3CH_2C(CH_3)_3$

C. $(CH_3)_2CHCH(CH_3)CH_2CH_3$ D. $CH_3CH_2C(CH_3)_2CH_2CH_3$

2. 下列化合物不是有机物的是（ ）。

A. $CHCl_3$ B. CH_4 C. H_2CO_3 D. CH_3OCH_3

3. 按照次序规则，基团①—CHO ②—OH ③—COOH 的位次大小顺序为（ ）。

A. ①＞②＞③ B. ③＞①＞② C. ②＞①＞③ D. ②＞③＞①

4. 以下各组化合物中属于同系物的是（ ）。

A. $CH_3CH_2CH_3$ 与 $CH_3CH(CH_3)_2$ B. $CH_2=CH_2$ 与 $CH_3CH_2CH_3$

C. $CH\equiv CH$ 与 $CH_2=CH_2$ D. $CH_3CH_2CH_2CH_3$ 与 CH_4

5. 下列化合物属于芳香烃的是（ ）。

A. 苯乙烯 B. 环己烷 C. 环己烯 D. 六氯环己烷

6. 下列有机物结构中错误的是（ ）。

A. $CH_3C\equiv CCH_3$ B. $CH_2=CHCH=CH_2$

C. $(CH_3)_2CH=CHCH=CH_2$ D. $CH_3CH_2C(CH_3)_3$

7. 下列烯烃中有顺反异构体的是（ ）。

A. 丙烯 B. 2-丁烯 C. 2-甲基-2-丁烯 D. 1-丁烯

8. 下列化合物既能使溴水褪色，又能使酸性高锰酸钾溶液褪色的是（ ）。

A. 甲苯 B. 乙烷 C. 乙烯 D. 环丙烷

9. 下列物质与正戊烷是同分异构关系的是（ ）。

A. 2-甲基丁烷 B. 2-甲基戊烷 C. 2,2-二甲基丁烷 D. 2,3-二甲基丁烷

10. 下列有机物命名正确的是（ ）。

A. 1-甲基-2-丁烯 B. 2-甲基-1-戊炔 C. 2,3-二甲基戊烷 D. 2-甲基-3-戊烯

三、根据有机物结构式写出其名称，或根据有机物名称写出其结构式

1. $H_3C-\overset{\overset{CH_3}{|}}{CH}-CH_2-\overset{\overset{CH_3}{|}}{CH}-CH_3$

2. $H_3C-\overset{\overset{CH_3}{|}}{CH}-CH=CH_2$

3. $H_3C-CH_2-\overset{\overset{CH_2CH_3}{|}}{CH}-\underset{\underset{CH_3}{|}}{CH}-CH_3$

4. $H_3C-\overset{\overset{CH_3}{|}}{CH}-C\equiv C-CH_3$

5. 间甲基硝基苯 (CH_3, NO_2)

6. 1,3-二甲基环戊烷 (H_3C, CH_3)

7. 2-甲基-3-乙基戊烷 8. 3-甲基环己烯

9. 3,4-二甲基-1-己炔 10. 1,2-二甲基环戊烷

11. 苯乙烯 12. 萘

四、完成下列化学反应方程式

1. $CH_3CH=CH_2 + HBr \longrightarrow$

2. $HC\equiv CH + H_2O \xrightarrow[H_2SO_4]{HgSO_4}$

3. $(CH_3)_2C=CHCH_3 + Br_2 \longrightarrow$

4. 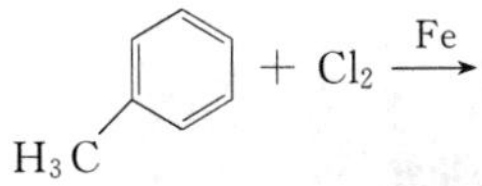 $\text{CH}_3\text{-C}_6\text{H}_5$ + Cl$_2$ $\xrightarrow{\text{Fe}}$

5. (1-乙基-2-甲基苯) $\xrightarrow{\text{KMnO}_4,\ \text{H}^+}$

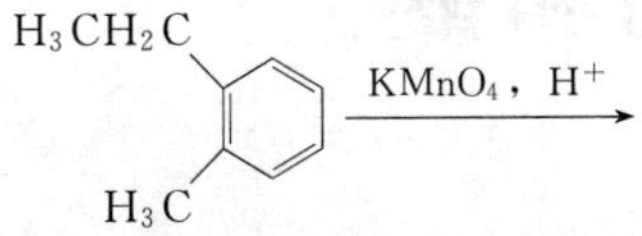

五、根据化学性质鉴别下列各组物质

1. 丁烷与 1-丁烯
2. 丙烷与环丙烷
3. 环己烷与环己烯
4. 苯与异丙苯

第六章 醇、酚和醚

学习目标

1. 掌握醇和酚的结构及命名；掌握醇的脱水反应、氧化反应以及与无机含氧酸的酯化反应等；掌握酚的弱酸性，与氯化铁的显色反应及取代反应等。

2. 熟悉醚、硫醇和硫醚的结构、命名及其化学性质。

3. 了解一些与临床医药相关的重要的醇、酚、醚的结构、名称及其化学性质。

醇、酚和醚都是烃的含氧衍生物。从结构上看，醇和酚在结构中都含有相同的官能团——羟基（—OH）。醇可看作是脂肪烃、脂环烃或芳香烃侧链上的氢原子被羟基取代而得的衍生物；酚可看作是芳香环上的氢原子被羟基取代而得的衍生物。醇结构中的羟基可称为醇羟基，是醇的官能团；酚结构中的羟基可称为酚羟基，是酚的官能团。醚可看作是醇或酚分子中羟基上的氢原子被烃基取代而得的衍生物。醚分子中的 C—O—C 键称为醚键，是醚的官能团。

醇、酚、醚的结构通式如下式表示，其中 R 表示烃基，Ar 表示芳香烃基。

R—OH	Ar—OH	(Ar)R—O—R′(Ar)
醇	酚	醚

硫是与氧同为第Ⅵ主族的元素，故硫能形成类似含氧化合物的衍生物，分别称为硫醇和硫醚。

第一节 醇

一、醇的分类和命名

1. 醇的分类

（1）根据醇分子中羟基所连烃基结构不同，可将醇分为脂肪醇、脂环醇和芳香醇。根据烃基的饱和程度不同，醇也可以分为饱和醇和不饱和醇。例如：

	饱和醇	不饱和醇
脂肪醇	CH_3—CH_2—OH 乙醇	CH_2═CH—CH—CH_2—OH 3-丁烯-1-醇
脂环醇	 环己醇	 3-环戊烯-1-醇
芳香醇	 苯甲醇	 3-苯基-2 丙烯-1-醇

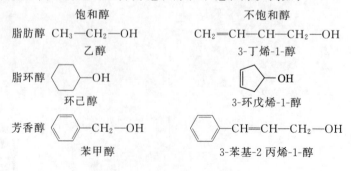

(2) 根据醇分子中羟基所连碳原子类型的不同，可将醇分为伯醇、仲醇和叔醇。羟基与伯碳原子相连接的醇称为伯醇，羟基与仲碳原子相连接的醇称为仲醇，羟基与叔碳原子相连接的醇称为叔醇。其通式分别为：

$$R-CH_2-OH \qquad R^1-\underset{R^2}{\underset{|}{CH}}-OH \qquad R^1-\underset{\underset{R^3}{|}}{\overset{\overset{R^2}{|}}{C}}-OH$$

伯醇 　　　　　　　　仲醇 　　　　　　　　叔醇

例如：

$$CH_3-CH_2-OH \qquad CH_3-\underset{\underset{}{}}{\overset{\overset{CH_3}{|}}{CH}}-OH \qquad CH_3-\underset{\underset{CH_3}{|}}{\overset{\overset{CH_3}{|}}{C}}-OH$$

乙醇（伯醇）　　　　　异丙醇（仲醇）　　　　叔丁醇（叔醇）

(3) 根据醇分子中所含羟基数目的不同，可将醇分为一元醇、二元醇和三元醇等。二元醇及以上的醇称为多元醇。例如：

$$CH_3CH_2CH_2OH \qquad HOCH_2CH_2OH \qquad HOCH_2CH(OH)CH_2OH$$

丙醇（一元醇）　　　　乙二醇（二元醇）　　　丙三醇（三元醇）

2. 醇的命名

(1) **普通命名法** 结构简单的醇常采用普通命名法，即在相应的烷基名称后加一个"醇"字，"基"字可省去。例如：

$$CH_3OH \qquad\qquad CH_3CH_2CH_2OH$$

甲醇 　　　　　　　　丙醇

$$CH_2=CHCH_2OH \qquad C_6H_5-CH_2-OH$$

烯丙醇 　　　　　　　苄醇

(2) **系统命名法** 结构复杂的醇通常采用系统命名法。

① **饱和一元醇的系统命名法** 选择连有羟基的碳原子在内的最长碳链为主链，根据主链碳原子的数目称为"某醇"；从靠近羟基的一端开始将主链的碳原子依次用阿拉伯数字编号；将取代基的位次、数目、名称及羟基位次写在主链名称前面。例如：

$$CH_3CH_2\underset{\underset{OH}{|}}{CH}CH_3 \qquad CH_3\underset{\underset{CH_3}{|}}{\overset{\overset{OH}{|}}{C}}CH_3 \qquad CH_3\underset{\underset{OH}{|}}{CH}CH_2\underset{\underset{CH_3}{|}}{\overset{\overset{CH_3}{|}}{C}}CH_3$$

2-戊醇 　　　　　　　2-甲基-2-丁醇 　　　　5,5-二甲基-2-己醇

② **不饱和醇的系统命名法** 应选择连有羟基的碳原子和不饱和键在内的最长碳链为主链，根据主链碳原子的数目称为"某烯醇"或"某炔醇"；从最靠近羟基的一端开始编号，同时使不饱和键的位次尽可能小；写全名称时不但要在主链名称前标明取代基的位次、数目和名称还需注明羟基和不饱和键的位次。例如：

$$\underset{\underset{\text{CH}_3}{|}}{\text{CH}_3\text{C}=\text{CHCHCH}_3} \quad \underset{\text{OH}}{} \qquad \underset{\underset{\text{OH}}{|}}{\text{CH}_2\text{CH}_2\text{CH}=\text{CH}_2}$$

　　　4-甲基-3-戊烯-2-醇　　　　　　　　3-丁烯-1-醇

③ **多元醇的系统命名法**　选择含羟基尽可能多的碳链为主链，根据羟基的数目称为二醇、三醇等，并标明羟基的位置。例如：

$$\underset{\underset{\text{OH}}{|}\ \underset{\text{OH}}{|}}{\text{CH}_3\text{CHCH}_2\text{CHCH}_3} \qquad \underset{\underset{\text{OH}}{|}\ \underset{\text{OH}}{|}\ \underset{\text{OH}}{|}}{\text{H}_2\text{C}-\text{CH}-\text{CH}_2}$$

　　　2,4-戊二醇　　　　　　　　　丙三醇（甘油）

④ **芳香醇的系统命名法**　一般将芳香基团作为取代基。如：

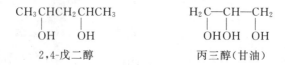

　　3-苯基-1-丙醇　　　　　　　3-苯基-2-丁烯-1-醇

二、醇的性质

1. 醇的物理性质

低级的饱和一元醇中，含 4 个碳以下的醇是无色透明、易挥发的液体，具有酒味和烧灼感，4~11 个碳的醇是具有不愉快气味的油状黏稠液体，12 个碳以上的高级醇是无臭无味的蜡状固体。饱和一元醇的密度都比分子量相近的烷烃大，但小于 1。

直链饱和低级醇易溶于水。甲醇、乙醇和丙醇与水任意比例混溶，从正丁醇开始，随着碳原子数目增多，醇在水中的溶解度迅速降低，例如：丁醇在水中的溶解度仅为 8% 左右，而癸醇不溶于水。由于液态低级醇之间能形成氢键，使分子发生缔合，一元醇的沸点比相应的烷烃高得多，例如，甲醇的沸点比甲烷高 229℃，乙醇比乙烷高 167℃。

2. 醇的化学性质

醇的化学性质主要由官能团羟基决定，由于氧原子的电负性较大，所以醇中 C—O 和 O—H 键的极性都较大，容易受外来试剂的进攻。因此，醇的化学反应主要关系到 O—H 键和 C—O 键这两个极性键的断裂。此外，由于羟基的影响，α-碳上的氢原子和 β-碳上的氢原子也比较活泼。

（1）**与活泼金属的反应**　醇与水相似，能与某些活泼金属反应，生成盐并放出氢气。例如：

$$2\text{R—OH} + 2\text{Na} \longrightarrow 2\text{R—ONa} + \text{H}_2\uparrow$$
　　　　　　　　　　　　乙醇钠

醇与钠的反应比水与钠的反应缓和得多，反应中放出的热量也不足以引起氢气着火和爆炸，生成的醇钠遇水能够迅速水解，生成 NaOH 和原来的醇：

$$\text{R—ONa} + \text{H}_2\text{O} \longrightarrow \text{R—OH} + \text{NaOH}$$

这一反应说明醇的酸性比水弱。实验室中废弃的金属钠常先用乙醇分解然后加水。

（2）**脱水反应**　醇与浓硫酸共热发生脱水反应。醇的脱水反应与温度有关，反应温度不同，脱水方式不同。可分为分子内脱水生成烯烃和分子间脱水生成醚两种方式。

分子内脱水：

$$CH_2-CH_2 \xrightarrow[170℃]{浓 H_2SO_4} CH_2=CH_2$$
$$\quad\ |\quad\ \ |$$
$$\quad\ H\quad OH$$

醇分子内脱水生成烯烃的反应是一种消除反应，该反应遵循查依采夫规则（查氏规则），即反应发生于羟基和含氢少的 β-C 上的氢原子，生成双键碳上连有最多烃基的烯烃。例如：

$$CH_3-CH_2-CH-CH_3 \xrightarrow{-H_2O} CH_3-CH=CH-CH_3 + CH_3-CH_2-CH=CH_2$$
$$\qquad\qquad\quad |$$
$$\qquad\qquad\ OH \qquad\qquad\qquad 2\text{-丁烯（主产物）}\qquad\qquad 1\text{-丁烯（副产物）}$$

分子间脱水：

$$CH_3-CH_2 + CH_3-CH_2 \xrightarrow[140℃]{浓 H_2SO_4} CH_3CH_2OCH_2CH_3$$
$$\qquad\qquad\quad |\qquad\qquad\quad\ |$$
$$\qquad\qquad\ OH\qquad\qquad H-O$$

（3）**氧化反应** 有机化合物分子中加入氧原子或脱去氢原子的反应都称为氧化反应。

① **醇的加氧氧化反应** 醇的 α-C 上的 H 原子受醇羟基的影响，容易被氧化。伯醇、仲醇均易被氧化，分别生成醛、酮，醛进一步氧化生成羧酸，而叔醇因 α-C 上没有 H 原子，一般不被氧化，利用此性质可区别叔醇与伯醇、仲醇。常用的氧化剂有高锰酸钾、重铬酸钾等。例如：

$$\underset{\text{伯醇}}{R-\overset{H}{\underset{H}{C}}-OH} \xrightarrow{[O]} \left[R-\overset{OH}{\underset{H}{C}}-OH\right] \xrightarrow{-H_2O} \underset{\text{醛}}{R-\overset{O}{C}-H} \xrightarrow{[O]} \underset{\text{羧酸}}{R-\overset{O}{C}-OH}$$

$$\underset{\text{仲醇}}{R-\overset{H}{\underset{R'}{C}}-OH} \xrightarrow{[O]} \left[R-\overset{OH}{\underset{R'}{C}}-OH\right] \xrightarrow{-H_2O} \underset{\text{酮}}{R-\overset{O}{C}-R'}$$

乙醇是伯醇，可在强氧化剂存在下发生氧化而最终生成乙酸。如：

$$3CH_3CH_2OH + 2K_2Cr_2O_7 + 8H_2SO_4 \longrightarrow$$
（橙色）

$$3CH_3COOH + 2Cr_2(SO_4)_3 + 2K_2SO_4 + 11H_2O$$
（绿色）

在此反应中溶液由橙红色转变为绿色，以此鉴别醇，检查司机酒后驾车的"酒精检测仪"就是据此原理设计的。

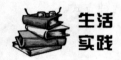

酒精检测仪原理

目前国际公认的酒后驾车的限定有两种，一种是"酒后驾车"，一种是"酒醉驾车"。根据国家质量监督检验检疫总局发布的《车辆驾驶人员血液、呼气酒精含量阈值与检验》(GB 19522—2004) 中规定，当驾驶者每毫升血液中酒精含量大于或等于 0.2mg 时，就会被认定为"酒后驾车"；大于或等于 0.8mg 时，则会被认定为"醉酒驾车"。这两者都属违规驾驶，不一定要等到驾驶者已醉到意识模糊的程度，才触犯了交通法规。

当人饮酒时，酒精被吸收后并不会立即被消化，部分酒精经过肺泡重新被人呼出体外。经测定，这种呼出气体中的酒精浓度和血液中酒精浓度的比例是 2100∶1，即每 2100mL 呼出气体中含有的酒精与 1mL 血液中含有的酒精在量上是相等的。酒精检测仪就是利用这样的比例关系，通过测定驾驶者的呼气，很快计算出受测者血液中的酒精含量。交通民警常使用的一种操作简单、灵敏度高、携带方便的酒精呼吸检测器，其原理是把橙黄色的酸化的三氧化铬（CrO_3）载带在硅胶上，它是一种强氧化剂，而人体呼出的酒精（乙醇）具有还原性，两者发生氧化还原反应，产生一定的颜色变化，从而来检测酒精的含量。反应方程式为：

$$2CrO_3 + 3C_2H_5OH + 3H_2SO_4 =\!=\!= Cr_2(SO_4)_3 + 3CH_3CHO + 6H_2O$$
（橙黄色）　　　　　　　　　　　　　（蓝绿色）

生成物硫酸铬是蓝绿色的。这一颜色变化明显，可据此检测酒精蒸气。

② **醇的脱氢氧化反应** 伯醇、仲醇在高温下用 Ag、Cu 等金属作为催化剂，可脱去两个氢原子（一个是 α-H，另一个是羟基上的 H），分别生成醛和酮。例如：

$$\underset{\text{伯醇}}{R-\underset{\underset{H}{|}}{\overset{\overset{H}{|}}{C}}-OH} \xrightarrow[\triangle]{[Cu]} \underset{\text{醛}}{R-\overset{\overset{O}{\|}}{C}-H}$$

$$\underset{\text{仲醇}}{R-\underset{\underset{R'}{|}}{\overset{\overset{H}{|}}{C}}-OH} \xrightarrow[\triangle]{[Cu]} \underset{\text{酮}}{R-\overset{\overset{O}{\|}}{C}-R'}$$

（4）**与无机含氧酸反应** 醇与无机含氧酸（如硝酸、磷酸、硫酸等）反应，失去水而生成无机含氧酸酯。例如：

$$CH_3CH_2O-H + HO-NO_2 \longrightarrow \underset{\text{硝酸乙酯}}{CH_3CH_2ONO_2} + H_2O$$

$$\begin{array}{c}CH_2-OH\\|\\CH-OH\\|\\CH_2-OH\end{array} + 3HNO_3 \longrightarrow \begin{array}{c}CH_2-O-NO_2\\|\\CH-O-NO_2\\|\\CH_2-O-NO_2\end{array} + 3H_2O$$

丙三醇（甘油）   三硝酸甘油酯（硝酸甘油）

一元醇与二元酸作用可形成单酯和二酯两种。例如，硫酸和乙醇作用可生成硫酸氢乙酯和硫酸二乙酯：

$$CH_3CH_2OH + H_2SO_4 \longrightarrow CH_3CH_2OSO_3H + H_2O$$

硫酸氢乙酯

$$2CH_3CH_2OH + H_2SO_4 \longrightarrow (CH_3CH_2O)_2SO_2 + 2H_2O$$

硫酸二乙酯

一元醇与三元酸可形成三种酯。例如，醇与磷酸可形成三种磷酸酯：

$$R-OH \xrightarrow[-H_2O]{HO-P(O)(OH)_2} RO-P(O)(OH)_2 \xrightarrow[-H_2O]{R-OH} RO-P(O)(OH)(OR) \xrightarrow[-H_2O]{R-OH} RO-P(O)(OR)_2$$

一烷基磷酸酯   二烷基磷酸酯   三烷基磷酸酯

醇的无机含氧酸酯具有非常重要的意义和用途。在临床上，三硝酸甘油酯（硝酸甘油）、亚硝酸异戊酯、六硝酸甘露醇酯等可用作缓解心绞痛、冠心病的药物。细胞中的核酸、组织器官中的脑磷脂和卵磷脂中则都含有磷酸酯的结构。

三、医学上常见的醇

1. 甲醇（CH_3OH）

甲醇是无色透明液体，沸点为 64.5℃，能与水及大多数有机溶剂混溶。甲醇毒性很大，一般误饮少量可致人失明，多量则可致死。

2. 乙醇（CH_3CH_2OH）

乙醇俗称酒精，为挥发性无色透明液体，沸点为 78.3℃，能与水及大多数有机溶剂混溶。临床上常用 75% 的乙醇水溶液作外用消毒剂，也称消毒酒精。95% 的乙醇水溶液则称为药用酒精，用乙醇作溶剂溶解药品所得的制剂称为酊剂，如碘酊即为碘酒。

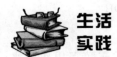 生活实践

酒的酿制与应用

酿酒是利用微生物发酵生产含一定浓度酒精饮料的过程，我国酿酒业的发展已有几千

年的历史,古代以含乙醇 45%~60% 的白酒和含乙醇 15%~20% 的黄酒为主,现代酿酒业发展迅速,品种繁多,如白酒、啤酒、葡萄酒、黄酒等。

白酒多以含淀粉物质为原料,如高粱、玉米、大麦、小麦、大米、豌豆等。白酒中的香味浓,主要是在发酵过程中还产生较多的酯类、高级酯类、挥发性游离酸、乙醛和糠醛等。啤酒以大麦为原料,啤酒花为香料,经过麦芽糖化和啤酒酵母酒精发酵制成,含有丰富的 CO_2 和少量酒精。由于发酵工艺与一般酒精生产不同,啤酒中保留了一部分未分解的营养物,从而增加了啤酒的香味。葡萄酒以葡萄汁为原料,经葡萄酒酵母发酵制成,其酒精含量较低(约 9%~10%),较多地保留着果品中原有的营养成分,并带有特产名果的独特香味。黄酒是用糯米、大米或黍米为主要原料,通过酒药、麦曲的糖化发酵,最后经压榨制成。黄酒含有多种氨基酸、维生素等营养成分。

据中医学研究,酒应按不同的季节、时间饮用,以趋利避害。如夏季主湿,不应嗜酒,以免失蓄于脾,运化失健,酿生百疾;冬季饮酒则能御寒、活络通经。饮酒过度易引发多种疾病,如鼓胀、便秘、肝阳化风、反胃、高血脂、冠心病、男性不育、中风等。此外,酒素来被称为"百药之长",常将强身健体的中药与酒"溶"于一体制成药酒,不仅配制方便、药性稳定、安全有效,而且因为酒精是一种良好的有机溶剂,中药的各种有效成分都易溶于其中,药借酒力、酒助药势而充分发挥其效力,提高疗效。

3. 丙三醇 $\left(\begin{array}{c}CH_2-CH-CH_2\\|\quad\;\;|\quad\;\;|\\OH\;\;OH\;\;OH\end{array}\right)$

丙三醇俗称甘油,为无色黏稠而带有甜味的液体,沸点为 290℃,能与水混溶,且有很强的吸湿性,常用作化妆品、皮革、烟草的吸湿剂。临床上常用 55% 的甘油水溶液(开塞露)来治疗便秘。甘油在药剂上常用作溶剂,如酚甘油、碘甘油等。

4. 苯甲醇 (⌬—CH_2OH)

苯甲醇又名苄醇,是具有芳香气味的无色液体,沸点为 205℃,难溶于水,但可与乙醇或乙醚混溶,具有微弱的麻醉作用和防腐性能。如临床上用 2% 的苯甲醇溶液作青霉素钾盐的稀释液,可减轻注射时的疼痛,称为"无痛水"。10% 的苯甲醇软膏或洗剂常用作局部止痒剂。

5. 山梨醇和甘露醇

山梨醇和甘露醇均为六元醇,两者在立体结构上有差异:

$$\underset{\text{山梨醇}}{HOCH_2-\underset{OH}{\overset{H}{C}}-\underset{OH}{\overset{OH}{C}}-\underset{OH}{\overset{OH}{C}}-\underset{OH}{\overset{H}{C}}-CH_2OH} \qquad \underset{\text{甘露醇}}{HOCH_2-\underset{H}{\overset{OH}{C}}-\underset{H}{\overset{OH}{C}}-\underset{OH}{\overset{OH}{C}}-\underset{OH}{\overset{H}{C}}-CH_2OH}$$

山梨醇和甘露醇都是白色晶状粉末,味甜。在临床上,山梨醇和甘露醇都用作脱水药,适用于治疗脑水肿、青光眼、大面积烧烫伤引起的水肿,预防和治疗肾功能衰竭等。两者作用相似,但以甘露醇疗效较好,山梨醇效果较差,因山梨醇进入血液后,一部分可转化为糖原而失去作用。

6. 肌醇

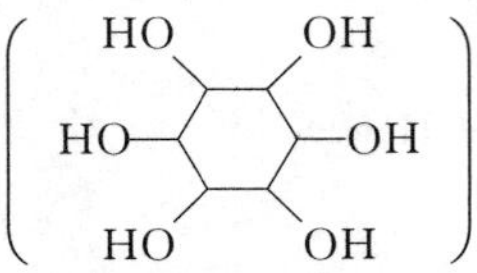

肌醇是一种水溶性维生素，亦称环己六醇，广泛分布在动植物体内，最早从心肌和肝脏中分离得到，呈无色结晶状，味甜，能溶于水和乙酸。肌醇能促进肝细胞和其他组织中的脂肪代谢，促进毛发健康生长，防止脱发，也能降低血脂和胆固醇。在临床上，肌醇主要用作肝炎、肝硬化、脂肪肝的辅助用药，也可用于胆固醇过高症。

第二节 酚

一、酚的分类和命名

酚是羟基直接连在芳环上的化合物，其分子中羟基称为酚羟基，是酚的官能团。

根据酚羟基的数目，可将酚分为一元酚、二元酚、三元酚等。含有两个或两个以上酚羟基的酚属于多元酚。

一元酚在命名时，以酚为母体，将烃基作为取代基，编号时尽量使取代基的位次较小。位次可用阿拉伯数字表示，也可用邻、间、对来表示。例如：

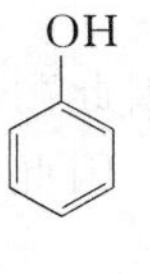

苯酚 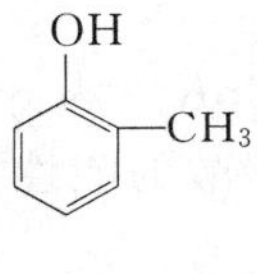　　2-甲基苯酚（邻甲苯酚） 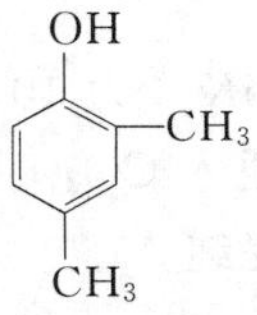　　2,4-二甲酚 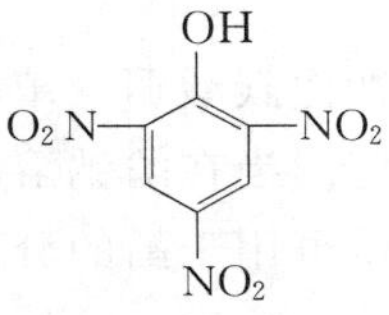　　2,4,6-三硝基苯酚

多元酚命名时，要标明酚羟基的相对位置，若不含烃基取代基，则以酚为母体，若含简单烃基侧链时，则以苯的同系物为母体，酚羟基作为取代基。例如：

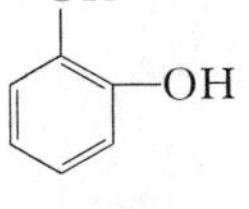

邻苯二酚　　　　间苯二酚　　　　对苯二酚
（1,2-苯二酚）　（1,3-苯二酚）　（1,4-苯二酚）

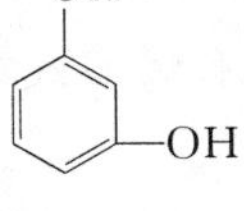

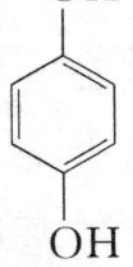

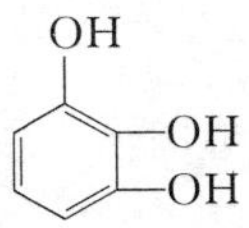

连苯三酚　　　　偏苯三酚　　　　均苯三酚
（1,2,3-苯三酚）（1,2,4-苯三酚）（1,3,5-苯三酚）

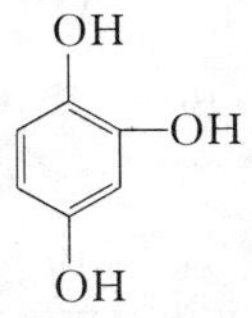

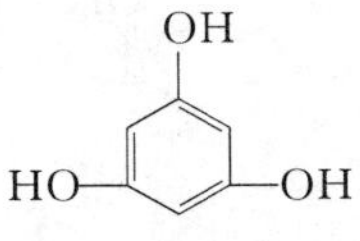

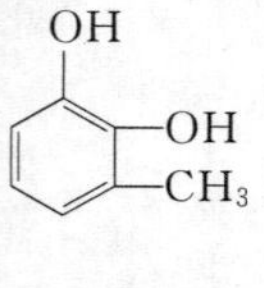

2,3-二羟基甲苯 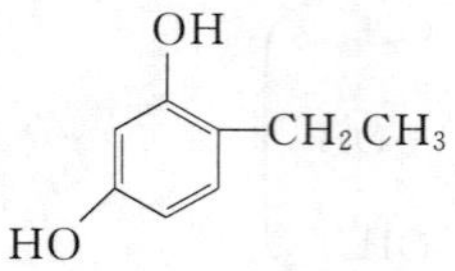　　　　2,4-二羟基乙苯

二、酚的性质

1. 物理性质

常温下，除少数烷基酚（如间甲基酚）为高沸点的液体外，大多数酚为结晶固体。纯净的苯酚为无色有特殊气味的针状结晶，在空气中放置易因氧化而变成红色。由于酚分子中含有羟基，酚分子间或酚与水分子间能形成氢键，因此酚的沸点和熔点比相应的芳烃高。酚能溶于乙醇、乙醚、苯等有机溶剂。苯酚、甲苯酚等能部分溶于水，酚在水中的溶解度随着羟基数目的增加而增大。

2. 化学性质

（1）**弱酸性**　酚具有弱酸性，能与氢氧化钠、氢氧化钾等碱反应生成可溶性的酚盐和水。

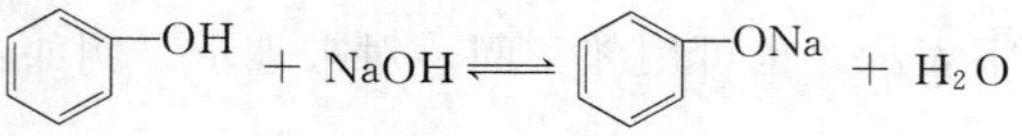

$$C_6H_5OH + NaOH \rightleftharpoons C_6H_5ONa + H_2O$$

酚的酸性比碳酸弱（苯酚的 $pK_a^{\ominus}$ 为 10，碳酸的 $pK_a^{\ominus}$ 为 6.38），因此酚不能与碳酸氢钠溶液反应。当在酚钠溶液中通入 CO_2 时，由于碳酸的酸性比酚强，因此能够析出苯酚。这一性质可用于酚的分离和提纯。

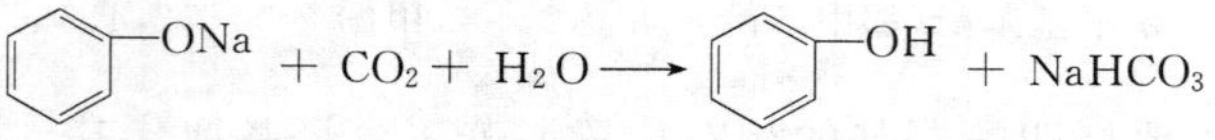

$$C_6H_5ONa + CO_2 + H_2O \longrightarrow C_6H_5OH + NaHCO_3$$

（2）**与氯化铁的反应**　酚类化合物能与氯化铁发生显色反应，不同的酚显现不同的颜色，故此类反应常用来鉴别酚类。如苯酚、间苯二酚和均苯三酚遇氯化铁均呈紫色，邻苯二酚和对苯二酚则呈绿色。经研究，凡具有烯醇式结构（ —C=C—OH ）的化合物，均能与氯化铁呈显色反应。

（3）**取代反应**　酚羟基能使苯环活化，在酚羟基的邻位和对位上很容易发生取代反应。例如，苯酚在室温下用溴水处理，就立即生成不溶于水的白色沉淀。此反应很灵敏，可用于鉴别苯酚。

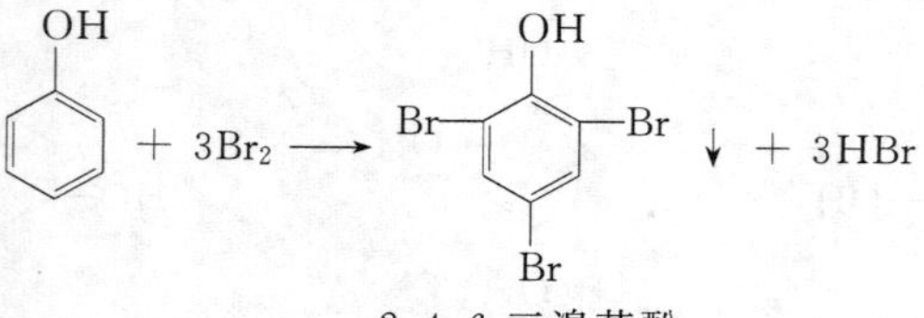

$$C_6H_5OH + 3Br_2 \longrightarrow C_6H_2Br_3OH \downarrow + 3HBr$$

2,4,6-三溴苯酚
（白色沉淀）

苯酚在室温下用稀硝酸处理，可得到邻硝基苯酚和对硝基苯酚。

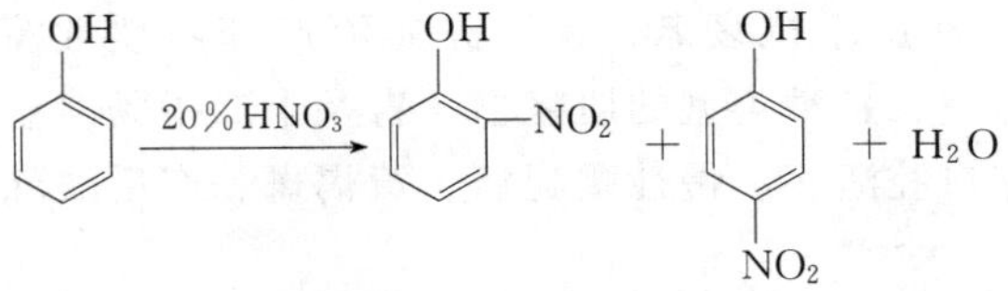

$$\text{C}_6\text{H}_5\text{OH} \xrightarrow{20\%\ HNO_3} \text{o-}O_2N\text{-C}_6\text{H}_4\text{OH} + \text{p-}O_2N\text{-C}_6\text{H}_4\text{OH} + H_2O$$

(4) 氧化反应　酚类化合物容易被氧化，生成复杂的混合物。如纯苯酚为无色晶体，暴露在空气中被氧化而变成粉红色、红色和深褐色。

苯酚被氧化时，羟基及羟基对位的 C—H 键均被氧化，生成对苯醌。

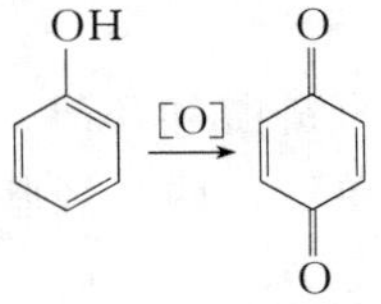

$$\text{苯酚} \xrightarrow{[O]} \text{对苯醌}$$

多元酚更容易被氧化。如邻苯二酚可被弱氧化剂氧化生成邻苯醌。

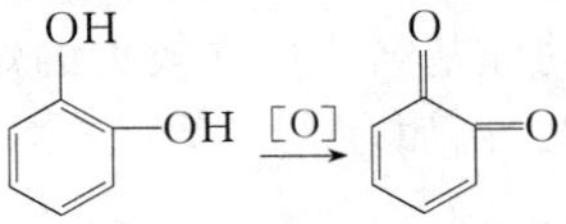

$$\text{邻苯二酚} \xrightarrow{[O]} \text{邻苯醌}$$

三、医学上常见的酚

1. 苯酚

苯酚俗称石炭酸。纯净的苯酚是一种具有特殊气味的无色结晶，熔点 41℃，沸点 128℃，能溶于水，易溶于乙醇、乙醚、氯仿等有机溶剂，对皮肤有强烈的腐蚀性。苯酚能凝固蛋白质，有杀菌作用，在医学上常用作消毒剂。3%～5% 的苯酚水溶液可用于消毒外科手术器械。

2. 甲酚

甲酚又称为煤酚，来源于煤焦油。它是邻甲酚、间甲酚和对甲酚三种异构体的混合物。由于这三种异构体的沸点相近，不易分离，故实际常用它们的混合物。煤酚的杀菌作用比苯酚强，但难溶于水，因此一般常配成 47%～53% 的肥皂溶液，称为煤酚皂溶液，俗称"来苏尔"，供外用消毒。

3. 邻苯二酚

邻苯二酚又称儿茶酚，为无色结晶，熔点为 105℃，易溶于水，能溶于醇、醚及苯。人体代谢的中间体"多巴"、临床上用的肾上腺素类药物中均含有儿茶酚的结构。

4. 维生素 E

维生素 E 又称为生育酚，为黄色油状物，熔点为 2.5～3.5℃。维生素 E 广泛分布于植物中，在麦胚油中含量最高，豆类及蔬菜中含量也很丰富。自然界中的生育酚有 α、β、γ、δ 等多种异构体，其中 α-生育酚活性最高，其结构为：

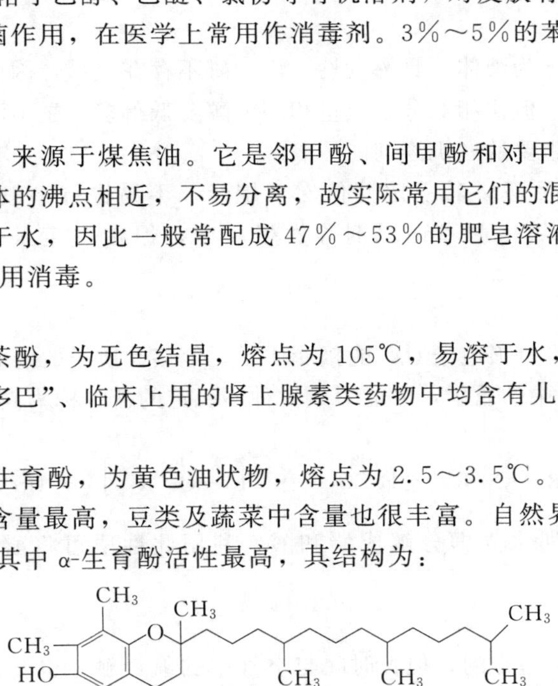

维生素E在临床上常用于抗衰老、预防先兆流产和习惯性流产、绝经期综合征等，也可用于治疗痔疮、冻疮、各种类型的肌痉挛、胃及十二指肠溃疡、肝炎、肝硬化等，临床上还发现可用来治疗口腔溃疡、慢性腰腿痛、黄褐斑、产后缺乳等。

第三节　醚

一、醚的分类和命名

根据醚键是否成环，可将醚分为直链醚和环醚。在直链醚中，又可分为单醚和混醚。与氧原子连接的两个烃基相同的称为单醚，两个烃基不同的称为混醚。两个烃基中有一个或两个是芳烃基的称为芳香醚。

结构简单的醚，常采用普通命名法。当两个烃基为相同脂肪烃基时，根据脂肪烃基的名称，称为"某醚"，"二"字可省略；当两个烃基为相同芳香烃基时，称为"二某醚"；若两个烃基不同时，将位次较小的烃基名称放在较大的烃基名称前面，芳香烃基的名称放在脂肪烃基前面，称为"某某醚"。例如：

$$CH_3CH_2-O-CH_2CH_3 \qquad CH_3CH_2-O-CH_3$$
　　　　乙醚　　　　　　　　　　　甲乙醚

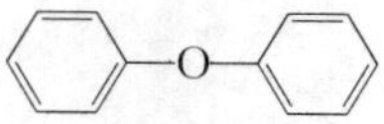

二苯醚 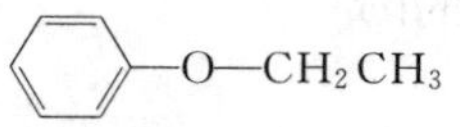　　　　　　　　　　　苯乙醚

二、醚的性质

大多数醚在室温下为液体，具挥发性，由于醚不存在氢键，因而醚的沸点与相对分子质量相近的烷烃近似，但比相对分子质量相同的醇要低得多。醚不溶于水，但能与大多数有机物互溶，是一种重要的有机溶剂。

醚的化学性质不活泼，其稳定性仅次于烷烃，不易进行一般的有机反应。如在常温下，醚不易与碱、氧化剂和还原剂等发生反应，但在一定条件下也可以发生某些反应。

1. 𬭩盐的生成

醚中的氧原子上具有孤电子对，能接受质子，但接受质子的能力较弱，只有与浓强酸（如浓硫酸和浓盐酸）中的质子，才能形成一种不稳定的盐，称为𬭩盐：

$$R^1-O-R^2 + H_2SO_4 \longrightarrow \left[R^1-\overset{H}{O}-R^2 \right]^+ + HSO_4^-$$

𬭩盐很不稳定，遇水立即分解成醚和酸，利用此性质可将醚与烷烃、卤代烷等分离开。

2. 氧化反应

醚对一般氧化剂是稳定的，但长时间与空气中的氧接触，也会被氧化形成过氧化物，反应通常发生在 α-H 键上。例如：

$$CH_3CH_2-O-CH_2CH_3 \xrightarrow{O_2} CH_3CH_2-O-CHCH_3$$
$$\underset{\text{过氧乙醚}}{\underset{|}{O-O-H}}$$

过氧化物不稳定，受热易分解爆炸。因此，醚类化合物应在深色玻璃瓶中存放，或加入抗氧化剂防止过氧化物的生成。久置的醚在蒸馏时，低沸点的醚被蒸出后，还有高沸点的过氧化物留在瓶中，继续加热，便会爆炸，因此在蒸馏前必须检验是否有过氧化物存在。检验的方法是用淀粉碘化钾试纸，若试纸变蓝，说明有过氧化物存在，应加入硫酸亚铁、亚硫酸钠等还原性物质处理后再用。

三、医学上常见的醚

1. 乙醚

乙醚是最常用的醚，室温下为无色透明，且具有刺激性气味的液体，沸点 34.5℃，极易挥发、燃烧，其蒸气与空气以一定比例混合，遇火就会猛烈爆炸，使用时要远离明火。

乙醚能溶于乙醇、氯仿等有机溶剂中，微溶于水，密度小于水。乙醚的化学性质稳定，可溶解许多有机物，是优良的溶剂和萃取剂。另外，乙醚可溶于神经组织脂肪中引起生理变化，而起到麻醉作用，早在1850年就被用于外科手术的全身麻醉，但大量吸入乙醚蒸气可使人失去知觉，甚至死亡，现已被异氟醚等新型麻醉剂所替代。

2. 环氧乙烷

环氧乙烷是最简单的环醚，常温下为无色有毒气体。可与水互溶，也能溶于乙醇、乙醚等有机溶剂。沸点为11℃，可与空气形成爆炸混合物，常贮存于钢瓶中。

环氧乙烷是广谱、高效的气体杀菌消毒剂，对消毒物品的穿透力强，可达到物品深部，可以杀灭多种病原微生物，包括细菌繁殖体、芽孢、病毒和真菌。在医学消毒和工业灭菌上用途广泛，常用于食料、纺织物、外科器材以及其他方法不能消毒的、且对热不稳定的物品等进行气体熏蒸消毒，如皮革、精密仪器、生物制品、纸张等。

第四节　硫醇和硫醚

在元素周期表中，硫与氧同属第Ⅵ主族，因此硫能形成与氧类似的化合物硫醇和硫醚：

　　　　R—OH　　　　醇　　　　(Ar)R—O—R′(Ar′)　　　　醚
　　　　R—SH　　　　硫醇　　　(Ar)R—S—R′(Ar′)　　　　硫醚

一、硫醇

硫醇的通式是 R—SH，可看作是醇分子中的氧原子被硫原子替代后形成的化合物，也可看作是烃分子中的氢原子被巯基（—SH）官能团所取代的化合物。

1. 硫醇的命名

硫醇的命名与醇相似,只需把"醇"改为"硫醇"。例如:

$$CH_3SH \qquad CH_3CH_2CH_2SH \qquad H_3C\underset{\underset{SH}{|}}{C}HCH_3$$

甲硫醇　　　　　　正丙硫醇　　　　　　异丙硫醇

2. 硫醇的性质

硫醇易挥发,有特殊臭味。硫醇的沸点和水溶性比相同碳原子数的醇要低得多,这是因为硫形成氢键的能力比氧弱得多。

(1) **弱酸性**　硫醇具有弱酸性,酸性比相应的醇强,能与氢氧化钠等碱反应,生成相应的硫醇盐。例如:

$$R-SH + NaOH \longrightarrow R-SNa + H_2O$$

硫醇不但能与碱金属反应,还能与重金属汞、银、铅、铜等反应,生成不溶于水的硫醇盐:

$$2R-SH + HgO \longrightarrow \begin{array}{c} R-S \\ \quad \searrow \\ \quad Hg\downarrow \\ \quad \nearrow \\ R-S \end{array} + H_2O$$

$$\begin{array}{c} CH_2-SH \\ | \\ CH-SH \\ | \\ CH_2OH \end{array} + (CH_3COO)_2Pb \longrightarrow \begin{array}{c} CH_2-S \\ | \quad\quad \searrow \\ CH \quad\quad\quad Pb \\ | \quad\quad \nearrow \\ CH_2OH \end{array} \downarrow + 2CH_3COOH$$

人体内的许多酶(如琥珀酸脱氢酶、乳酸脱氢酶等)在结构上都含有巯基,因此当人体摄入重金属盐类时,这些生物酶中的巯基会与重金属离子结合,使酶失去正常的生理活性,从而引起人体中毒。利用硫醇与重金属离子作用生成稳定无毒的盐的性质,某些硫醇可被用作重金属中毒的解毒剂。例如,临床上用二巯基丙醇、二巯基苯磺酸钠、二巯基丁二酸钠等。

(2) **氧化反应**　硫醇比醇更容易被氧化,生成二硫化物。例如:

$$2R-SH \xrightarrow{[O]} R-S-S-R$$

二硫化物分子中存在二硫键(—S—S—)。二硫键是蛋白质分子中一种重要的副键,在蛋白质分子的立体结构形成上起着重要作用。二硫化物在一定条件下又能还原成硫醇:

$$R-S-S-R \xrightarrow{[H]} 2R-SH$$

硫醇和二硫化物之间的氧化还原反应是生物体中一个重要的生理过程。

二、硫醚

硫醚可看作是醚分子中的氧原子被硫原子所替代的化合物,其结构通式为(Ar)R—S—R'(Ar')。

1. 硫醚的命名

硫醚的命名与醚相似,只需将"醚"改成"硫醚"即可。例如:

$$H_3C-S-CH_3 \qquad H_3C-S-CH_2CH_3$$
甲硫醚 　　　　　　　　　甲乙硫醚

2. 硫醚的性质

室温下，低级硫醚为无色液体，有臭味，沸点比相应的醚高，不溶于水，化学性质稳定。

硫醚能发生氧化反应，首先生成亚砜，进一步氧化生成砜。

$$(Ar)R-\ddot{S}-R'(Ar') \xrightarrow{[O]} (Ar)R-\overset{O}{\underset{..}{S}}-R'(Ar') \xrightarrow{[O]} (Ar)R-\overset{O}{\underset{O}{S}}-R'(Ar')$$
　　　　　　　　　　　　　　　亚砜类　　　　　　　　　　砜类

二甲基亚砜又称 DMSO，有消炎止痛作用，对皮肤有强渗透力，故可溶解某些药物，使这类药物向人体渗透从而达到治疗目的。在临床上，二甲基亚砜用作透皮促进剂，常用于氢化可的松、氟美松、肤轻松、睾酮、胰岛素、肝素、维生素类、水杨酸类等的制剂。5%以下无透皮作用，5%以上随浓度增加而作用增强，常用其 30%～50%水溶液。目前仅供外用。二甲基亚砜亦可作溶剂和防冻剂，60%水溶液能降低冰点至－80℃。

习　　题

一、填空题

1. 脂肪烃中的一个氢原子被 _____ 取代的产物称为醇，大致可以分为三类，其中含有 —CH_2OH 结构的称为 _____；含有 $\overset{|}{\underset{|}{C}}HOH$ 结构的称为 _____；含有 —$\overset{|}{\underset{|}{C}}OH$ 结构的称为 _____。当苯环上的氢原子被羟基取代时，得到的衍生物称为 _____。

2. 下列三种醇的结构，属于伯醇的是 _____，属于仲醇的是 _____，属于叔醇的是 _____。

(1) CH_3CH_2OH　　(2) $CH_3\underset{OH}{\overset{|}{C}}HCH_3$　　(3) $CH_3\underset{OH}{\overset{CH_3}{\underset{|}{\overset{|}{C}}}}CH_3$

3. 醇能被氧化，但并不是所有的醇都能发生氧化反应，在上述三种物质中 _____ 不能被氧化，_____ 的氧化产物为醛，_____ 的氧化产物为酮。

4. 甲醇、乙醇等低级醇的沸点比其相对应的烷烃要高得多，这是因为液态低级醇之间容易形成 _____。

5. 动植物体内的油脂均含有丙三醇的结构，其俗名为 _____，结构式为 _____；人体代谢的中间体"多巴"中含有邻苯二酚的结构，其俗名为 _____，结构式为 _____。

二、选择题

1. $(CH_3)_2CH-OH$ 属于（　　）。
   A. 伯醇　　　　B. 仲醇　　　　C. 叔醇　　　　D. 芳香醇

2. 下列化合物中酸性最强的是（　　）。

A. 水　　　　　B. 乙醇　　　　　C. 苯酚　　　　　D. 乙烯

3. 下列化合物中沸点最高的是（　　）。
   A. 乙醚　　　　B. 乙醇　　　　　C. 正丁醇　　　　D. 丁烷
4. 下列物质不能与苯酚反应的是（　　）。
   A. $NaHCO_3$ 溶液　　B. $FeCl_3$ 溶液　　C. NaOH 溶液　　D. 溴水
5. 下列物质能与氯化铁溶液发生显色反应的是（　　）。
   A. 甘油　　　　B. 乙醚　　　　　C. 苯酚　　　　　D. 乙硫醇
6. 下列试剂能用来区别仲醇和叔醇的是（　　）。
   A. 托伦试剂　　B. 氯化铁溶液　　C. 高锰酸钾　　　D. 菲林试剂
7. 下列各组液体混合物，能用分液漏斗分离的是（　　）。
   A. 乙醇和乙醚　B. 苯和四氯化碳　C. 乙醇和氯仿　　D. 水和四氯化碳
8. 下列物质中与乙醇互为同分异构体的是（　　）。
   A. 正丙醇　　　B. 甲醚　　　　　C. 异丙醇　　　　D. 乙醚
9. 工业酒精被禁止用于勾兑饮料酒，因为工业酒精中含有下列物质中的（　　），会导致人体中毒而失明，甚至死亡。
   A. 丙三醇　　　B. 乙醇　　　　　C. 甲醇　　　　　D. 正丁醇
10. 在临床上，"来苏尔"常被用作消毒剂，其主要成分是（　　）。
    A. 甲苯酚　　　B. 酒精　　　　　C. 石炭酸　　　　D. 乙醚

三、根据有机物结构式写出其名称，或根据有机物名称写出其结构式

1. $\begin{array}{c} CH_2OH \\ | \\ CHOH \\ | \\ CH_2OH \end{array}$

2. 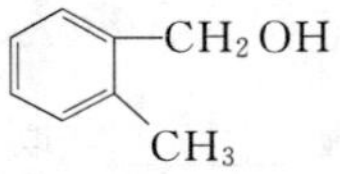 （邻甲基苄醇结构）

3. $(CH_3)_3COH$

4. 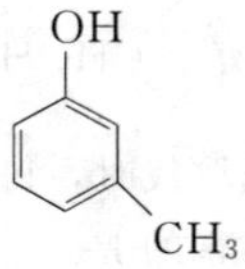 （间甲基苯酚结构）

5. $(CH_3CH_2)_2O$

6. 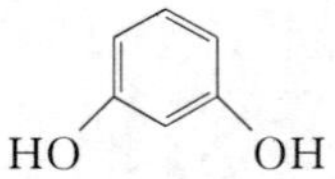 （间苯二酚结构）

7. CH_3SH

8. 2-丁醇

9. 苯甲醇

10. 三硝基苯酚

11. 乙硫醚

12. α-萘酚

四、完成下列化学反应方程式

1. $CH_3CH_2OH + H_2SO_4 \xrightarrow[170℃]{\Delta}$

2. 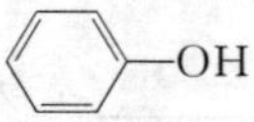 $C_6H_5-OH + NaOH \longrightarrow$

3. $CH_3CHOHCH_3 \xrightarrow[H^+]{KMnO_4}$

4. $\begin{array}{c} CH_2OH \\ | \\ CHOH \\ | \\ CH_2OH \end{array} + 3HNO_3 \longrightarrow$

5. 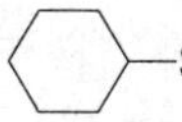 C₆H₅—SH + NaOH ⟶

五、根据化学性质鉴别下列各组物质

1. 乙醇与正己烷
2. 异丙醇与叔丁醇
3. 苯酚与邻苯二酚
4. 正己烷与甲醚

第七章 醛和酮

学习目标

1. 熟悉醛、酮的结构，掌握醛、酮的分类及命名方法。
2. 了解醛、酮亲核加成反应原理。
3. 掌握醛、酮的理化性质及鉴别方法。
4. 熟悉医学上常见的醛、酮。

第一节 醛和酮的分类与命名

醛和酮是继醇、酚、醚后又一类烃的含氧衍生物，醛、酮分子结构中都含有羰基（ $\diagdown$C=O ），统称为羰基化合物。

羰基与一个氢原子相连后形成的基团 —C(=O)—H 称为醛基，简写为—CHO，是醛的官能团；羰基与两个烃基相连的化合物为酮，酮分子中的羰基也称为酮基，是酮的官能团。

$$R(H/Ar)-\underset{醛基}{\underline{C(=O)-H}} \qquad R(Ar)-\underset{酮基}{\underline{C(=O)-R'(Ar')}}$$

醛、酮是一类重要的有机化合物，广泛分布于自然界，其中有些是植物药中的有效成分，例如：鱼腥草中的抗菌消炎成分是鱼腥草素，其结构为癸酰乙醛。醛、酮的化学性质非常活泼，也是有机合成中常见的中间体，在工业生产、动植物生命活动中占有重要作用。

一、醛和酮的结构

在醛、酮分子中，羰基中的碳氧双键是由一个稳定的σ键和一个π键构成（见图7-1）。由于碳氧间电负性相差较大，氧原子的电负性较大，吸引电子的能力较强，所以碳氧双键之间的电子云偏向氧原子一侧，使羰基氧原子带有部分负电荷，而碳原子带有部分正电荷，表现为带部分正电的碳原子容易被亲核试剂进攻发生亲核加成反应。

二、醛和酮的分类

分类标准不同，羰基化合物的分类方式也不相同：根据羰基所连的烃基不同，可将醛、酮分

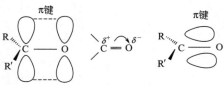

图7-1 羰基的结构

为脂肪醛（酮）、芳香醛（酮）和脂环醛（酮）；根据烃基的饱和性不同，可将醛、酮分为饱和醛（酮）及不饱和醛（酮）；根据分子所含羰基数目，可将醛、酮分为一元醛（酮）和多元醛（酮）。

三、醛和酮的命名

和其他有机化合物的命名相似，简单的醛、酮采用普通命名法，结构复杂的醛、酮可采用系统命名法。

1. 普通命名法

醛的普通命名法与醇相似，根据碳原子个数称为"某醛"，酮的普通命名法是根据与羰基所连的两个烃基来命名。例如：

CH$_3$CH$_2$CH$_2$CH$_2$CHO　　　CH$_3$CHCH$_2$CHO　　　CH$_3$C-CHO　　　C$_6$H$_5$-CHO
　　　　　　　　　　　　　　　　　｜　　　　　　　　　｜
　　　　　　　　　　　　　　　　 CH$_3$　　　　　　 CH$_3$

正戊醛　　　　　　异戊醛 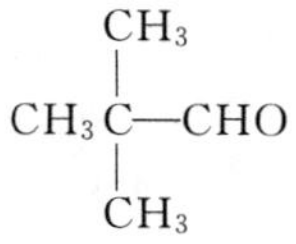　　　　　　新戊醛 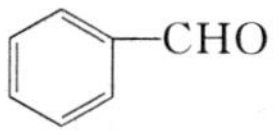　　　　　　苯甲醛

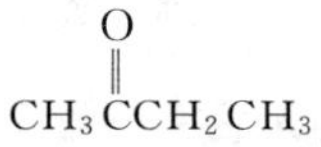

CH$_3$COCH$_2$CH$_3$　　　(C$_6$H$_5$)$_2$CO　　　CH$_3$COCH$_3$

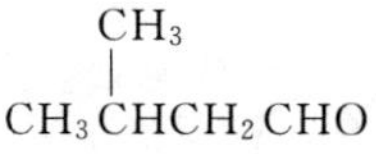

甲乙酮 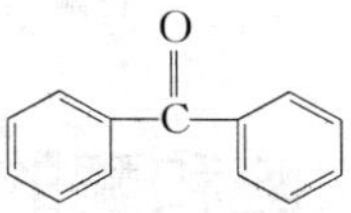　　　　　　二苯酮 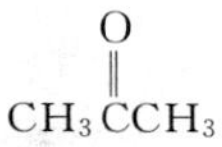　　　　　　二甲酮（丙酮）

2. 系统命名法

对于结构比较复杂的醛、酮可采用系统命名法命名。系统命名法命名时可分为以下三个步骤。

（1）选择含有羰基在内的最长的碳链为主链；根据主链中碳原子数目称为某醛或某酮。若结构中含有不饱和键，主链中除包括羰基外还应包括不饱和键，称为某烯醛或某烯酮。

（2）从靠近羰基的一端开始编号，由于醛基总是在碳链的一端，因此不需标明位次，但酮基必须标明位次。编号时也可采用希腊字母标注，与羰基相连的碳原子依次用 α、β、γ、δ 等表示。

（3）将取代基按其所在的位次、数目、名称写在母体醛、酮之前。若支链中有芳香基团，则将芳基作为取代基。

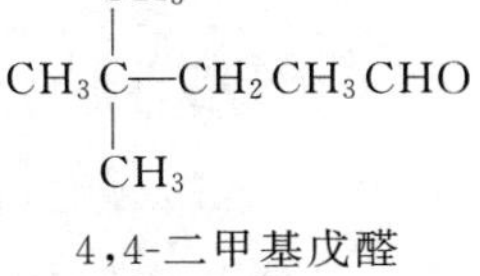

CH$_3$　　　　　　　　　　　CH$_3$　　　　　　　H$_2$C-CHO
　｜　　　　　　　　　　　　｜　　　　　　　　　　｜
CH$_3$-C-CH$_2$CH$_3$CHO　　CH$_3$C=CHCHO　　　H$_2$C-CHO
　｜
CH$_3$

4,4-二甲基戊醛 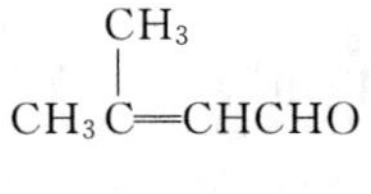　　　　3-甲基-2-丁烯醛 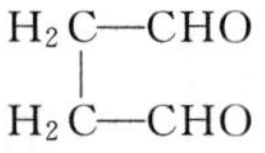　　　　丁二醛

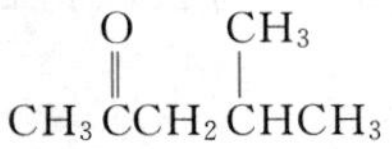

　　O　CH$_3$　　　　　　O　O　　　　　　　　
　　‖　｜　　　　　　　　‖　‖　　　　　　　
CH$_3$CCH$_2$CHCH$_3$　　CH$_3$CCHCCH$_3$　　　C$_6$H$_5$-CH=CHCH$_2$CHO
　　　　　　　　　　　　　　｜
　　　　　　　　　　　　　 CH$_3$

4-甲基-2-戊酮 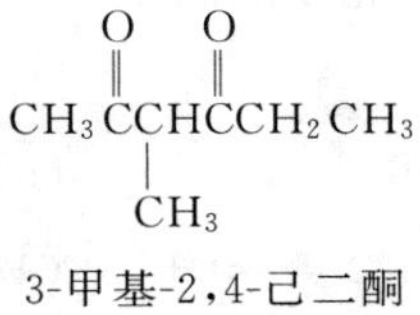　　　　3-甲基-2,4-己二酮 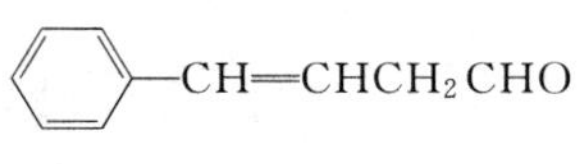　　　　4-苯基-3-丁烯醛

环酮的羰基在环内，称为环某酮，编号从羰基开始；羰基在环外，则将环作为取代基。例如：

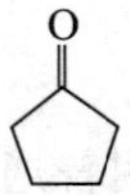

环戊酮

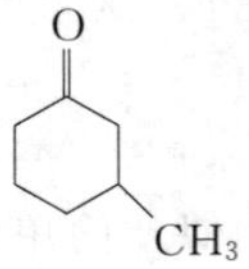

3-甲基环己酮

另外，许多天然醛、酮都有俗名。例如：从桂皮油中分离得到的3-苯丙烯醛俗称为肉桂醛；天然麝香的主要香气成分十五元酮俗称为麝香酮；芳香油中常见的茴香醛等。

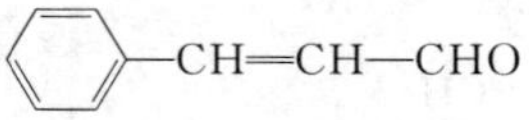

肉桂醛

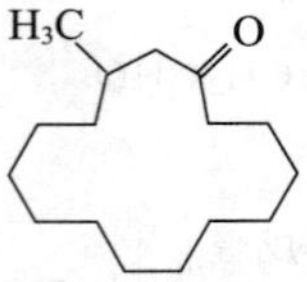

麝香酮

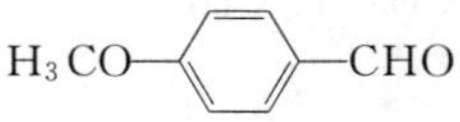

茴香醛

第二节 醛和酮的化学性质

醛、酮分子中都含有极性的羰基，使这两类化合物具有相似的化学性质。而醛、酮的结构又不完全相同，因此它们的化学性质又存在差异。

一、加成反应

羰基是由碳原子和氧原子以双键相连而成的基团，由于氧原子的电负性大于碳原子，所以电子云偏于氧原子一方，在羰基中氧原子带有部分负电荷，而碳原子带有部分的正电荷。当与亲核试剂 NuA 发生加成时，首先是亲核试剂中的带负电部分 Nu^- 进攻带部分正电荷的羰基碳，然后是试剂中带正电荷的部分 A^+ 与氧原子结合，生成最终的加成产物。这种由亲核试剂进攻引起的加成反应称为亲核加成反应。

1. 与氢氰酸加成

醛、脂肪族甲基酮和 8 个碳原子以下的环酮能与氢氰酸发生加成反应，生成的产物称为氰醇（α-羟基腈）。芳香酮难与氢氰酸反应。

$$\rangle C{=}O + HCN \rightleftharpoons \rangle C\langle^{OH}_{CN}$$

该反应为可逆反应。产物比原来的醛或酮增加了一个碳原子，是增长碳链的方法之一。例如：

$$CH_3CHO + HCN \rightleftharpoons H_3C{-}\underset{}{\overset{OH}{\overset{|}{C}H}}{-}CN$$

知识拓展

羰基与氢氰酸加成的实验操作

氢氰酸是一种剧毒的易挥发液体（b.p. 26℃），因此在实验室中一般很少直接使用。常用的办法是将酸（如盐酸或硫酸）滴加到羰基化合物与氰化钠或氰化钾水溶液的混合物中，使产生的氢氰酸立刻反应。但在加酸时应注意控制溶液始终为弱碱性。

$$\text{C=O} + \text{KCN} \xrightarrow[\text{H}_2\text{O}]{\text{H}_2\text{SO}_4} \text{C(OH)(CN)}$$

2. 与醇加成

醇是一种较弱的亲核试剂，在干燥氯化氢的作用下，醛的羰基与一分子醇加成生成不稳定的半缩醛，半缩醛进一步与一分子的醇反应，失去一分子水，最后生成稳定的缩醛。其反应方程式如下：

$$\text{R'CHO} + \text{ROH} \xrightarrow{\text{干 HCl}} \text{R'CH(OH)(OR)} \xrightarrow{\text{ROH, H}^+} \text{R'CH(OR)}_2 + \text{H}_2\text{O}$$

半缩醛　　　　　　　缩醛

例如：

$$\text{CH}_3\text{CH}_2\text{CH}_2\text{CHO} + 2\text{CH}_3\text{OH} \xrightarrow{\text{H}^+} \text{CH}_3\text{CH}_2\text{CH}_2\text{CH(OCH}_3)_2$$

丁醛缩二甲醇

在结构上，缩醛可以看作为双醚，对碱和氧化剂相对稳定，而在弱酸下水解为原来的醛。酮在同样的条件下，较难产生缩酮。

3. 与氨的衍生物加成

氨（NH_3）分子中的氢原子被其他基团取代后的产物为氨的衍生物，如羟氨、苯肼、2,4-二硝基苯肼等。这类物质分子中的氮原子上有孤对电子，可作为亲核试剂与醛、酮发生亲核加成反应，并进一步失水，生成含有 C=N— 结构的 N-取代缩合产物。因此称氨的衍生物为羰基试剂，通式为 H_2N-G，它们与羰基化合物反应过程可简单表示如下：

$$\underset{(H)R}{\overset{R}{>}}C=O + H_2N-G \longrightarrow \underset{(H)R}{\overset{R}{>}}C=N-G + H_2O$$

醛、酮与氨衍生物加成反应的产物可概括如表 7-1。

表 7-1 醛、酮与氨衍生物反应产物

氨衍生物名称	结构式	产物结构式	产物名称
羟胺	H_2N-OH	$\underset{(R')H}{\overset{R}{C}}=N-OH$	肟
肼	H_2N-NH_2	$\underset{(R')H}{\overset{R}{C}}=N-NH_2$	腙
苯肼	$H_2N-NH-C_6H_5$	$\underset{(R')H}{\overset{R}{C}}=N-NH-C_6H_5$	苯腙
2,4-二硝基苯肼	$H_2N-NH-C_6H_3(NO_2)_2$	$\underset{(R')H}{\overset{R}{C}}=N-NH-C_6H_3(NO_2)_2$	2,4-二硝基苯腙
氨基脲	$H_2N-NH-CO-NH_2$	$\underset{(R')H}{\overset{R}{C}}=N-NH-CO-NH_2$	缩氨基脲

醛、酮与氨的衍生物的加成产物大多是晶体，特别是 2,4-二硝基苯肼几乎能与所有的醛、酮迅速发生反应，生成橙黄色 2,4-二硝基苯腙沉淀，因而常用来鉴别醛、酮。

氨的衍生物与醛、酮加成反应在药物分析中的应用

在药物分析中，常用氨的衍生物作为鉴定具有羰基结构药物的试剂，所以把这些氨的衍生物称为羰基试剂。

《中国药典》中抗结核病药物异烟肼的鉴定方法为：取异烟肼约为 0.1g，加水 5mL 溶解后，加 10% 香草醛的乙醇溶液 1mL，摇匀，微热，使之充分反应后，滤出黄色晶体，用稀乙醇重结晶，在 105℃ 干燥后，测定熔点，如产物熔点为 228～231℃，则认定为异烟肼。该鉴别反应的原理就是利用异烟肼的肼基与含羰基的试剂如香草醛发生加成缩合反应，生成异烟腙衍生物为基础。其反应方程式如下：

$$\underset{\text{}}{\text{4-吡啶-CONHNH}_2} + \underset{\text{香草醛}}{\text{3-OCH}_3\text{-4-OH-C}_6\text{H}_3\text{-CHO}} \xrightarrow[\Delta]{-H_2O} \underset{\text{异烟腙}}{\text{4-吡啶-CONH-N=CH-C}_6\text{H}_3\text{(OCH}_3\text{)(OH)}}$$

二、氧化和还原反应

1. 氧化反应

醛和酮在构造上的差异，在氧化反应中表现得特别突出。醛非常容易被氧化，具有较强的还原性，而酮在通常情况下难被氧化，这是醛和酮化学性质的主要差别之一。可利用弱氧化剂能使醛氧化，而不能氧化酮的性质，鉴别醛和酮。

（1）托伦试剂 托伦试剂与醛共热，醛能被氧化成羧酸，而弱氧化剂中的银离子则被还原为金属银单质析出。金属银沉积在试管壁上形成银镜，所以该反应又称为银镜反应。其反应方程式如下：

$$(Ar)RCHO + 2[Ag(NH_3)_2]OH \xrightarrow{\triangle} (Ar)RCOONH_4 + 2Ag\downarrow + 3NH_3\uparrow + H_2O$$

醛能被托伦试剂氧化，而酮不能，所以利用托伦试剂可区别醛和酮。

（2）斐林试剂 斐林试剂与醛（除甲醛外）共热，Cu^{2+} 被还原成砖红色的氧化亚铜沉淀析出。斐林试剂是由硫酸铜与酒石酸钾钠的碱性溶液配制而成的深蓝色二价铜络合物。与醛的反应方程式如下：

$$RCHO + 2Cu^{2+} + NaOH + H_2O \xrightarrow{\triangle} RCOONa + Cu_2O\downarrow + 4H^+$$

甲醛由于其还原性强于其他醛，与斐林试剂作用将 Cu^{2+} 还原为单质铜，可形成铜镜，所以甲醛与斐林试剂的反应又称为铜镜反应，其反应方程式如下：

$$2HCHO + 2Cu^{2+} + 2NaOH \xrightarrow{\triangle} 2HCOONa + 2Cu\downarrow + 4H^+$$

芳香醛和酮均不能被斐林试剂氧化，因此用斐林试剂可区分脂肪醛和芳香醛以及脂肪醛和酮。

（3）班氏试剂 班氏试剂也含有 Cu^{2+}，与斐林试剂性质相似，可用醛的鉴定。

2. 还原反应

醛、酮在铂（Pt）、钯（Pd）、镍（Ni）等金属催化剂存在下，加氢生成伯醇或仲醇。

$$R-\underset{\underset{O}{\|}}{C}-H + H_2 \xrightarrow[\triangle]{Pt} R-\underset{\underset{OH}{|}}{C}H-H$$

$$R-\underset{\underset{O}{\|}}{C}-R' + H_2 \xrightarrow[\triangle]{Pt} R-\underset{\underset{OH}{|}}{C}H-R'$$

若分子结构中含有不饱和键如 $\mathrm{C}=\mathrm{C}$、$-NO_2$、$-CN$ 时，在上述反应条件下同时被还原。例如：

$$CH_3CH=CHCHO \xrightarrow{H_2}_{Ni} CH_3CH_2CH_2CH_2OH$$

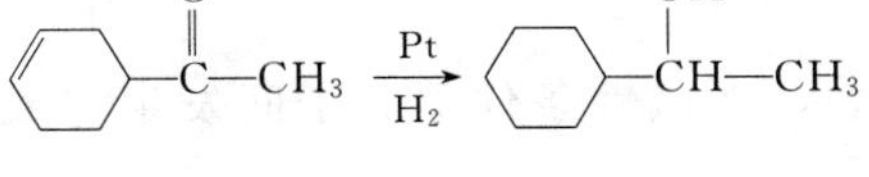

三、α-H 的反应

醛、酮分子中的 α-氢原子受羰基的影响变得活泼，可以发生卤代反应和羟醛缩合反应。

1. 卤代和卤仿反应

在酸或碱催化下，醛、酮分子中的 α-H 可被卤素取代，生成 α-卤代醛、α-卤代酮。这是制备 α-卤代羰基化合物的重要方法。在酸性条件下，可以控制反应得到一卤代物。例如：

$$CH_3CH_2CHO + Br_2 \xrightarrow{H^+} CH_3CHBrCHO + HBr$$

在碱性条件下，醛、酮先失去一个 α-H 原子生成烯醇负离子，若 α-C 上仍然有 H 原子，则进一步与卤素反应，生成 α-卤代醛、α-卤代酮。对于具有 $CH_3\overset{O}{\overset{\|}{C}}-$ 构造的羰基化合物（如乙醛、甲基酮），与碱性溶液作用，甲基上的三个氢原子都被卤素取代，生成的三卤代甲基酮，三卤代甲基酮在碱性溶液中不稳定，立即分解成三卤甲烷（卤仿）和少一个碳原子的羧酸盐，所以该反应称为卤仿反应。

$$CH_3\overset{O}{\overset{\|}{C}}-H(R) \xrightarrow{X_2+NaOH} CX_3\overset{O}{\overset{\|}{C}}-H(R) \xrightarrow{NaOH} (H)RCOONa + CHX_3$$

如用次碘酸钠（NaOI），产物为碘仿（CHI₃），碘仿是有特殊气味的不溶于水的黄色沉淀，所以又称为碘仿反应。

人体自身也会产生丙酮，脂肪分解就会产生包含丙酮在内的酮类。正常人的血液中丙酮含量极低，糖尿病患者由于体内代谢紊乱，常有过量的丙酮从尿液中或随呼吸排出。糖尿病患者尿液中的丙酮，可用碘的氢氧化钠溶液检出。例如：

$$CH_3\overset{O}{\overset{\|}{C}}CH_3 + 3I_2 + 4NaOH \longrightarrow CH_3COONa + CHI_3\downarrow + 3NaI + 3H_2O$$

次碘酸钠是氧化剂，能将 $H_3C-\overset{OH}{\underset{|}{C}}H-$ 结构的醇氧化成含有 $H_3C-\overset{O}{\overset{\|}{C}}-$ 结构的醛或酮。因此具有 $H_3C-\overset{OH}{\underset{|}{C}}H-$ 结构的醇也能发生碘仿反应。例如：

$$H_3C-\overset{OH}{\underset{|}{C}}H-CH_3 \xrightarrow{NaOI} H_3C-\overset{O}{\overset{\|}{C}}-CH_3 \xrightarrow{NaOI} CH_3COONa + CHI_3\downarrow$$

碘仿反应可作为具有 $H_3C-\overset{O}{\overset{\|}{C}}-$ 结构的醛、酮或具有 $H_3C-\overset{OH}{\underset{|}{C}}H-$ 结构的醇的鉴别。

2. 羟醛缩合反应

含有 α-氢原子的醛、酮，在碱性条件下分子间发生加成反应，结果一分子羰基化

合物的 α-氢原子加到另一个分子的羰基氧原子，其余部分加在羰基碳原子上，生成 β-羟基醛或 β-羟基酮。这是具有 α-H 原子的醛、酮的一个普遍反应，称为羟醛缩合反应。例如：

$$CH_3\overset{O}{\overset{\|}{C}}-H + H-CH_2CHO \xrightarrow{\text{稀 OH}^-} CH_3\overset{OH}{\overset{|}{C}H}CH_2CHO$$

若醛、酮分子中不含有 α-H，则不发生羟醛缩合反应。

β-羟基醛或 β-羟基酮在加热或酸性条件下容易脱水生成含有 π-π 共轭体系的 α,β-不饱和醛或酮。例如：

$$CH_3\overset{OH}{\overset{|}{C}H}-\overset{H}{\overset{|}{C}H}CHO \xrightarrow[\text{或 } H_3O^+]{\triangle} CH_3CH=CHCHO + H_2O$$

含有 α-H 的两种不同的醛在稀碱作用下发生的羟醛缩合反应，称为交叉羟醛缩合。产物可能有四种 β-羟基醛，分离困难，在实际合成中应用价值不大。若选用一种不含有 α-H 的醛和一种含有 α-H 的醛进行反应，控制反应条件，可得到单一产物。例如：

$$HCHO + CH_3CHO \xrightarrow[\triangle]{\text{稀 OH}^-} H_2C=CH-CHO$$

含有 α-H 的醛或酮与不含有 α-H 的芳醛在碱催化下进行的羟醛缩合反应称为克莱森-许密特（Claisen-Schmidt）反应。例如：

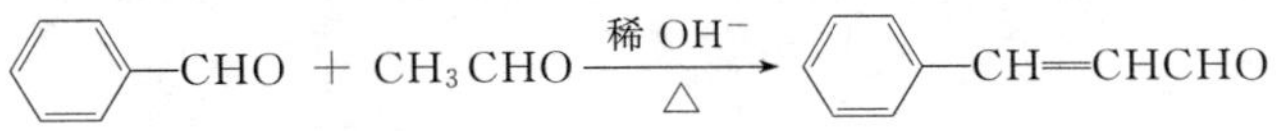

$$C_6H_5-CHO + CH_3CHO \xrightarrow[\triangle]{\text{稀 OH}^-} C_6H_5-CH=CHCHO$$

第三节 医学上常见的醛和酮

一、甲醛

甲醛（HCHO）俗称蚁醛，是最简单的醛。甲醛易溶于水，是一种无色有强烈刺激性气味的气体。甲醛有凝固蛋白质的作用，因而具有杀菌防腐能力。37%～40%甲醛水溶液称为福尔马林。

甲醛分子中的羰基与两个氢原子相连，因此化学性质比其他醛活泼，容易被氧化，又容易发生聚合反应。福尔马林长时间放置后，容易产生浑浊或白色沉淀，这是由于甲醛聚合生成多聚甲醛的缘故。

福尔马林能有效地杀死细菌繁殖体，也能杀死芽孢（如炭疽芽孢），以及抵抗力强的结核杆菌、病毒，是医药上常用的消毒剂和防腐剂，可用于外科器械消毒，也可用于保存解剖标本。

甲醛沸点为 −21℃，其水溶液挥发性很强，吸入高浓度的甲醛会引起呼吸道的强烈刺激、水肿和眼刺痛。皮肤直接接触甲醛，可能会引起皮炎、色斑甚至坏死。经常吸入少量甲醛，可引起慢性中毒。

二、乙醛

乙醛（CH_3CHO）是无色、易挥发、具有刺激性气味的液体，沸点 21℃，能溶于水、乙醇和乙醚。乙醛是重要的有机合成原料，主要用于合成乙酸、乙醇、季戊四醇和丁醇等。

乙醛的衍生物三氯乙醛，易与水加成得到水合三氯乙醛，简称水合氯醛（$Cl_3C-\underset{\underset{OH}{|}}{\overset{\overset{OH}{|}}{C}}H$）。

$$CCl_3CHO + H_2O \longrightarrow Cl_3C-\underset{\underset{OH}{|}}{\overset{\overset{OH}{|}}{C}}H$$

水合氯醛为无色透明、棱柱形晶体，有刺激性气味，易溶于水、乙醇及乙醚，是一种比较安全的催眠药，用于失眠、烦躁不安及惊厥，但对胃有一定的刺激。

三、苯甲醛

苯甲醛（C_6H_5CHO）是最简单的芳香醛，为无色液体，沸点 179℃，有强烈苦杏仁味。微溶于水，易溶于乙醇和乙醚。苯甲醛常以结合状态存在于水果中，如桃、杏、梅的核仁中。

苯甲醛易被氧化成白色的苯甲酸固体，因此在保存苯甲醛时常加入少量对苯二酚作抗氧剂。

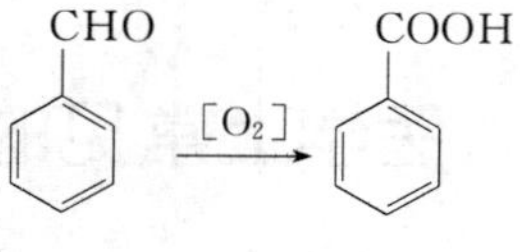

$$C_6H_5CHO \xrightarrow{[O_2]} C_6H_5COOH$$

苯甲醛是有机合成的重要原料，用于制备药物、香料和染料。

四、丙酮

丙酮（CH_3COCH_3）是最简单的酮，为无色、易挥发、易燃的液体，沸点 56.5℃，具有特殊香味。与极性及非极性液体均能混溶，是一种良好的有机溶剂。丙酮是重要的有机合成原料，用于合成有机玻璃、环氧树脂等产品，在医药工业上，可用来制备氯仿、碘仿、乙烯酮等化合物。

糖尿病患者由于代谢不正常，体内常有过量的丙酮产生，并随尿液或呼吸排出。临床上检查尿中是否含有丙酮，可用亚硝酰铁氰化钠 $Na_2[Fe(CN)_5NO]$ 溶液和氨水鉴别，如有丙酮存在，反应产物呈紫红色。此外，也可用碘仿反应来检查。

$$CH_3\overset{\overset{O}{\|}}{C}CH_3 + 3I_2 + 4NaOH \longrightarrow CH_3COONa + CHI_3 \downarrow + 3NaI + 3H_2O$$

五、视黄醛

视黄醛也称维生素 A 醛，分子式为 $C_{20}H_{28}O$，是视黄醇氧化后的衍生物。视黄醛是构成细胞内感光物质的化合物。视黄醛有多种同分异构体，其中 9-顺视黄醛或 11-顺视黄醛，这两种视黄醛与视蛋白结合生成感光物质视紫红质。如果 11-顺视黄醛数量不足将使视紫红质减少，导致夜盲症。11-顺视黄醛在体内可由维生素 A 转变而来，故补充维生素 A 有助于防治夜盲症。

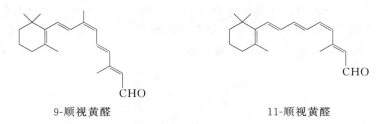

9-顺视黄醛　　　　　　　　　11-顺视黄醛

知识拓展

醌

醌是一类具有共轭体系的环己二烯二酮类化合物。较常见的有苯醌、萘醌、蒽醌及其衍生物。凡醌类化合物都具有下列醌型结构。

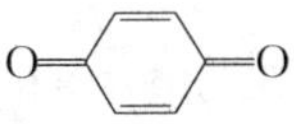

对醌式 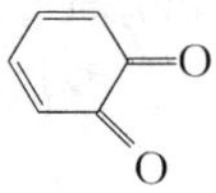　　　　邻醌式

醌类化合物以苯醌、萘醌等作为母体。

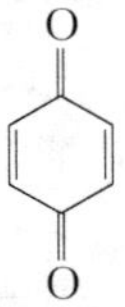

1,4-苯醌 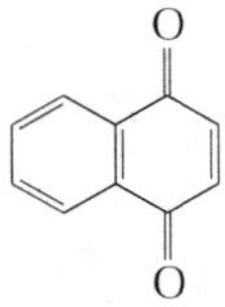　　　1,4-萘醌（α-萘醌）

动植物体内有许多化合物都含有 α-萘醌的结构。例如维生素 K_1 和维生素 K_2，都是 2-甲基-1,4-萘醌的衍生物。其结构如下：

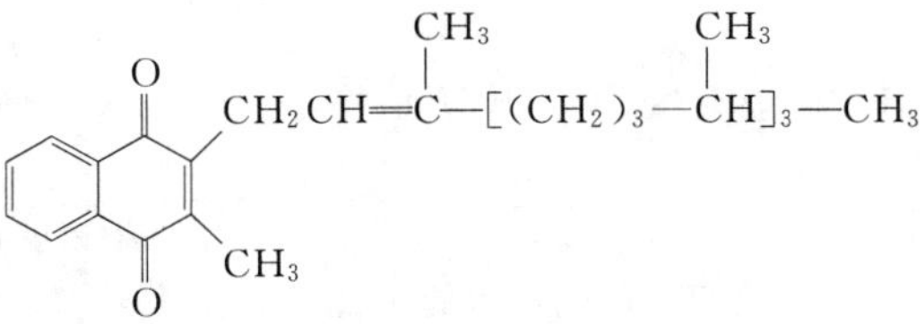

维生素 K_1

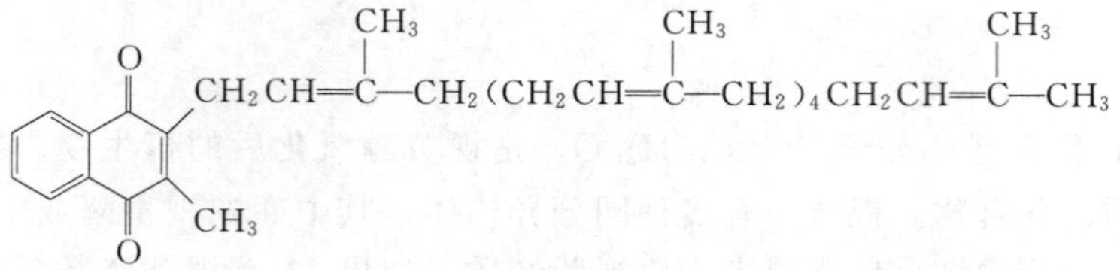

维生素 K_2

维生素 K_1 和维生素 K_2 广泛存在于自然界，在猪肝和苜蓿中含量最丰富，此外一些绿色植物、蛋黄中含量也较多。维生素 K_1 和维生素 K_2 都能促进血液凝固，用作止血剂。在研究维生素 K_1、维生素 K_2 及其衍生物的化学结构与凝血作用的关系时，发现 2-甲基-1,4-萘醌具有更强的凝血能力。它可由合成方法制得，为黄色固体，难溶于水，易溶于植物油或其他有机溶剂，但它的亚硫酸氢钠加成物溶于水，医药上称为维生素 K_3，应用于临床。

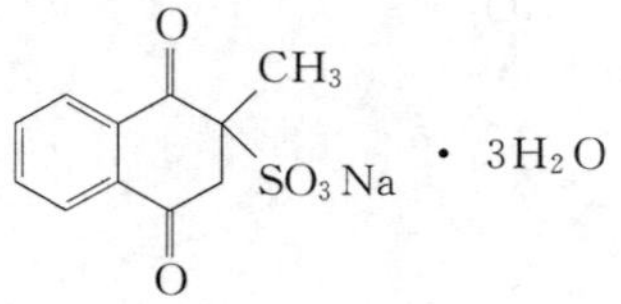

习 题

一、填空题

1. 醛、酮的官能团为_____基，该基团中所连原子中至少有一个为_____时称为醛基；该基团和两个_____基相连时，称为酮基。

2. 醛能与托伦试剂发生_____反应，反应的结果为醛被氧化为_____。托伦试剂的主要组成成分为_____。

3. 福尔马林溶液具有杀菌防腐能力，其主要组成成分为_____的水溶液，其百分含量为_____。

4. 糖尿病患者由于代谢不正常，体内常有过量的丙酮，可用碘仿反应来检查，其反应现象为_____。

5. 甲醛与斐林试剂反应的现象为_____。

二、选择题

1. 下列能与 HCN 发生加成反应的化合物是（　　）。
   A. 异丙醇　　　B. 苯乙酮　　　C. 3-戊酮　　　D. 苯甲醛

2. 下列不能发生碘仿反应的化合物是（　　）。
   A. CH_3CH_2CHO　　B. CH_3COCH_3　　C. $CH_3COCH_2CH_3$　　D. CH_3CH_2OH

3. 下列能发生银镜反应的化合物是（　　）。
   A. CH_3COCH_3　　B. CH_3CH_2OH　　C. $HCHO$　　D. CH_3CCH_3（含C=O）

4. 醛、酮与肼作用的产物称为（　　）。
   A. 羟胺　　　B. 腙　　　C. 脎　　　D. 缩氨脲

5. 下列在碱性条件下容易发生羟醛缩合反应的化合物是（　　）。

A. HCHO　　　B. CH₃COCH₃　　　C. 苯甲醛　　　D. CH₃CHO

6. 醛和酮结构的相同之处是都含有（　　）。
   A. 羟基　　　B. 羰基　　　C. 醛基　　　D. 羧基
7. 不能用于区别丙醛、丙酮的试剂是（　　）。
   A. 2,4-二硝基苯肼　　B. 托伦试剂　　C. 班氏试剂　　D. 斐林试剂
8. 加氢生成伯醇的是（　　）。
   A. CH₃COCH₃　　B. C₆H₅—COCH₃　　C. CH₂=CH₂　　D. CH₃CHO
9. 能发生银镜反应的是（　　）。
   A. CH₃CH₂OH　　B. CH₃CHO　　C. CH₃COOH　　D. CH₃CH₂—O—CH₂CH₃
10. 不能发生碘仿反应的是（　　）。
    A. CH₃CHO　　B. CH₃CH₂OH　　C. CH₃CH₂CHO　　D. CH₃COCH₃

三、根据有机物结构式写出其名称，或根据有机物名称写出其结构式

1. 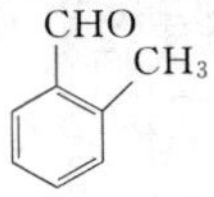 邻甲基苯甲醛结构式　　2. 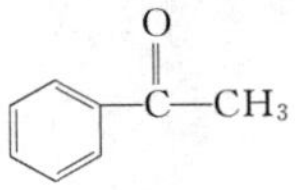 苯乙酮结构式　　3. 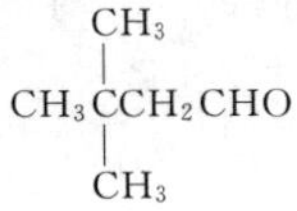 (CH₃)₂CHCH₂CHO（异戊醛型）

4. 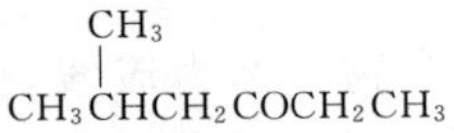 (CH₃)₂CHCH₂COCH₃　　5. 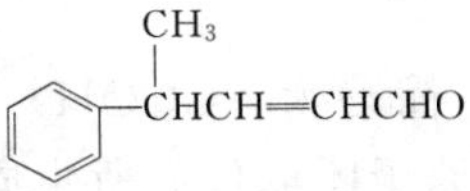 C₆H₅CH(CH₃)CH=CHCHO　　6. 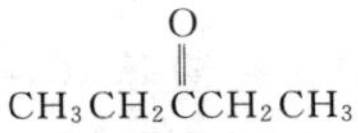 CH₃COCH₂CH₃

7. 对甲氧基苯甲醛　　8. 2,4-戊二酮　　9. 3-甲基环己酮　　10. 4-苯基-2-丁酮

四、完成下列化学反应方程式

1. CH₃CHO + HCN ⟶

2. CH₃CHO + CH₃CH₂OH $\xrightarrow{H^+}$

3. 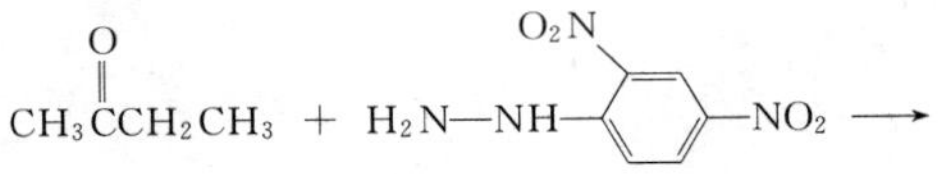 CH₃COCH₂CH₃ + H₂N—NH—C₆H₃(O₂N)(NO₂) ⟶

4. CH₃CH=CHCHO $\xrightarrow{Pt/H_2}$

五、根据化学性质鉴别下列各组物质

1. 甲醛与丙酮　　2. 乙醛与苯甲醛
3. 丙酮与3-戊酮　　4. 丙酮与二苯（基）酮

第八章 羧酸和取代羧酸

学习目标

1. 掌握羧酸的结构和命名（包括俗名）。
2. 掌握羧酸的一般化学性质；二元酸的受热反应；羟基酸和酮酸的特殊性质。
3. 熟悉酮式和烯醇式的互变异构现象。
4. 熟悉羧酸的物理性质以及一些常见的羧酸和取代羧酸的结构。
5. 了解重要的羧酸及取代羧酸。
6. 了解物质产生旋光性的原因，对映异构与分子结构的关系。掌握手性、对映体等概念及其表示方法。

分子中含有羧基（$-\overset{\underset{\displaystyle O}{\parallel}}{C}-OH$，简写为—COOH）的有机化合物，称为羧酸。羧酸分子中烃基上的氢原子被其他原子或原子团取代后所生成的化合物，称为取代羧酸，如羟基酸、酮酸和氨基酸等。它们和医药关系十分密切，有的作为合成药物的原料，有的本身就是药物。例如：

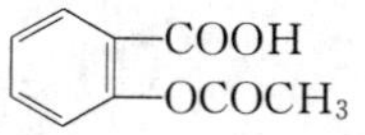

阿司匹林（邻-COOH, -OCOCH₃ 苯）

第一节 羧 酸

一、羧酸的分类和命名

按照烃基的不同，羧酸可分为脂肪族羧酸（饱和及不饱和羧酸）和芳香族羧酸。根据羧酸分子中所含羧基的数目，又可分为一元酸、二元酸及多元酸。例如：

	饱和羧酸	不饱和羧酸	芳香族羧酸
一元羧酸	CH₃COOH 乙酸（醋酸）	CH₂=CHCOOH 丙烯酸	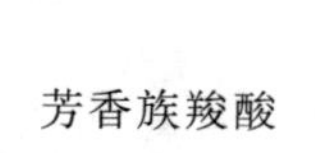 苯-COOH 苯甲酸
二元羧酸	HOOCCOOH 乙二酸（草酸）	HOOCCH=CHCOOH 丁烯二酸	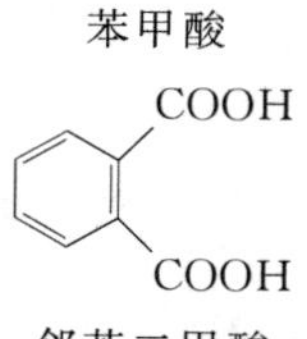 邻苯二甲酸

许多羧酸可以从天然产物中获得，因此它们常根据最初的来源确定其俗名，例如蚁

酸、醋酸、草酸等。羧酸的系统命名法与醛相似。饱和脂肪酸命名是以含羧基的最长碳链作为主链，根据主链上碳原子数目称为某酸；从羧基碳原子开始用阿拉伯数字将主链编号，或用希腊字母（α、β、γ等）从与羧基相邻的碳原子开始编号以确定侧链的位次。例如：

$$CH_3CH_2CH_2COOH \qquad CH_3\underset{\underset{CH_3}{|}}{C}HCH_2CH_2COOH$$

丁酸 　　　　　　　　　　　4-甲基戊酸（γ-甲基戊酸）

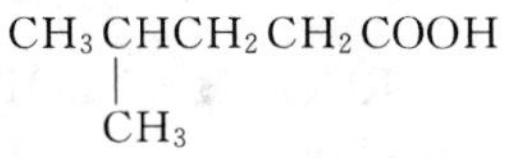

不饱和脂肪酸命名时，选择含羧基和不饱和键在内的最长碳链为主链，称为某烯酸，并把不饱和键位置写在名称之前。例如：

$$H_3C-CH=CHCOOH \qquad CH_3(CH_2)_7CH=CH(CH_2)_7COOH$$

2-丁烯酸（巴豆酸） 　　　　　　9-十八碳烯酸（油酸）

二元酸的命名是以包括两个羧基碳原子在内的最长碳链作为主链，按主链的碳原子数称为"某二酸"。例如：

$$HOOCCH_2CH_2COOH \qquad CH_3CH_2CH\overset{COOH}{\underset{COOH}{<}}$$

丁二酸（琥珀酸） 　　　　　　　乙基丙二酸

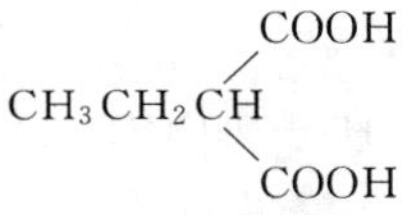

芳香酸可将芳香基作为脂肪酸的取代基来命名。例如：

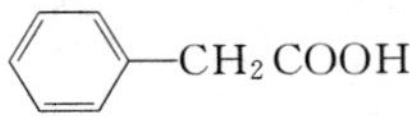

苯乙酸　Ph—CH₂COOH　　　3-苯基丙烯酸（肉桂酸）Ph—CH=CH—COOH

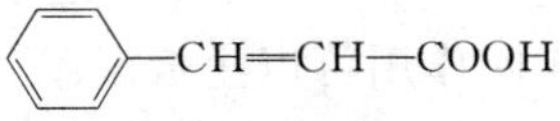

羧酸分子去掉羧基中的羟基，余下的基团称为酰基（ $R-\overset{O}{\underset{\|}{C}}-$ ）。按原来酸的名称而称为"某酰基"。例如：

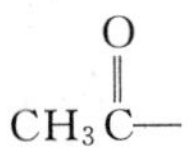

$$CH_3-\overset{O}{\underset{\|}{C}}- \qquad Ph-\overset{O}{\underset{\|}{C}}- \qquad HOOC-\overset{O}{\underset{\|}{C}}-$$

乙酰基 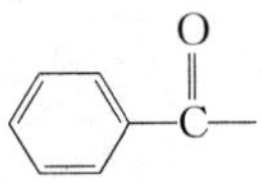 　　　　苯甲酰基 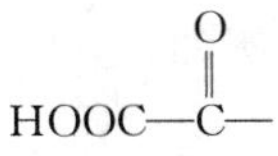 　　　　草酰基

二、羧酸的化学性质

羧酸的化学性质主要是由羧基引起的。由于羧基中的 p-π 共轭，使羧基的性质发生了很大变化。

1. 酸性

羧酸分子中羧基的 p-π 共轭效应使羧基中 O-H 间的电子云更偏向于氧原子，从而使氢离子易于解离，表现出明显的酸性。

$$RCOOH + H_2O \rightleftharpoons RCOO^- + H_3O^+$$

饱和一元羧酸的 $pK_a^\ominus$ 值一般在 3.5~5 之间，比 H_2CO_3（$pK_{a_1}^\ominus = 6.5$）的酸性强，但仍属于弱酸。羧酸能与碱起中和反应成盐，也可以分解碳酸氢盐，同时释放出 CO_2。利用这个性质可以分离和区别羧酸和酚类。

$$RCOOH + NaOH \longrightarrow RCOONa + H_2O$$

$$RCOOH + NaHCO_3 \longrightarrow RCOONa + CO_2\uparrow + H_2O$$

羧酸的钠盐和钾盐一般都易溶于水，制药工业常利用此性质，将不溶于水的含羧基的药物制成水溶性的盐以增大水溶性。如青霉素常制成钾盐或钠盐供注射用。

2. 羧酸衍生物的生成

羧酸分子中羧基上的羟基可被其他原子或原子团取代，分别生成各种羧酸衍生物。

（1）酯的生成　羧酸与醇作用生成酯和水的反应称为酯化反应。酯化反应速率很慢，需加入少量催化剂（如浓硫酸）并加热才能加速反应。酯与水在同样的条件下也能发生水解反应生成醇和羧酸，因此酯化反应是一个可逆反应。例如：

$$CH_3-\underset{\underset{O}{\|}}{C}-OH + HOCH_2CH_3 \underset{\triangle}{\overset{\text{浓}H_2SO_4}{\rightleftharpoons}} \underset{\text{乙酸乙酯}}{CH_3-\underset{\underset{O}{\|}}{C}-O-CH_2CH_3} + H_2O$$

由于酯化反应是可逆反应，可采取增大反应物酸或醇的用量，或移出生成物的方法，使平衡正向移动，以提高酯的产率。

（2）酰卤的生成　羧酸与 PX_3、PX_5 或 $SOCl_2$（氯化亚砜）等反应生成酰卤，如乙酸与五氯化磷或氯化亚砜作用可以生成乙酰氯。

$$CH_3-\underset{\underset{O}{\|}}{C}-OH + PCl_5 \longrightarrow \underset{\text{乙酰氯}}{CH_3-\underset{\underset{O}{\|}}{C}-Cl} + POCl_3 + HCl$$

酰氯很活泼，遇水极易水解，是一种重要的提供酰基的有机试剂。

（3）酸酐的生成　除甲酸外，一元羧酸与脱水剂（常用 P_2O_5）共热，两分子羧酸脱去一分子水生成酸酐。例如：

$$CH_3-\underset{\underset{O}{\|}}{C}-OH + HO-\underset{\underset{O}{\|}}{C}-CH_3 \underset{\triangle}{\overset{P_2O_5}{\longrightarrow}} \underset{\text{乙（酸）酐}}{CH_3-\underset{\underset{O}{\|}}{C}-O-\underset{\underset{O}{\|}}{C}-CH_3} + H_2O$$

有些二元酸不需要脱水剂只要加热即可脱水成环状酸酐。

（4）酰胺的生成　在羧酸中通入氨气或加入碳酸铵，可以得到羧酸的铵盐。将固体的羧酸铵加热，分子内失去一分子水生成酰胺。

$$CH_3-\underset{\underset{O}{\|}}{C}-OH \overset{NH_3}{\longrightarrow} CH_3-\underset{\underset{O}{\|}}{C}-ONH_4 \overset{\triangle}{\longrightarrow} \underset{\text{乙酰胺}}{CH_3-\underset{\underset{O}{\|}}{C}-NH_2} + H_2O$$

3. 脱羧反应和二元羧酸的受热反应

羧酸失去羧基放出 CO_2 的反应称为脱羧反应。除甲酸外，一元羧酸较稳定，直接加热时难以脱羧，只有在特殊条件下才可发生，生成少一个碳的烃。例如：

$$RCOONa + NaOH(CaO) \xrightarrow{\triangle} RH + Na_2CO_3$$

二元酸对热不稳定，乙二酸或丙二酸加热脱羧生成少一个碳的一元羧酸。

$$HOOC-COOH \xrightarrow{\triangle} HCOOH + CO_2 \uparrow$$

$$HOOC-CH_2-COOH \xrightarrow{\triangle} CH_3COOH + CO_2 \uparrow$$

生物体内，羧酸在脱氢酶作用下脱羧的反应是一类重要的生物化学反应。

三、医学上常见的羧酸

1. 甲酸（HCOOH）

甲酸最初是从红蚂蚁体内发现的，所以俗称蚁酸。它是无色有刺激性的液体，沸点 100.5℃，易溶于水。甲酸的腐蚀性很强，能使皮肤起泡。

甲酸的构造比较特殊，分子中的羧基与氢原子相连，既具有羧基的结构又有醛基的结构，因而既有酸性又有还原性，能发生银镜反应或使高锰酸钾溶液褪色。

2. 乙酸（CH_3COOH）

乙酸俗名醋酸，是食醋的主要成分。乙酸为无色有刺激气味的液体，熔点 16.6℃，沸点 118℃。由于乙酸在 16.6℃ 以下能凝结成冰状固体，所以常把无水乙酸称为冰醋酸。乙酸易溶于水，也能溶于许多有机物。乙酸是医药、染料、农药等有机物合成的重要原料。

3. 乙二酸（HOOC—COOH）

乙二酸俗名草酸，在大部分植物尤其是草本植物中常以盐的形式存在。常见的草酸含有两分子结晶水的无色晶体，熔点 101.5℃。无水草酸的熔点 189.5℃，大约在 157℃ 时开始升华，温度再升高就分解生成甲酸及二氧化碳，甲酸再分解为一氧化碳和水。草酸具有还原性，在分析化学中常用来标定 $KMnO_4$ 溶液的浓度。

4. 苯甲酸（C_6H_5—COOH）

苯甲酸俗名安息香酸。它与苄醇形成的酯存在于天然树脂与安息香胶内。苯甲酸是白色固体，熔点 121℃，微溶于水，受热易升华。苯甲酸及其钠盐常用作食品的防腐剂，也可以作为外用药治疗癣病。

5. 丁二酸（$HOOCCH_2CH_2COOH$）

丁二酸俗名琥珀酸，最初由蒸馏琥珀得到因而得名。琥珀中含琥珀酸约 8%，中草药广地龙、紫菀等也含有琥珀酸。在医药上，琥珀酸具有抗痉挛、祛痰及利尿等作用。在人体内糖的分解代谢过程中，琥珀酸及其衍生物草酰琥珀酸参与了产生体内储能、供能物质 ATP 的重要的三羧酸循环。

第二节 取代羧酸

羧酸碳链上或碳环上的氢原子被其他原子或原子团取代所生成的化合物称为取代羧酸。取代羧酸按取代基的种类不同，可分为卤代酸、羟基酸、羰基酸（酮酸和醛酸）及氨基酸等。本章主要讨论羟基酸和酮酸。

一、羟基酸

羟基酸是一类分子中同时具有羧基和羟基两种官能团的化合物，广泛存在于动植物体内。

1. 羟基酸的分类与命名

根据羟基酸中羟基所连接的烃基不同，可分为醇酸和酚酸两类。醇酸是指脂肪酸烃基上的氢原子被羟基取代的衍生物；酚酸是指芳香酸芳环上的氢原子被羟基取代的衍生物。

醇酸的系统命名法是以羧酸为母体，羟基作为取代基，羟基的位置用阿拉伯数字或希腊字母 α、β、γ⋯等表示。由于醇酸广泛存在于自然界，故常按其来源而采用俗名。例如：

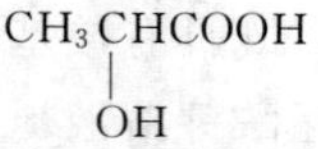

$$CH_3CHCOOH \qquad CH_3CHCH_2COOH$$
$$\quad\;\;|\qquad\qquad\qquad\quad\;\;|$$
$$\;\;OH\qquad\qquad\qquad\;\;OH$$

2-羟基丙酸（乳酸）   3-羟基丁酸
α-羟基丙酸   β-羟基丁酸

$$HOOCCHCH_2COOH \qquad HOOCCH-CHCOOH$$
$$\qquad\;\;|\qquad\qquad\qquad\qquad\quad\;\;|\quad\;\;|$$
$$\quad\;\;OH\qquad\qquad\qquad\qquad\;\;OH\;\;OH$$

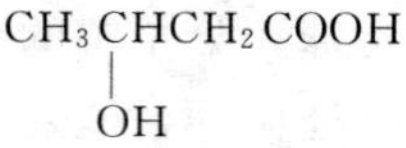

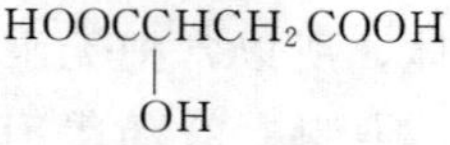

2-羟基丁二酸（苹果酸） 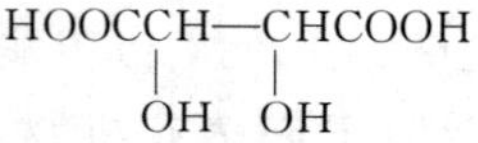   2,3-二羟基丁二酸（酒石酸）

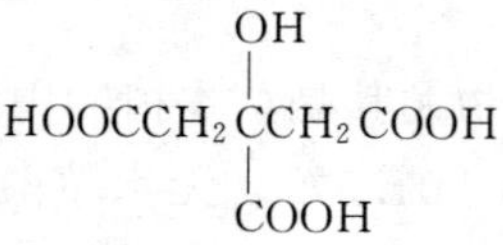

$$\qquad\qquad OH$$
$$\qquad\qquad\;|$$
$$HOOCCH_2CCH_2COOH$$
$$\qquad\qquad\;|$$
$$\qquad\quad\;\;COOH$$

3-羟基-3-羧基戊二酸（柠檬酸或枸橼酸）

酚酸也是以羧基为主要官能团，并根据羟基在苯环上的位置来命名。例如：

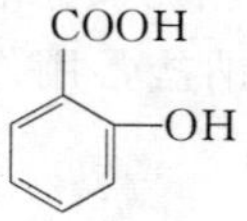

2-羟基苯甲酸（水杨酸） 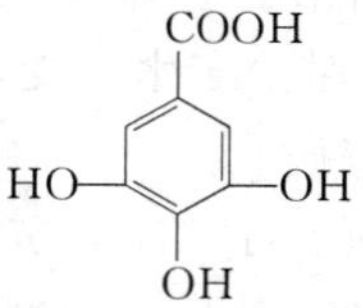   3,4,5-三羟基苯甲酸（没食子酸）

2. 羟基酸的性质

羟基酸多为晶体或黏稠液体，由于分子中同时含有羟基和羧基两个极性基团，能与水分子形成氢键，因此在水中的溶解度较相应的醇、酸都大，在乙醚中溶解度则较小。许多醇酸都具有旋光性。

羟基酸分子中含有两种官能团，兼有羟基和羧基的典型反应。例如，羧基具有酸性，可发生酯化反应；醇羟基可被氧化成羰基，也可成酯；酚羟基可与氯化铁溶液显色。此外，羧基与羟基两个官能团之间的相互影响，使羟基酸也具有一些特殊的性质。

（1）**酸性**　羟基是吸电子基，因此醇酸的酸性较相应的羧酸的酸性强，但其酸性随羟基与羧基之间的距离增大而减弱，β-羟基酸的酸性弱于相应的 α-羟基酸的酸性。

$$\begin{array}{cccc} & CH_3CH_2COOH & CH_3CHCOOH & CH_2CH_2COOH \\ & & \;\;\;\;\;\;\;\;| & \;\;\;\;\;\;\;\;| \\ & & OH & OH \\ pK_a^{\ominus} & 4.88 & 4.51 & 3.86 \end{array}$$

（2）**氧化反应**　醇酸分子中的羟基易被氧化，托伦试剂、稀硝酸不能氧化醇，但能把 α-醇酸氧化成 α-酮酸。

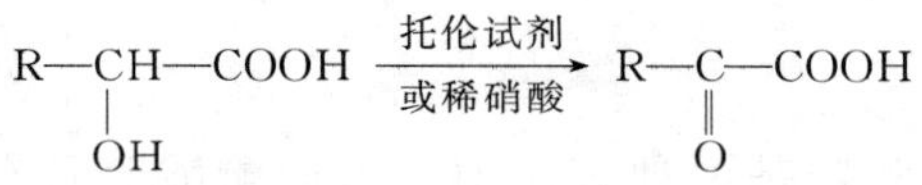

$$R-\underset{\underset{OH}{|}}{CH}-COOH \xrightarrow[\text{或稀硝酸}]{\text{托伦试剂}} R-\underset{\underset{O}{\|}}{C}-COOH$$

在生物体内，羟基酸的氧化是在酶的作用下进行的。

（3）**脱水反应**　醇酸对热较不稳定，加热时易发生脱水反应，脱水产物因羟基和羧基的相对位置不同而生成不同的产物。

α-醇酸受热时，两分子醇酸间的羧基和羟基交叉脱水，形成六元环的交酯。

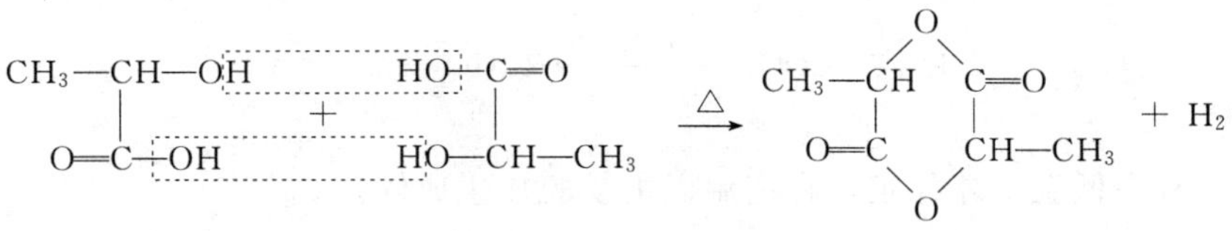

β-醇酸受热时，β-碳上的羟基与 α-碳上的氢脱去一分子水，生成 α,β-不饱和酸。例如：

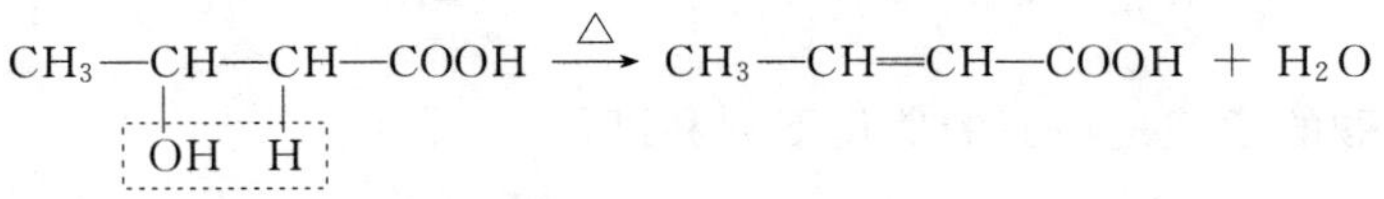

$$CH_3-\underset{\underset{OH}{|}}{CH}-\underset{\underset{H}{|}}{CH}-COOH \xrightarrow{\triangle} CH_3-CH=CH-COOH + H_2O$$

γ-醇酸极易脱水，在室温下，分子内脱去一分子水而生成内酯。因此，很难得到游离 γ-醇酸，只有加碱开环成盐后，γ-醇酸才成为稳定的化合物。

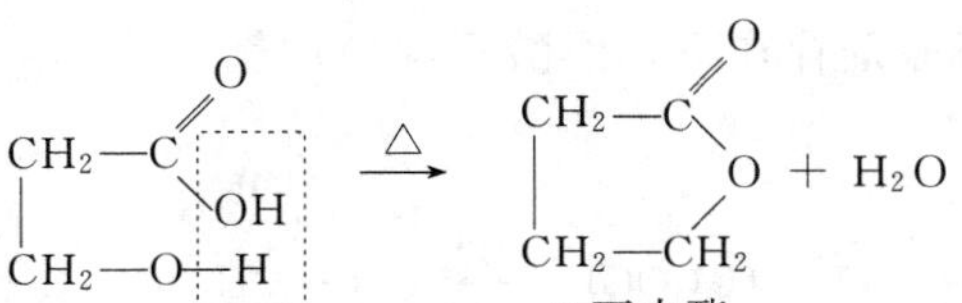

γ-丁内酯

δ-醇酸也能生成六元环的 δ-内酯，但比 γ-内酯较难生成。

二、酮酸

1. 酮酸的分类与命名

酮酸是分子中同时含有酮基和羧基的化合物。根据分子中酮基和羧基的相对位置的不同，酮酸可分为 α-酮酸，β-酮酸、γ-酮酸等。

酮酸的命名以羧酸为母体，酮基作为取代基，称为某酮酸，酮基的位置用阿拉伯数字或希腊字母标明。酮酸也常用俗名。例如：

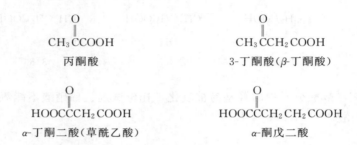

$$CH_3COCOOH \quad\quad CH_3COCH_2COOH$$
丙酮酸　　　　　　　3-丁酮酸（β-丁酮酸）

$$HOOCCOCH_2COOH \quad\quad HOOCCOCH_2CH_2COOH$$
α-丁酮二酸（草酰乙酸）　　　α-酮戊二酸

2. 酮酸的化学性质

酮酸分子中含有酮基和羧基两种官能团，因此酮酸既具有酮的性质，也具有酸的性质。例如，酮基可被还原成羟基，可与羰基试剂反应；羧基可与碱成盐，可与醇成酯等。同时，由于酮基与羧基的相互作用及两者相对距离不同，酮酸还具有一些特殊性质。

（1）脱羧反应　α-酮酸与稀硫酸加热至 150℃，发生脱羧反应生成醛。

$$R-\underset{\underset{O}{\|}}{C}-COOH \xrightarrow[\triangle]{稀 H_2SO_4} RCHO + CO_2\uparrow$$

β-酮酸只有在低温下才稳定，在室温以上易脱羧生成酮。

$$R-\underset{\underset{O}{\|}}{C}-CH_2-COOH \xrightarrow{\triangle} R-\underset{\underset{O}{\|}}{C}-CH_3 + CO_2\uparrow$$

在体内，酮酸的脱羧是在酶的催化下顺利进行。

$$HOOC-CH_2-\underset{\underset{O}{\|}}{C}-COOH \xrightarrow{脱羧酶} CH_3-\underset{\underset{O}{\|}}{C}-COOH + CO_2\uparrow$$

（2）还原反应　在还原剂存在下，酮酸很容易加氢还原。

$$H_3C-\underset{\underset{O}{\|}}{C}-CH_2COOH \xrightarrow{[H]} H_3C-\underset{\underset{OH}{|}}{C}H-CH_2COOH$$

三、酮式烯醇式互变异构现象

由于 β-丁酮酸对热不稳定，不宜保存，在实验室中常保存它的酯（如 β-丁酮酸乙酯，又称乙酰乙酸乙酯）。乙酰乙酸乙酯结构如下：

$$CH_3-\overset{O}{\underset{}{C}}-CH_2-\overset{O}{\underset{}{C}}-OCH_2CH_3$$

乙酰乙酸乙酯分子中含有甲基酮结构，可与 HCN 或 $NaHSO_3$ 加成，能发生碘仿反应，与 2,4-二硝基苯肼生成橙色的 2,4-二硝基苯腙。乙酰乙酸乙酯还能使溴褪色，与 $FeCl_3$ 溶液显紫色，能与金属钠作用放出氢气，而这些性质是烯醇式结构的典型反应，是其酮式结构所无法解释的。经物理和化学方法证实，乙酰乙酸乙酯实际上不是一种单一结构物质，而是酮式和烯醇式异构体的混合物。酮式异构体与烯醇式异构体之间存在动态平衡，在室温下可以相互转化，不能分离出单一物质。

$$CH_3-\overset{O}{\underset{}{C}}-CH_2-\overset{O}{\underset{}{C}}-OCH_2CH_3 \rightleftharpoons CH_3-\overset{OH}{\underset{}{C}}=CH-\overset{O}{\underset{}{C}}-O-CH_2CH_3$$
酮式(93%)   烯醇式(7%)

这种由于同分异构体之间的相互转变，一定比例呈动态平衡存在的现象称为互变异构现象。生物体中有很多物质也能产生这种互变异构现象，如某些糖和含氮化合物。

四、医学上常见的羟基酸和酮酸

1. 乳酸（ $CH_3\overset{OH}{\underset{|}{C}}HCOOH$ ）

乳酸学名为 α-羟基丙酸，因最初从酸牛奶中获得而得名。乳酸是人体中糖代谢的产物，它具有消毒防腐作用，用于治疗阴道滴虫；乳酸钙 $[(CH_3CHOHCOO)_2Ca \cdot 5H_2O]$ 是用于补充体内钙质的药物，乳酸钠在临床上用作人体酸中毒的解毒剂。

2. 苹果酸（ $HOOCCHCH_2COOH$ ）
   $\qquad\qquad\qquad\quad \underset{|}{}$
   $\qquad\qquad\qquad\quad OH$

苹果酸学名为羟基丁二酸，因最初由苹果中分离得到而得名。苹果酸在未成熟的苹果和山楂中含量较多，在杨梅、葡萄和番茄中也有存在，其钠盐可作为禁盐病人的食盐代用品。苹果酸是糖代谢过程的中间产物。

3. 柠檬酸（ $HOOCCH_2\overset{OH}{\underset{\underset{COOH}{|}}{C}}CH_2COOH$ ）

柠檬酸又称枸橼酸，学名为 3-羧基-3-羟基戊二酸，存在于柑橘果实中，尤以柠檬果实中含量最为丰富，故而得名。柠檬酸有较强的酸味，在食品工业中用作糖果和清凉饮料的矫味剂；临床上常用柠檬酸铁铵 $[(NH_4)_3Fe(C_6H_5O_7)_2]$ 作补血剂，用柠檬酸钠作抗凝血剂。

柠檬酸是体内糖、脂肪和蛋白质代谢的中间产物。在酶的催化作用下，柠檬酸经顺乌头酸转变为异柠檬酸，再经酶氧化、脱羧变成 α-酮戊二酸。

4. 水杨酸（邻羟基苯甲酸结构式）

水杨酸又名柳酸，学名为邻羟基苯甲酸，存在于柳树或水杨树皮中。

水杨酸具有杀菌作用，其钠盐添加于牙膏中可作口腔清洁剂。水杨酸的酒精溶液常用于治疗因霉菌感染而引起的皮肤病；水杨酸还具有解热镇痛作用，但因其对胃有较强的刺激性，故不宜内服。医药上常用其衍生物，主要衍生物有乙酰水杨酸、水杨酸甲酯和对氨基水杨酸。

乙酰水杨酸的商品名为阿司匹林，常用作解热镇痛药。水杨酸甲酯的俗名为冬青油，是由冬青树叶中提取而得。它具有特殊香味，可用作扭伤的外用药，也可用于配制牙膏、糖果等的香精。对氨基水杨酸简称 PAS，学名 4-氨基-2-羟基苯甲酸。PAS-Na 是治疗结核病的药物，常与链霉素或异烟肼合用，以增强疗效。

5. 丙酮酸（$CH_3\overset{O}{\underset{\|}{C}}COOH$）

丙酮酸是最简单的 α-酮酸。乳酸氧化可得到丙酮酸，丙酮酸还原生成乳酸，这种相互转变在生物体内是在酶的催化下进行的：

$$CH_3\overset{O}{\underset{\|}{C}}COOH \underset{-2[H]}{\overset{+2[H]}{\rightleftharpoons}} CH_3\overset{OH}{\underset{|}{C}}HCOOH$$

丙酮酸是人体内糖、脂肪、蛋白质代谢的中间产物。丙酮酸在转氨酶的作用下能转变成丙氨酸，它也是人体内柠檬酸生物合成的原料之一，是一种重要的生物活性中间体。

6. β-丁酮酸（$CH_3\overset{O}{\underset{\|}{C}}CH_2COOH$）

β-丁酮酸又称乙酰乙酸，是生物体内脂肪代谢的中间产物。β-丁酮酸在体内经脱羧生成丙酮，在还原酶的作用下被还原成 β-羟基丁酸。

$$\underset{\beta\text{-羟基丁酸}}{HOOC-CH_2-\overset{OH}{\underset{|}{C}}H-CH_3} \xleftarrow{\text{还原酶}} \underset{\beta\text{-丁酮酸}}{HOOC-CH_2-\overset{O}{\underset{\|}{C}}-CH_3} \xrightarrow{\text{脱羧酶}} \underset{\text{丙酮}}{CH_3-\overset{O}{\underset{\|}{C}}-CH_3} + CO_2 \uparrow$$

β-丁酮酸、β-羟基丁酸和丙酮三者总称为酮体。酮体是人体内脂肪代谢的中间产物，在正常情况下能进一步氧化分解，因此血液中只有少量酮体存在。当代谢发生障碍时，血液中的酮体就会增加，从尿中排出，此为糖尿病的症状。临床上为了检验病人是否患糖尿病时，除检查尿中的葡萄糖含量外，还要检查是否有丙酮存在。血液中的酮体增加，就会使血液的酸性增强，会引起酸中毒和昏迷等症状。

7. α-丁酮二酸（ $HOOCCCH_2COOH$ 中间的C有=O）

α-丁酮二酸又称草酰乙酸，是糖代谢的中间产物。在人体内，草酰乙酸与丙酮酸在一些特殊酶的作用下，经缩合、脱羧和氧化等反应可生成柠檬酸；酶催化下还能生成苹果酸。

8. α-酮戊二酸（ $HOOCCCH_2CH_2COOH$ 中间的C有=O）

柠檬酸在动物体内发生降解反应时生成α-酮戊二酸，可进一步反应生成琥珀酸。α-酮戊二酸与丙氨酸在转氨酶的作用下，生成谷氨酸和丙酮酸。

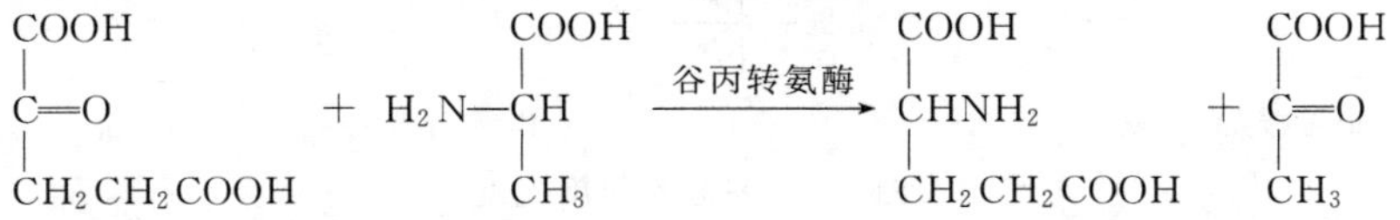

$$\begin{array}{c}COOH\\|\\C=O\\|\\CH_2CH_2COOH\end{array} + \begin{array}{c}COOH\\|\\H_2N-CH\\|\\CH_3\end{array} \xrightarrow{谷丙转氨酶} \begin{array}{c}COOH\\|\\CHNH_2\\|\\CH_2CH_2COOH\end{array} + \begin{array}{c}COOH\\|\\C=O\\|\\CH_3\end{array}$$

α-酮戊二酸　　　　丙氨酸　　　　　　　　谷氨酸　　　　　丙酮酸

临床上测定血清谷丙转氨酶的活性，就是利用上述反应生成的丙酮酸在碱性条件下与2,4-二硝基苯肼作用显红色棕色，用比色法测量后，即可计算出血清中谷丙转氨酶的活性。

第三节　对映异构

对映异构又称旋光异构或者光学异构，也属于立体异构。这种异构现象的发生与物质所具有的特殊性质——旋光性有着密切的关系。

一、旋光性

光是一种电磁波。光在空间振动的方向与光波前进的方向垂直，所以，具有不同波长的自然光，可在垂直于传播方向的各个不同平面上振动。若让一束普通光通过一个尼科尔棱镜，由于这种棱镜只允许与其镜轴平行的平面上振动的光通过，这就得到只在一个平面上振动的光称为平面偏振光，简称偏振光，如图8-1(a)。

如果将偏振光通过一些物质，如醋酸、酒精等，偏振光的振动方向不受影响；若将偏振光通过乳酸、葡萄糖等物质，这些物质能使偏振光的振动平面向左或向右旋转一定角度，这种使偏振光的振动平面发生旋转的性质，称为旋光性，而具有旋光性的物质叫做旋光性物质或叫光活性物质。

旋光性物质使偏振光的振动平面偏转的角度称为旋光度，用α表示，如图8-1（b）。其中使偏振光振动平面向右旋转（顺时针方向旋转）的物质叫做右旋体，用"＋"表示；向左旋转（逆时针方向旋转）的物质叫做左旋体，用"－"表示。例如从肌肉内取得的乳酸为右旋乳酸，表示为（＋)-乳酸；从糖发酵得到的乳酸为左旋乳酸，表示为（－)-乳酸。人们是用旋光仪来检查物质的旋光性的，它是根据上述原理制作的。

二、对映异构及其表示方法

1. 物质的旋光性与手性

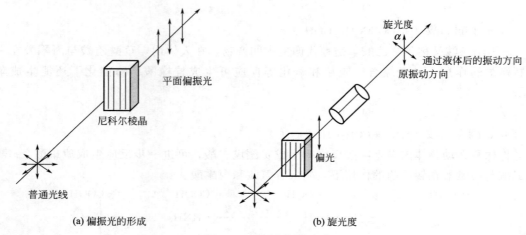

图 8-1　偏振光与旋光度

实验证实乳酸是一种旋光性物质。乳酸分子中的一个 C 原子同时与 4 个不同的原子和原子团相连，这种碳原子被称为手性碳原子，通常用"＊"号表示。由于手性 C 原子的四个价键指向四面体的顶点，所以，这个手性碳原子决定着乳酸的空间构型是四面体。研究发现，乳酸分子中与手性 C 原子相连的 4 个原子和原子团的排列方式有两种，它们互为实物和镜像的关系，而且不能重叠。

$$CH_3\overset{*}{C}HCOOH$$
$$OH$$

具有实物与镜像关系的两种构型就是对映异构体，简称为对映体。产生对映体的现象叫做对映异构现象。乳酸的对映体中一个是左旋体，另一个是右旋体，二者旋光度相同，但旋光方向相反。当等量的左旋体和右旋体混合在一起时，混合物的旋光度为零，也就是没有旋光性，这种混合物称为外消旋体。常用"±"表示。

这种具有实物与其镜像不能重合的性质称为手性。具有实物与镜像关系又不能重合的分子称为手性分子。凡是手性分子都具有旋光性和对映异构现象。

2. 对映体构型的表示方法

对映体的构型用正四面体构型书写很不方便，一般用费歇尔投影式表示。费歇尔投影式是由立体模型投影到平面上而得到的。它的投影方法如下。①把含有手性碳原子的主链直立，编号最小的基团放在上端。②手性碳原子的两个横键所连的原子或原子团，表示伸向纸平面的前方；两个竖键所连的原子或原子团，表示伸向纸平面的后方。③用十字交叉点代表手性碳原子。

按照上面的规定，将乳酸的模型投影到纸平面，便得到相应的乳酸的费歇尔投影式，如图 8-2。

3. 对映异构体构型的 D、L 命名法

D、L 构型命名法是以甘油醛的两种构型为标准。在对映异构体的费歇尔投影式中，

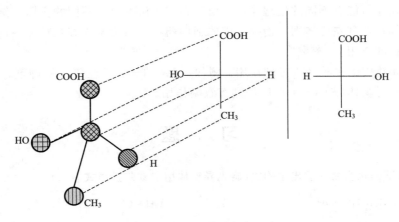

图 8-2 乳酸的费歇尔投影式

甘油醛手性碳的横键上的羟基在左边的称为 L 型，在右边的称为 D 型。其他旋光性化合物可与甘油醛相联系而确定其构型。该法主要用于糖类、氨基酸和羟基酸等化合物的构型命名中被应用。例如：

$$
\begin{array}{cc}
\text{CHO} & \text{CHO} \\
\text{H}\!\!-\!\!\!\!-\!\!\text{OH} & \text{HO}\!\!-\!\!\!\!-\!\!\text{H} \\
\text{CH}_2\text{OH} & \text{CH}_2\text{OH} \\
\text{D-(＋)-甘油醛} & \text{L-(－)-甘油醛}
\end{array}
$$

$$
\begin{array}{cc}
\text{COOH} & \text{COOH} \\
\text{H}\!\!-\!\!\!\!-\!\!\text{OH} & \text{HO}\!\!-\!\!\!\!-\!\!\text{H} \\
\text{CH}_3 & \text{CH}_3 \\
\text{D-(－)-乳酸} & \text{L-(＋)-乳酸}
\end{array}
$$

旋光性物质的构型表示与旋光方向之间没有固定的对应关系，D、L 只表示旋光化合物的构型，并不表示旋光方向。旋光方向是旋光性物质所特有的物理常数，由旋光仪测出，用（＋）和（－）表示。比如，D 型甘油醛是右旋的，而 D 型乳酸是左旋的。可见 D 型化合物中有的是左旋体，有的是右旋体；L 型的化合物也是如此。在一对对映体中，若 D 型是右旋体，则 L 型一定是左旋体；反之亦然。

三、对映异构体在医学上的意义

生物体内很多有机分子都是具有旋光性的，这具有十分重要的意义。例如，在生物体中普遍存在的 α-氨基酸主要是 L 型，从天然产物中得到的单糖多为 D 型。某些生物体只能合成某一种旋光性产物，或者只能与某一种旋光异构体进行有效作用，这就意味着具有旋光性的药物分子，它的一对对映体的药效截然不同，一个药效显著，另一个药效很小或没有，甚至产生相反的生理作用。

临床上使用旋光性药物时，常考虑下面三个问题。

（1）对映体的药效大小不同。例如，左旋麻黄碱的升压效能比右旋麻黄碱大四倍；左旋氯霉素具有杀菌作用，而右旋氯霉素完全无效；维生素 C 右旋体药效显著，但左旋体无效。

（2）对映体可能有不同的生理作用，所以在临床医学上有不同的应用。例如，右旋四咪唑为抗抑郁药，其左旋体则是治疗癌症的辅助药物；右旋苯丙胺是精神兴奋药，其左旋体则具抑制食欲作用。

（3）对映体中的一种产生毒副作用。例如，(R)-(＋)-反应停是镇静剂，用于各种麻风反应，而其对映体(S)-(－)-反应停则有致畸作用。

习 题

一、命名下列化合物或写出结构式（旋光异构体用费歇尔投影式表示）

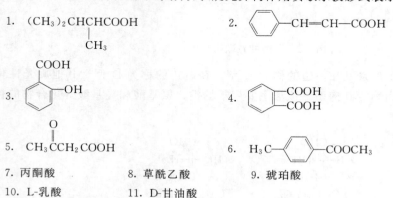

7. 丙酮酸　　　　8. 草酰乙酸　　　　9. 琥珀酸
10. L-乳酸　　　 11. D-甘油酸

二、完成下列反应式

1. 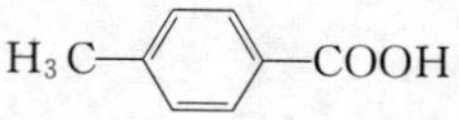 H_3C—⟨ ⟩—COOH + $NaHCO_3$ →

2. CH_3CH_2—C(=O)—OH + $HOCH_2CH_3$ $\xrightleftharpoons{浓 H_2SO_4}$

3. 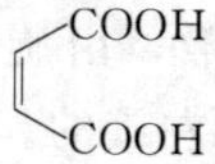 (顺式) COOH–CH=CH–COOH $\xrightarrow{\triangle}$

4. CH_3—C(=O)—CH_2—COOH $\xrightarrow{\triangle}$

5. $CH_3CH(OH)CH_2COOH$ $\xrightarrow{\triangle}$

6. $CH_3CH_2CH_2COOH + Br_2$ $\xrightarrow{P}$

7. HOOCCH(OH)CH_2COOH $\xrightarrow{[O]}$

8. 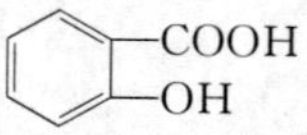 ⟨ ⟩(COOH)(OH) + $(CH_3CO)_2O$ →

三、利用化学性质区别下列各组化合物

1. 甲酸、乙酸和乙醛　　　　　2. 乙醇、乙醚和乙酸
3. 乙酸、草酸、丙二酸　　　　4. 乙酰乙酸乙酯、水杨酸、乳酸

四、将下列化合物按酸性由强到弱排列成序

CH_3COOH、$HOCH_2COOH$、CF_3COOH、CCl_3COOH、C_6H_5OH、CH_3CH_2OH

五、下列化合物中有无手性C（用 * 表示手性C）

1. $BrCH_2CHDCH_2Cl$

2. $\begin{array}{c} COOH \\ | \\ CHCl \\ | \\ COOH \end{array}$

3. 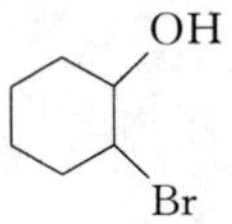 2-溴环己醇（环己烷上带OH和Br）

4. $\begin{array}{c} CH_3 \\ | \\ CHOH \\ | \\ CH_2 \\ | \\ CH_3 \end{array}$

六、

某化合物分子式为 $C_4H_8O_3$，能与 $NaHCO_3$ 反应放出 CO_2，受热时易失去一分子水，若与 I_2 的 NaOH 溶液作用，则有黄色沉淀生成。试写出此化合物的结构式和有关反应式，并判断该化合物有无旋光性。

第九章 含氮有机化合物

学习目标
1. 熟悉胺和酰胺的结构、命名,掌握其主要化学性质。
2. 熟悉 α-氨基酸的基本结构及其化学性质。
3. 了解杂环化合物的分类、生物碱的概念以及医学上常见的含氮化合物。

含氮有机化合物是指分子中碳原子与氮原子直接相连所形成的化合物。含氮有机物的种类繁多,与医学联系密切。例如,生物体中的氨基酸、蛋白质是含氮量很高的物质;携带遗传信息的核酸中的碱基是一种含有氮元素的特殊基团;中草药有效成分之一的生物碱多数是含氮杂环的碱性有机化合物;临床上还有许多药物如氨苄青霉素等都是含氮有机化合物等,都说明含氮有机化合物与人类生命活动密切相关。

第一节 胺

胺可看作是氨分子中的氢原子被一个或几个烃基取代后所形成的化合物。其通式可以表示为:

$$(Ar)R-NH_2 \qquad (Ar)R-\overset{H}{\underset{}{N}}-R' \qquad (Ar)R-\overset{R''}{\underset{}{N}}-R'$$

一、胺的分类与命名

1. 胺的分类

(1) 根据胺分子中氮原子上所连烃基的种类不同,胺可分为脂肪胺和芳香胺。

(2) 根据胺分子中氮原子上所连的烃基数目不同,胺可分为伯胺(1°胺)、仲胺(2°胺)和叔胺(3°胺)。例如:

脂肪胺 CH_3NH_2 $CH_3NHCH_2CH_3$ $CH_3CH_2CH_2N\overset{CH_3}{\underset{CH_3}{|}}$

芳香胺 $C_6H_5-NH_2$ $C_6H_5-NHCH_3$ $C_6H_5-N(CH_3)_2$

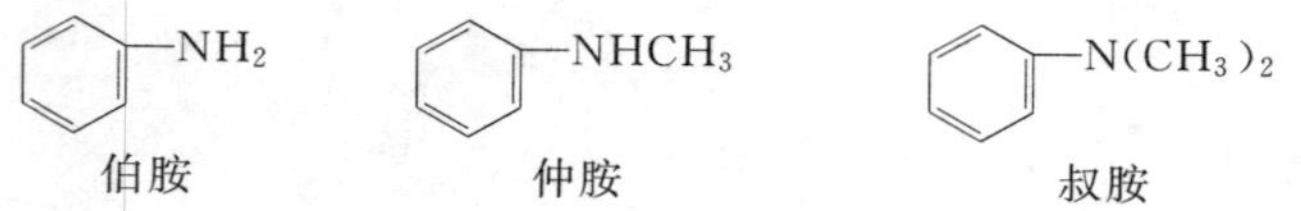

　　　　　伯胺　　　　　　　仲胺　　　　　　　　叔胺

注意伯胺、仲胺和叔胺中的伯、仲、叔的含义与伯醇、仲醇和叔醇中的不同。伯胺、仲胺和叔胺是根据氮原子上所连的烃基的数目来确定的,而伯醇、仲醇和叔醇是根据羟基所连的碳原子的种类来分类的。例如:

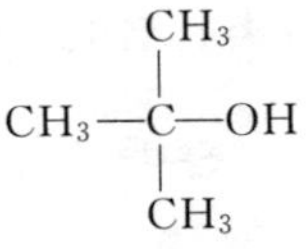

叔丁醇(叔醇) 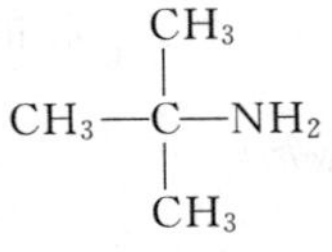　　　　叔丁胺(伯胺)

铵盐（如 $NH_4^+Cl^-$）中氮原子上连接的四个氢被烃基取代所形成的化合物称为季铵盐（如 $[R_4N]^+Cl^-$），其中的 R 可以相同，也可不同。季铵盐中的阴离子被 OH^- 取代的化合物称为季铵碱。例如，$(CH_3)_4N^+OH^-$。季铵盐和季铵碱统称为季铵类化合物。

（3）根据分子中所含氨基的数目不同，胺可分为一元胺、二元胺和多元胺。例如 CH_3NH_2（一元胺），$H_2NCH_2CH_2NH_2$（二元胺）等。

2. 胺的命名

简单胺命名以胺为母体，烃基作为取代基，即在烃基的名称后加一个"胺"字。当氮原子上所连的烃基相同时，用"二"、"三"来表示烃基的数目。若与氮原子相连的烃基不同，则按照次序规则，根据"优先基团后列出"的原则排列烃基。例如：

$CH_3CH_2NH_2$　　CH_3NHCH_3　　$(CH_3)_3CNH_2$　　$CH_3NHCH_2CH_3$
乙胺　　　　　　二甲胺　　　　　叔丁胺　　　　　　甲乙胺

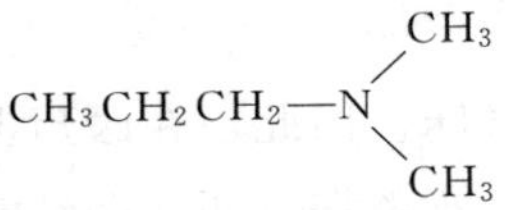

二甲基丙基胺 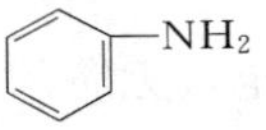　　苯胺 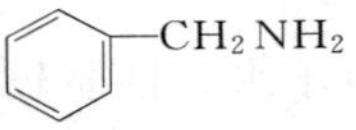　　苄胺 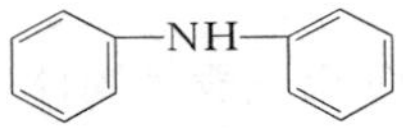　　二苯胺

芳香胺的氮原子上连有脂肪烃基时，以芳香胺为母体，其他基团作为取代基，并冠以 "N-" 或 "N,N-" 表示取代基与氮原子直接相连。例如：

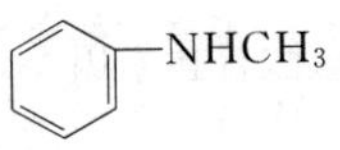

N-甲基苯胺 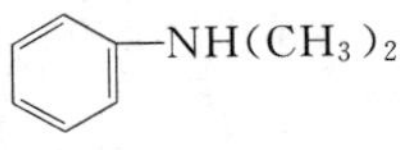　　N,N-二甲基苯胺 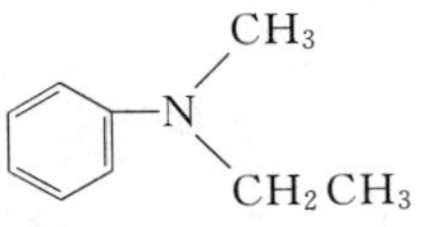　　N-甲基-N-乙基苯胺

比较复杂胺命名，把氨基作为取代基，烃基部分作为母体进行命名。例如：

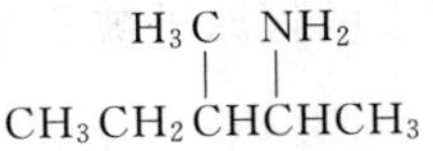

3-甲基-2-氨基戊烷 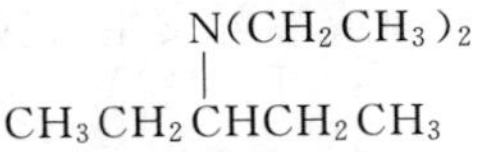　　　3-二乙氨基戊烷

季铵类化合物命名，与无机铵盐及氢氧化物的命名相似。例如：

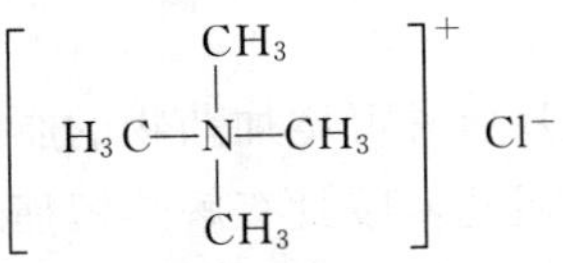

氯化四甲铵　　　氢氧化三甲乙铵　　　溴化二甲二乙铵
(季铵盐)　　　　　(季铵碱)　　　　　　(季铵盐)

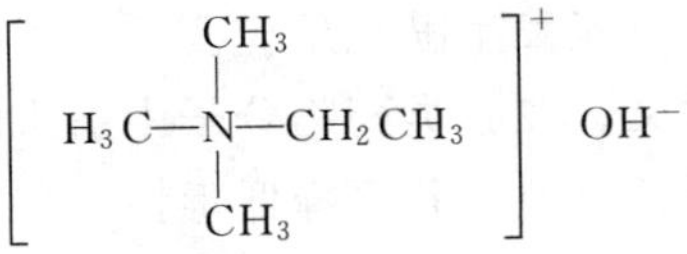

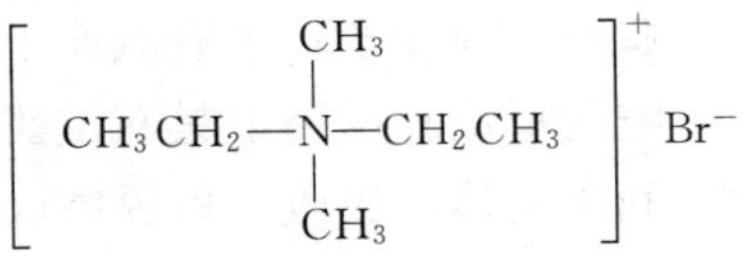

命名时应注意"氨"、"胺"、"铵"字的用法不同："氨"用于表示 NH_3 或基团，如氨基，亚氨基，甲氨基（CH_3NH-）等；"胺"用来表示 NH_3 的烃基衍生物，如二甲胺

（CH_3NHCH_3）等；"铵"用来表示胺的盐类和季铵类化合物。

二、胺的化学性质

1. 碱性

与氨相似，胺分子中氮原子易接受氢离子，使溶液呈弱碱性。

$$R-NH_2 + HOH \rightleftharpoons R-NH_3^+ + OH^-$$

胺的碱性强弱与氮原子上所连接的基团结构和数目有关。季铵碱是离子型化合物，是强碱，其碱性与氢氧化钠相当。各类胺的碱性强弱顺序大致如下：

$$季铵碱 > 脂肪胺 > 氨 > 芳香胺$$

胺属于弱碱，能与强酸成盐。

$$CH_3NH_2 + HCl \longrightarrow CH_3NH_3^+Cl^- \quad (CH_3NH_2 \cdot HCl)$$
氯化甲铵　　　（甲胺盐酸盐）

$$\text{C}_6\text{H}_5-NH_2 + HCl \longrightarrow \text{C}_6\text{H}_5-NH_3^+Cl^- \quad (\text{C}_6\text{H}_5-NH_2 \cdot HCl)$$
氯化苯铵　　　（苯胺盐酸盐）

胺盐一般是固体，易溶于水，性质较胺稳定，无胺的难闻气味。因此，在医药上常将难溶于水的含有氨基、亚氨基或次氨基的药物制成盐，以增加其水溶性。如局部麻醉药普鲁卡因，在水中溶解度较小，常将其制成其盐酸盐，成盐后易溶于水，便于制成注射液。

$$H_2N-C_6H_4-COOCH_2CH_2N(C_2H_5)_2 + HCl \longrightarrow H_2N-C_6H_4-COOCH_2CH_2NH^+(C_2H_5)_2 \, Cl^-$$
普鲁卡因　　　　　　　　　　　　　　　盐酸普鲁卡因

2. 酰化反应

在有机分子中引入酰基的反应称为酰化反应。能提供酰基的试剂称为酰化剂，如酰卤和酸酐等。

伯胺和仲胺能与酰卤或酸酐发生反应，氮原子上的氢原子被酰基取代而生成酰胺。

$$CH_3CH_2NH_2 + H_3C\overset{O}{C}Cl \longrightarrow CH_3CH_2NH\overset{O}{C}CH_3 + HCl$$
乙胺　　　乙酰氯　　　N-乙基乙酰胺

叔胺的氮原子上没有氢原子，不能发生酰化反应。

酰化反应在医药上具有重要意义。在胺类药物分子中引入酰基后常可增加药物的脂溶性，利于机体的吸收，以提高或延长疗效，并可降低毒性。如对羟基苯胺具有解热镇痛作用，因毒副作用强，不宜内服。若乙酰化后，毒副作用降低，疗效增加。

$$HO-C_6H_4-NH_2 + CH_3\overset{O}{C}O\overset{O}{C}CH_3 \longrightarrow HO-C_6H_4-NH\overset{O}{C}CH_3 + CH_3COOH$$
对羟基苯胺　　　乙酸酐　　　　对乙酰氨基苯酚（扑热息痛）

3. 与亚硝酸的反应

不同的胺与亚硝酸反应生成的产物不同,借此可以区别伯、仲、叔三种胺。由于亚硝酸不稳定,易分解,一般要现用现配,通常在反应过程中由亚硝酸钠与盐酸(或硫酸)作用制得。

(1) 伯胺与亚硝酸的反应　脂肪伯胺在强酸存在下,与亚硝酸作用,定量放出氮气。根据反应放出的氮气,可用于脂肪伯胺、氨基酸和多肽等物质中氨基(—NH_2)的定量分析。

$$R-NH_2 + HNO_2 \longrightarrow R-OH + N_2\uparrow + H_2O$$

芳香伯胺与亚硝酸在常温下的反应与脂肪伯胺相似,定量放出氮气,但在低温(<5℃)和强酸水溶液中,反应生成重氮盐,这一反应称为重氮化反应。

$$C_6H_5NH_2 + NaNO_2 + HCl \xrightarrow{0\sim 5℃} C_6H_5\overset{+}{N}\equiv NCl^- + NaCl + H_2O$$
氯化重氮苯

重氮盐加热至室温时,就容易分解,生成酚并放出氮气。

$$C_6H_5\overset{+}{N}\equiv NCl^- + H_2O \xrightarrow{\triangle} N_2\uparrow + C_6H_5OH + HCl$$

(2) 仲胺与亚硝酸的反应　脂肪仲胺和芳香仲胺与亚硝酸作用都生成 N-亚硝基化合物。

$$(CH_3)_2NH + HNO_2 \xrightarrow{H^+} (CH_3)_2N-N=O + H_2O$$
N-亚硝基二甲胺

$$C_6H_5NHCH_3 + HNO_2 \xrightarrow{H^+} C_6H_5N(CH_3)(NO) + H_2O$$
N-甲基-N-亚硝基苯胺

N-亚硝基胺为中性黄色油状液体或固体,大多数不溶于水而溶于有机溶剂。可用来鉴别仲胺。动物实验证明,N-亚硝基化合物具有强烈的致癌作用,可引起动物多种组织和器官的肿瘤,现已被《中国医学百科全书》列为化学致癌物。食品加工过程中的防腐剂、着色剂多含有亚硝酸盐,进入胃肠道能与体内代谢产生的仲胺反应生成 N-亚硝基胺,因此在食品加工过程中对亚硝酸盐的含量作了强制性规定。

(3) 叔胺与亚硝酸的反应　脂肪叔胺与亚硝酸作用生成不稳定的易溶于水的亚硝酸盐。该盐以强碱处理则重新析出叔胺。

$$R_3N + HNO_2 \longrightarrow R_3\overset{+}{N}HNO_2^- \xrightarrow{NaOH} R_3N + NaNO_2 + H_2O$$

芳香叔胺与亚硝酸发生取代反应,生成亚硝基类化合物。

$$C_6H_5N(CH_3)_2 + HNO_2 \xrightarrow{H^+} O=N-C_6H_4-N(CH_3)_2 + H_2O$$
N,N-二甲基对亚硝基苯胺

亚硝基化合物常有颜色,如 N,N-二甲基对亚硝基苯胺在强酸性溶液中呈橘黄色,在碱性溶液中显翠绿色。

三、医学上常见的胺及其衍生物

1. 苯胺

苯胺最初由煤焦油中分离得到，纯净的苯胺为无色油状液体，沸点是 184.4℃，具有特殊气味，微溶于水，易溶于有机溶剂。长时间放置的苯胺易被氧化而变成褐色。苯胺有剧毒，能透过皮肤或吸入蒸气而使人中毒，中毒的主要原因是血红蛋白被氧化为高铁血红蛋白而使中枢神经受到抑制。苯胺是合成药物及染料的重要原料。苯胺溶液中加入溴水立即生成 2,4,6-三溴苯胺白色沉淀，常用此反应来鉴别苯胺的存在。

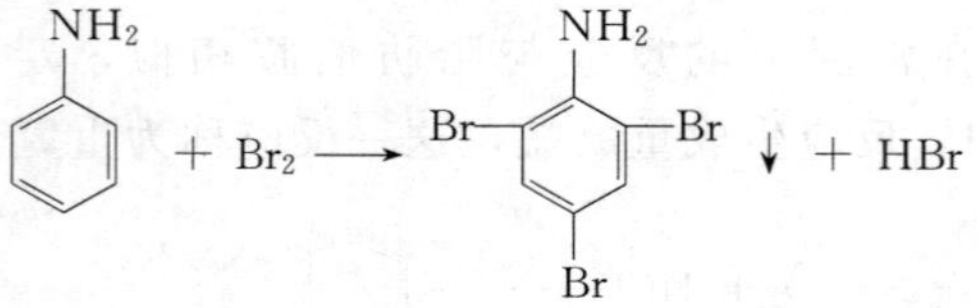

$$\text{C}_6\text{H}_5\text{NH}_2 + \text{Br}_2 \longrightarrow \text{2,4,6-Br}_3\text{C}_6\text{H}_2\text{NH}_2 \downarrow + \text{HBr}$$

2. 胆碱和乙酰胆碱

胆碱最初是在胆汁中发现的，且具有碱性，故称为胆碱，学名为氢氧化三甲基-β-羟乙基铵，为白色结晶，吸湿性强，易溶于水和乙醇，不溶于乙醚和氯仿。胆碱广泛分布于生物体内，脑组织和蛋黄中含量较高，为卵磷脂的组成成分，在体内参与脂肪代谢，有抗脂肪肝的作用。

$$[\text{HOCH}_2\text{CH}_2-\text{N}(\text{CH}_3)_3]^+ \text{OH}^-$$

乙酰胆碱是胆碱分子中羟基上的氢原子被乙酰基取代生成的产物，其结构式为：

$$[\text{CH}_3\text{COOCH}_2\text{CH}_2-\text{N}(\text{CH}_3)_3]^+ \text{OH}^-$$

乙酰胆碱具有重要的生理作用，是神经传导的介质，称为神经递质。

3. 新洁尔灭（苯扎溴铵）

新洁尔灭化学名为溴化二甲基十二烷基苄铵，简称溴化苄烷铵，属季铵盐类。由于分子中既含有疏水的烷基，又含亲水的季铵离子，所以是一种表面活性物质，在水溶液中可以降低溶液表面张力，乳化脂肪，而起到去污清洁作用。它又能渗入细菌内部，引起细胞破裂或溶解，起到抑菌或杀菌的作用，临床上常以 1∶1000～1∶2000 的稀释液用于皮肤、黏膜、创面、手术器械和术前的消毒。

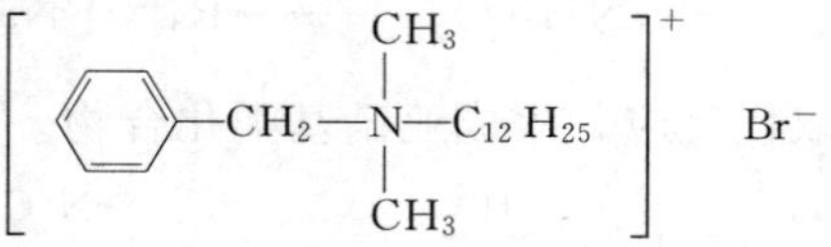

$$[\text{C}_6\text{H}_5\text{CH}_2-\text{N}(\text{CH}_3)_2-\text{C}_{12}\text{H}_{25}]^+ \text{Br}^-$$

第二节　酰　　胺

酰胺是氨或胺分子中氮原子上的氢原子被酰基取代所形成的化合物。酰胺可看作是氨或胺的衍生物，也可看作是羧酸的衍生物。酰胺的通式可表示为：

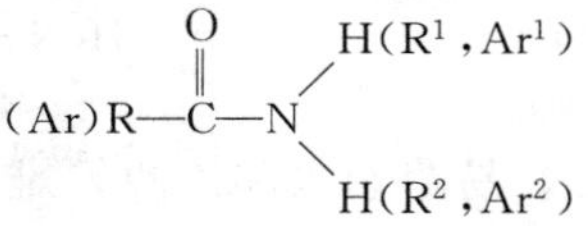

$$(Ar)R-\overset{O}{\underset{|}{C}}-N\overset{H(R^1,Ar^1)}{\underset{H(R^2,Ar^2)}{}}$$

一、酰胺的命名

简单酰胺的命名是在酰基的名称后面加"胺"字，称为"某酰胺"。例如：

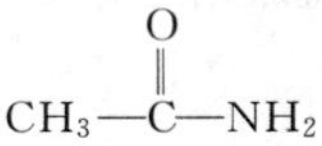

乙酰胺 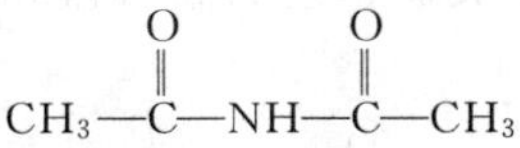　　　　二乙酰胺 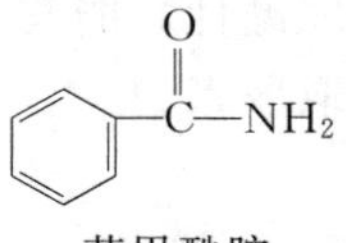　　　　苯甲酰胺 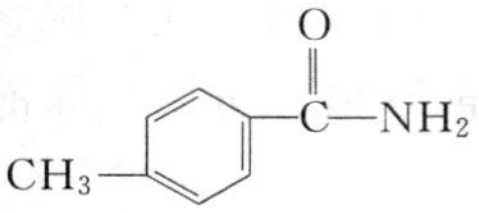　　　　对甲基苯甲酰胺

酰胺分子中氮原子上连有取代基时，则将取代基放在酰胺名称前面，并冠以"N-"或"N,N-"，以表示取代基与氮原子直接相连。例如：

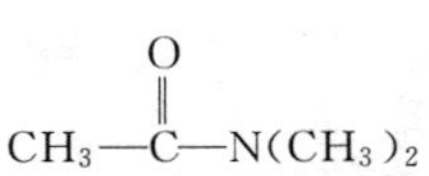

N,N-二甲基乙酰胺 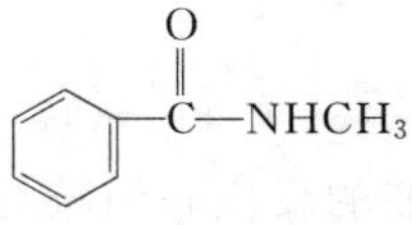　　　　N-甲基苯甲酰胺 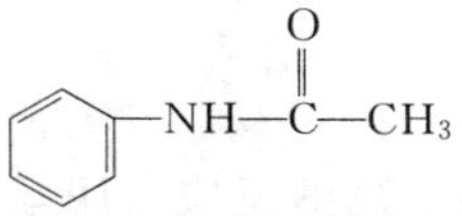　　　　N-苯基乙酰胺

二、酰胺的化学性质

1. 酸碱性

在酰胺分子中，由于氨基和羰基直接相连，氮原子的未共用电子对受到羰基上碳原子的吸引，向羰基方向移动，降低了氮原子上的电子云密度，使其结合氢离子的能力大大减弱，因而碱性减弱。因此，酰胺近于中性。

2. 水解

酰胺在强酸、强碱或酶的催化下，水解生成羧酸（或羧酸盐）和氨、胺（或铵盐）。酰胺的水解比酯的水解难，需加热回流。

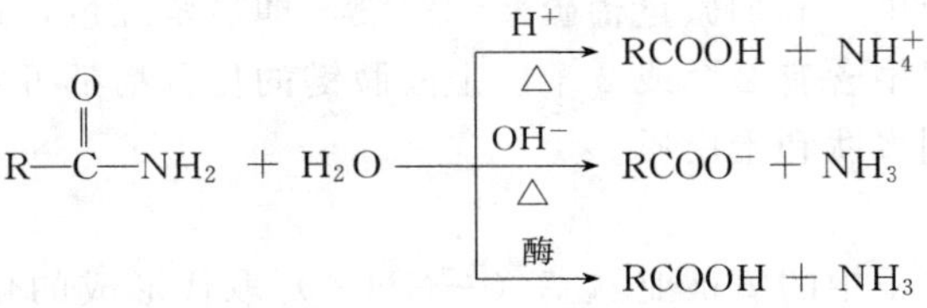

$$R-\overset{O}{\underset{|}{C}}-NH_2 + H_2O \xrightarrow{\begin{array}{c}H^+\\ \triangle\end{array}} RCOOH + NH_4^+$$
$$\xrightarrow{\begin{array}{c}OH^-\\ \triangle\end{array}} RCOO^- + NH_3$$
$$\xrightarrow{酶} RCOOH + NH_3$$

3. 与亚硝酸反应

伯酰胺可与亚硝酸作用，生成同数碳原子的羧酸，并放出氮气。

$$R-\overset{O}{\underset{|}{C}}-NH_2 + HNO_2 \longrightarrow RCOOH + N_2\uparrow$$

三、医学上常见的酰胺

1. 尿素

尿素简称脲，在结构上可以看作碳酸分子中的两个羟基被氨基取代而形成的化合物，也称为碳酰二胺。

$$\underset{\text{碳酸}}{HO-\overset{\overset{O}{\|}}{C}-OH} \qquad \underset{\text{尿素}}{H_2N-\overset{\overset{O}{\|}}{C}-NH_2}$$

尿素为白色晶体，熔点133℃，易溶于水和乙醇，难溶于乙醚。尿素是人和哺乳动物体内蛋白质代谢的最终产物。成人每天从尿中排泄出25～30g尿素。临床上尿素可配成注射液使用，对降低颅内压及眼内压有显著的疗效，可用于治疗急性青光眼和脑外伤引起脑水肿等。尿素除具有酰胺的一般通性外，因其结构上的特点，又具有以下特性。

(1) **弱碱性** 尿素具有弱碱性，能与强酸生成盐，它的硝酸盐和草酸盐难溶于水，易结晶，借此可以从尿液中提取尿素。

$$H_2N-\overset{\overset{O}{\|}}{C}-NH_2 + HNO_3 \longrightarrow \underset{\text{硝酸脲(白色)}}{H_2N-\overset{\overset{O}{\|}}{C}-NH_2 \cdot HNO_3 \downarrow}$$

(2) **水解反应** 尿素在酸、碱或尿素酶的催化下水解，生成二氧化碳、氨。

$$H_2N-\overset{\overset{O}{\|}}{C}-NH_2 + H_2O \longrightarrow CO_2\uparrow + 2NH_3\uparrow$$

(3) **与亚硝酸反应** 尿素与亚硝酸的反应和伯胺与亚硝酸的反应相似，生成碳酸并定量放出氮气。这个反应常用来破坏和除去亚硝酸。

$$H_2N-\overset{\overset{O}{\|}}{C}-NH_2 + HNO_2 \longrightarrow HO-\overset{\overset{O}{\|}}{C}-OH + N_2\uparrow + H_2O$$
$$\longrightarrow CO_2\uparrow + H_2O$$

(4) **缩二脲的生成和缩二脲反应** 将尿素加热到150～160℃，两分子尿素发生缩合反应，脱去一分子氨，生成缩二脲。

$$H_2N-\overset{\overset{O}{\|}}{C}-NH_2 + H-NH-\overset{\overset{O}{\|}}{C}-NH_2 \xrightarrow{150\sim160℃} \underset{\text{缩二脲}}{H_2N-\overset{\overset{O}{\|}}{C}-NH-\overset{\overset{O}{\|}}{C}-NH_2} + NH_3\uparrow$$

在缩二脲碱性溶液中，滴加微量稀硫酸铜溶液，即显紫红色，这种特殊的颜色反应称为缩二脲反应。凡分子中含有2个或2个以上酰胺键的化合物都可发生这种颜色反应，因此常用缩二脲反应鉴别多肽和蛋白质。

2. **胍**

胍可看作是尿素分子中的氧被亚氨基（—NH—）取代形成的化合物，也称为亚氨基脲。胍分子中去掉一个氢原子后剩余的基团称为胍基，去掉一个氨基后的基团称为脒基。

$$\underset{\text{胍}}{H_2N-\overset{\overset{NH}{\|}}{C}-NH_2} \qquad \underset{\text{胍基}}{H_2N-\overset{\overset{NH}{\|}}{C}-NH-} \qquad \underset{\text{脒基}}{H_2N-\overset{\overset{NH}{\|}}{C}-}$$

在人体内含有胍基结构的化合物主要存在于肌肉中，如肌酸、磷酸肌酸等，后者是肌肉中的一种储存能量的物质，因肌肉耗能较多，所以肌肉中含有丰富的肌酸和磷酸肌酸。

许多胍的衍生物具有生理活性，如苯乙双胍（降糖灵）、吗啉胍（病毒灵）和链霉素等分子中都含有胍基结构。

3. 丙二酰脲

丙二酰脲是无色结晶，熔点为 245℃，微溶于水。丙二酰脲分子中含有 1 个活泼亚甲基和 2 个二酰亚氨基，存在酮式-烯醇式互变异构平衡。

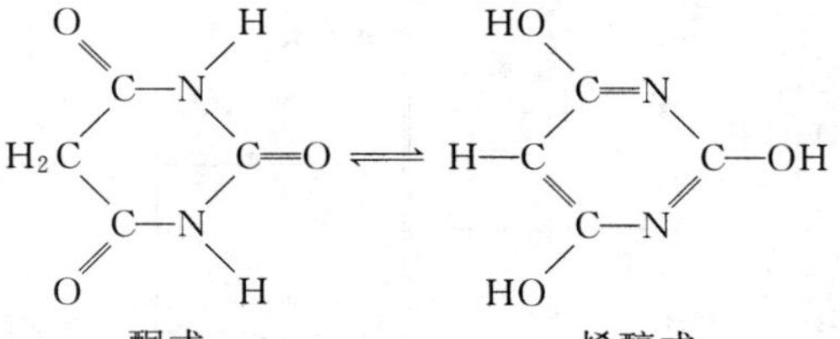

酮式   烯醇式

烯醇式丙二酰脲显酸性（$pK_a = 3.98$），又称为巴比妥酸。巴比妥酸本身无生物活性，但它的 C-5 亚甲基上的 2 个氢原子被烃基取代所得到的一系列化合物具有不同程度的镇静催眠作用，总称为巴比妥类药物。其通式为：

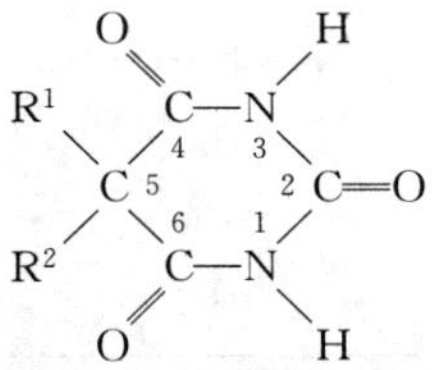

巴比妥 $R^1 = R^2 = -C_2H_5$
苯巴比妥 $R^1 = -C_2H_5, R^2 = -C_6H_5$
异戊巴比妥 $R^1 = -C_2H_5, R^2 = -CH_2CH_2CH(CH_3)_2$

巴比妥类药物在水溶液中的溶解度较小，常利用其酸性制成盐，供口服或注射用。此类药物有成瘾性，用量过大会危及生命。

第三节 氨 基 酸

氨基酸是生物体内构成蛋白质分子的基本单位，与生物的生命活动有着密切的关系。

一、氨基酸的结构

氨基酸是羧酸分子中烃基上的氢原子被氨基（—NH_2）取代后的化合物，若氨基（—NH_2）连在 α 碳上，则称为 α-氨基酸。天然氨基酸均为 α-氨基酸，其结构通式可表示如下：

$$R-CH(NH_2)-COOH$$

目前发现的天然氨基酸约 300 多种，但在生物体内合成蛋白质的天然氨基酸只有 20 余种（见表 9-1）。其中只有甘氨酸没有旋光性，其余都具有旋光性，一般为 L 型。

表 9-1 存在于蛋白质中的常见天然氨基酸

名 称	结 构 式	等电点	名 称	结 构 式	等电点
甘氨酸	H_2N-CH_2-COOH	5.97	缬氨酸*	$H_2N-CH(CH(CH_3)_2)-COOH$	5.96
丙氨酸	$H_2N-CH(CH_3)-COOH$	6.00			

名称	结构式	等电点	名称	结构式	等电点
亮氨酸*	H₂N-CH-COOH 　　　CH₂ 　　　CH-CH₃ 　　　CH₃	6.02	脯氨酸	(环状结构) COOH，NH	6.30
异亮氨酸*	H₂N-CH-COOH 　　　CH-CH₃ 　　　CH₂ 　　　CH₃	5.98	色氨酸*	H₂N-CH-COOH 　　　CH₂ 　　　(吲哚环)	5.89
蛋氨酸*	H₂N-CH-COOH 　　　CH₂ 　　　CH₂ 　　　S 　　　CH₃	5.74	天冬氨酸	H₂N-CH-COOH 　　　CH₂ 　　　COOH	2.77
半胱氨酸	H₂N-CH-COOH 　　　CH₂ 　　　SH	5.05	谷氨酸	H₂N-CH-COOH 　　　CH₂ 　　　CH₂ 　　　COOH	3.22
丝氨酸	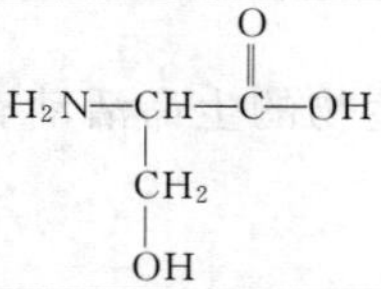 H₂N-CH-COOH 　　　CH₂ 　　　OH	5.68			
苏氨酸*	H₂N-CH-COOH 　　　CH-OH 　　　CH₃	5.60	赖氨酸*	H₂N-CH-COOH 　　　CH₂ 　　　CH₂ 　　　CH₂ 　　　NH₂	9.74
苯丙氨酸*	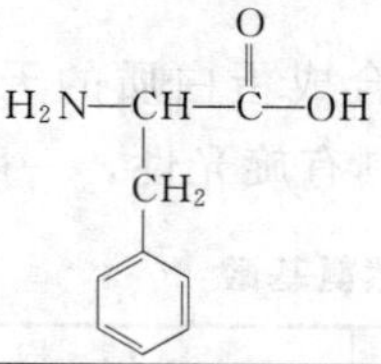 H₂N-CH-COOH 　　　CH₂ 　　　C₆H₅	5.46			
酪氨酸	H₂N-CH-COOH 　　　CH₂ 　　　C₆H₄-OH	5.68	精氨酸	H₂N-CH-COOH 　　　CH₂ 　　　CH₂ 　　　CH₂ 　　　NH 　　　C=NH 　　　NH₂	10.76

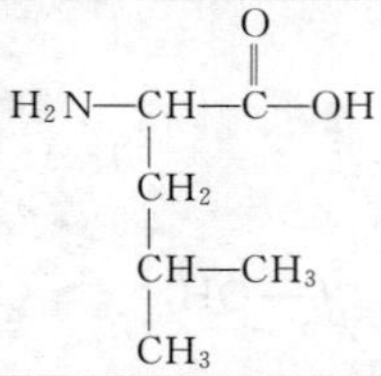

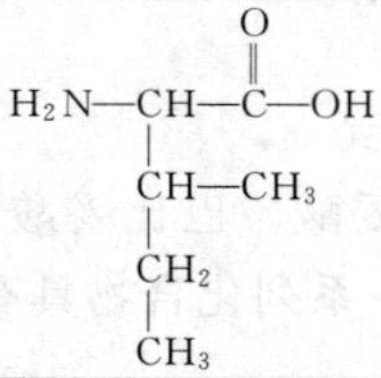

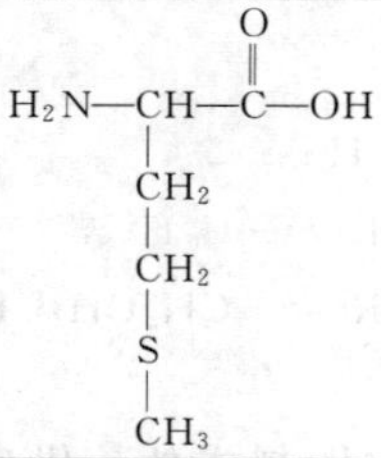

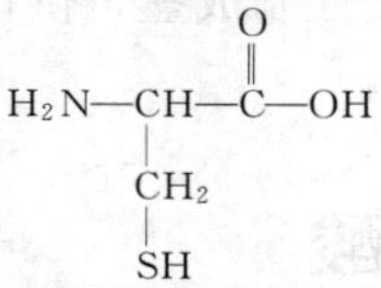

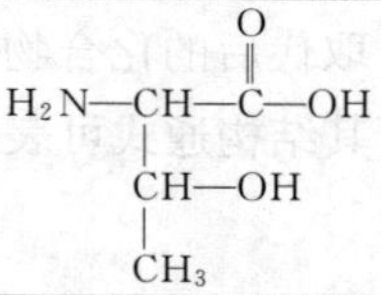

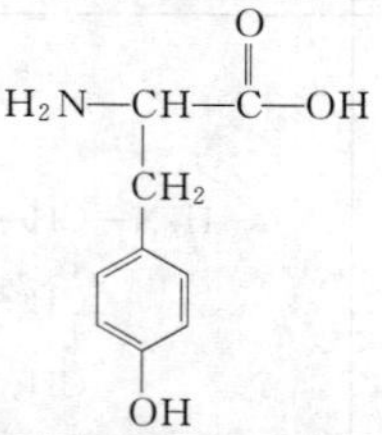

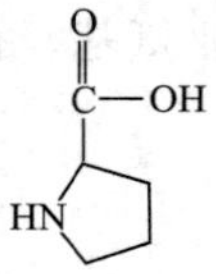

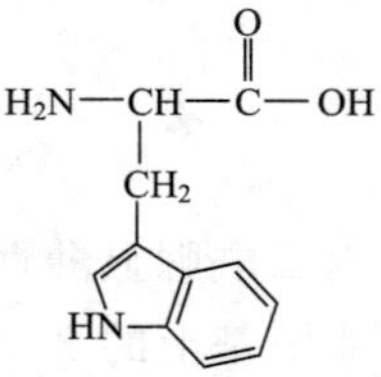

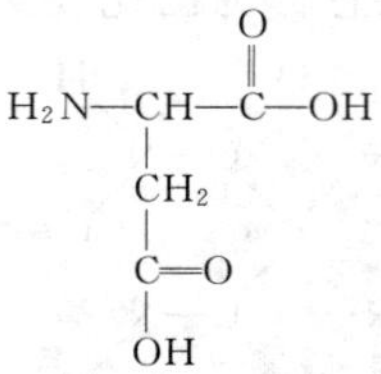

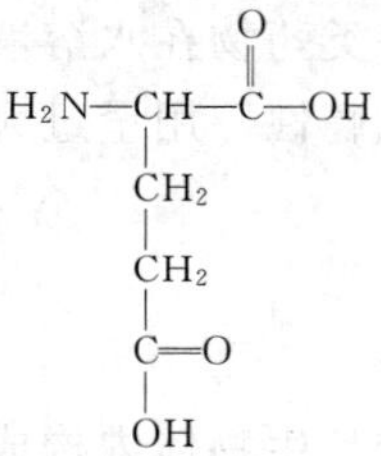

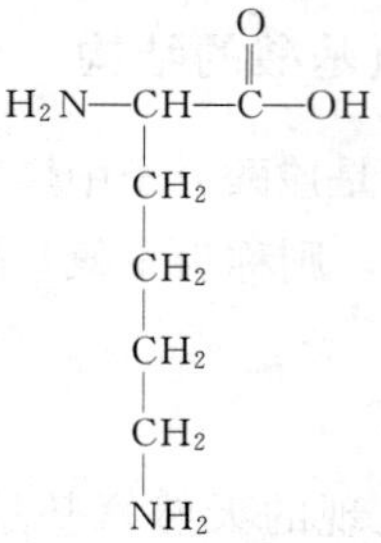

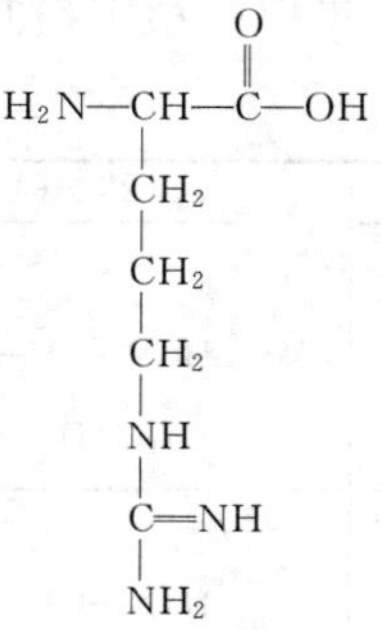

注：标*号的是必需氨基酸。

二、必需氨基酸

构成生物体内蛋白质的 20 余种天然氨基酸可分为必需氨基酸和非必需氨基酸。8 种必需氨基酸人体自身不能合成,必须从食物中获取,缺乏时会引起疾病。比如赖氨酸,是肝及胆的组成成分,可促进大脑发育和脂肪代谢,调节松果腺、乳腺、黄体及卵巢,防止细胞退化;缺乏赖氨酸会导致疲劳、虚弱、恶心、呕吐、头晕,没有食欲,发育迟缓,贫血等。

三、氨基酸的性质

氨基酸分子中既含有氨基又含有羧基,因此既能发生氨基的典型反应,又能发生羧基的典型反应;同时由于氨基和羧基之间相互影响,还能发生一系列特殊的反应。下面讨论其主要性质。

1. 两性解离和等电点

氨基酸分子同时含有酸性羧基和碱性氨基,是两性化合物,不仅能与强碱或强酸反应,而且还能在分子内形成内盐。氨基酸的存在形式与溶液的 pH 有关,可用下式表示:

$$R-CH(NH_2)-COOH \rightleftharpoons $$

$$\underset{\substack{\text{阴离子} \\ pH > pI}}{R-CH(NH_2)-COO^-} \underset{OH^-}{\overset{H^+}{\rightleftharpoons}} \underset{\substack{\text{两性离子} \\ pH = pI}}{R-CH(NH_3^+)-COO^-} \underset{OH^-}{\overset{H^+}{\rightleftharpoons}} \underset{\substack{\text{阳离子} \\ pH < pI}}{R-CH(NH_3^+)-COOH}$$

氨基酸内盐形式的离子既带有正电荷又带有负电荷,称为两性离子。在酸性溶液中,氨基酸发生碱性解离,主要以阳离子形式存在,在电场中向负极移动;在碱性溶液中,氨基酸发生酸式解离,主要以阴离子形式存在,在电场中向正极移动。当氨基酸以两性离子存在时,溶液的 pH 称为氨基酸的等电点,常用 pI 表示。两性离子的净电荷为零,在电场中不向任何一极移动。

等电点是氨基酸的特性常数,不同的氨基酸,其等电点也不相同(表 9-1),所以可通过等电点来鉴别、分离、提纯氨基酸。

2. 脱羧反应

将氨基酸加热可以发生脱羧反应生成胺。生物体内的脱羧酶能催化氨基酸的脱羧反应。这是蛋白质腐败发臭的主要原因。

$$R-CH(NH_2)-COOH \xrightarrow[\triangle]{Ba(OH)_2} R-CH_2-NH_2 + CO_2 \uparrow$$

3. 与亚硝酸的反应

α-氨基酸分子中的氨基可与亚硝酸反应放出氮气,生成 α-羟基酸。

$$R\text{—}CH\text{—}COOH + HNO_2 \longrightarrow R\text{—}CH\text{—}COOH + N_2\uparrow + H_2O$$
$$\phantom{R\text{—}}\underset{NH_2}{|}\phantom{\text{—}COOH + HNO_2 \longrightarrow R\text{—}}\underset{OH}{|}$$

4. 成肽反应

一分子氨基酸的 α-羧基与另一分子氨基酸的 α-氨基脱水缩合而形成的以酰胺键相连的化合物称为肽。

$$H_2N\text{—}\underset{R^1}{\overset{}{C}}H\text{—}\overset{O}{\overset{\|}{C}}\text{—}OH + H\text{—}\underset{H}{\overset{}{N}}\text{—}\underset{R^2}{\overset{}{C}}H\text{—}\overset{O}{\overset{\|}{C}}\text{—}OH \xrightarrow{-H_2O} H_2N\text{—}\underset{R^1}{\overset{}{C}}H\text{—}\overset{O}{\overset{\|}{C}}\text{—}\underset{H}{\overset{}{N}}\text{—}\underset{R^2}{\overset{}{C}}H\text{—}\overset{O}{\overset{\|}{C}}\text{—}OH$$

肽分子中的酰胺键（$\text{—}\overset{O}{\overset{\|}{C}}\text{—}\underset{H}{\overset{}{N}}\text{—}$）又称为肽键。氨基酸分子之间脱水缩合形成含肽键化合物的反应称为成肽反应。由两个氨基酸缩合形成的肽称为二肽；由三个氨基酸缩合形成的肽称为三肽；由多个氨基酸缩合形成的肽称为多肽。

5. 与水合茚三酮的反应

α-氨基酸在碱性溶液中与茚三酮能发生显色反应。大多数 α-氨基酸能生成蓝紫色的物质，这是鉴别 α-氨基酸的方法之一。

第四节　含氮杂环化合物

杂环化合物是指具有环状结构，且构成环的原子除碳原子外还含有其他元素原子的化合物。环中的非碳原子称为杂原子，常见的杂原子有氧、硫、氮。多数杂环化合物环系比较稳定，且具有不同程度芳香性，因此，杂环化合物通常系指芳香杂环化合物。本节主要介绍含有氮原子的杂环化合物。

一、杂环化合物的分类和命名

杂环化合物的分类是以杂环骨架为基础，按环的大小和数目分为单杂环和稠杂环。常见的母体杂环见表 9-2。

表 9-2　常见杂环化合物的结构和名称

单杂环						稠杂环	
五元环			六元环				
呋喃	噻吩	吡咯	吡喃	吡啶	嘧啶	喹啉	嘌呤
噻唑	咪唑	吡唑		吡嗪	哒嗪		吲哚

杂环化合物的命名比较复杂，目前我国主要采用音译法，即按英文名称音译成带"口"字旁的同音汉字。如呋喃（Furan），吡啶（Pyridine）等。

当杂环上有取代基时，以杂环为母核命名，将取代基的位次、数目和名称写在杂环母核名前。编号一般从杂原子开始（个别例外）顺环编号，或从杂原子旁的碳原子用希腊字母 α、β、γ…编号。例如：

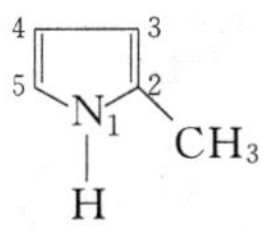

2-甲基吡咯　　　　　3-羟基吡啶　　　　　3-乙基吡喃
（α-甲基吡咯）　　　（β-羟基吡啶）　　　（γ-乙基吡喃）

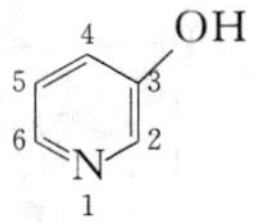

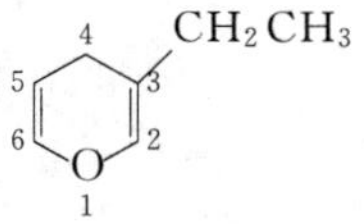

当环上有两个或两个以上相同的杂原子时，应从连有氢原子或取代基的那个杂原子开始编号，并使这些杂原子具有较小的位次和；如果环上有不同的杂原子时，则按氧、硫、氮的顺序编号。例如：

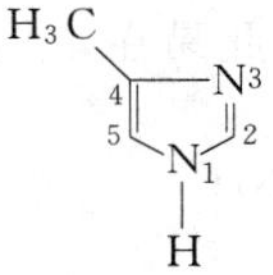

4-甲基咪唑 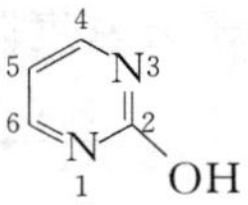　　　　　2-羟基嘧啶 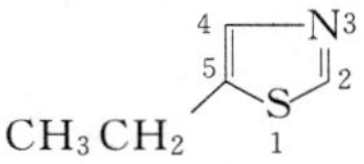　　　　　5-乙基噻唑

稠杂环有特定的编号顺序，例如：

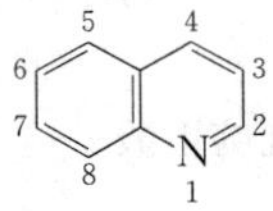

喹啉 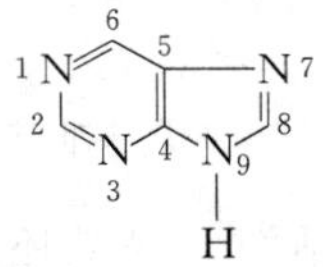　　　　　　　　　　嘌呤

此外，还可将杂环作为取代基，以含官能团的侧链为母体进行命名。例如：

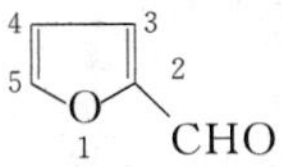

2-呋喃甲醛　　　　　　　3-吲哚乙酸
（α-呋喃甲醛）　　　　　（β-吲哚乙酸）

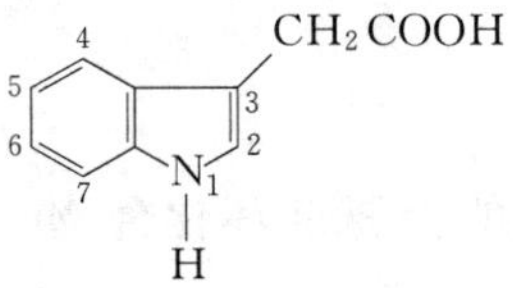

二、吡咯、吡啶的性质

1. 吡咯的性质

（1）酸碱性　吡咯氮原子上的孤对电子参与环共轭，使氮原子上的电子云密度降低，与氢离子（质子）结合能力减弱，碱性很弱，不仅不能与酸反应生成盐，反而显弱酸性，能与固体氢氧化钠或氢氧化钾反应生成盐。

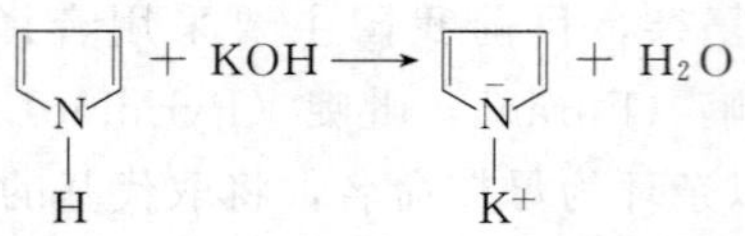

$$\text{吡咯} + KOH \longrightarrow \text{吡咯钾} + H_2O$$

(2) 取代反应　吡咯分子中的氮原子使杂环活化，比苯更容易发生取代反应，反应主要发生在α位。

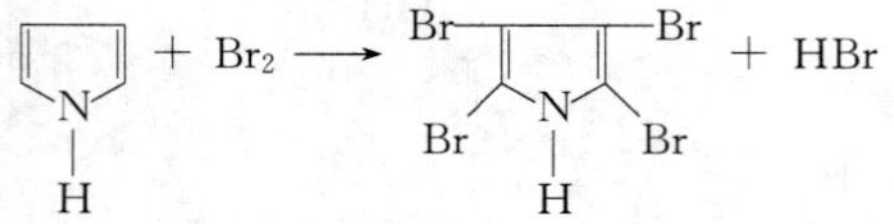

$$\text{吡咯} + Br_2 \longrightarrow \text{四溴吡咯} + HBr$$

2. 吡啶的性质

(1) 酸碱性　吡啶分子中氮原子上有一孤对电子，能与氢离子（质子）结合，显弱碱性，能与强酸反应生成盐，但碱性弱于脂肪胺和氨，碱性比苯胺强。

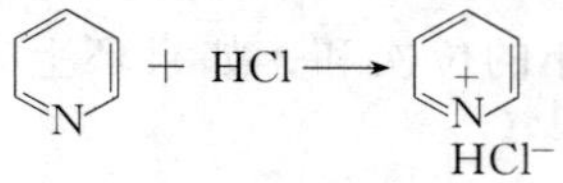

$$\text{吡啶} + HCl \longrightarrow \text{吡啶盐酸盐}$$

(2) 取代反应　由于氮原子使环上电子云密度降低，因此易在α、γ位发生取代反应。

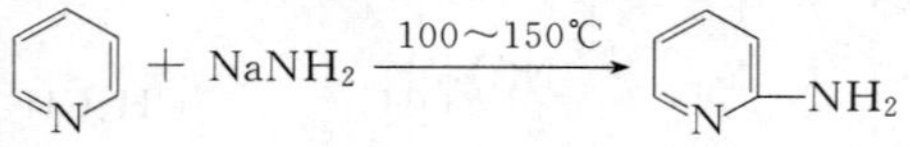

$$\text{吡啶} + NaNH_2 \xrightarrow{100\sim150℃} \text{2-氨基吡啶}$$

(3) 氧化还原反应　吡啶环较稳定，一般不易被氧化，如果环上有烷基侧链时，可被氧化成羧基。

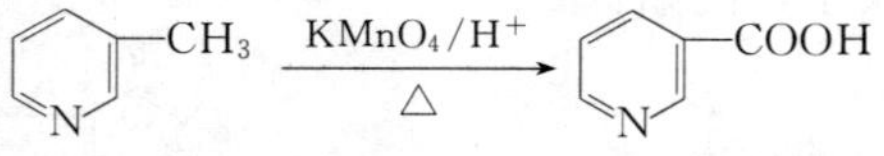

$$\beta\text{-甲基吡啶} \xrightarrow[\triangle]{KMnO_4/H^+} \beta\text{-吡啶甲酸}$$

吡啶对还原剂比苯活泼，易被还原生成六氢吡啶。

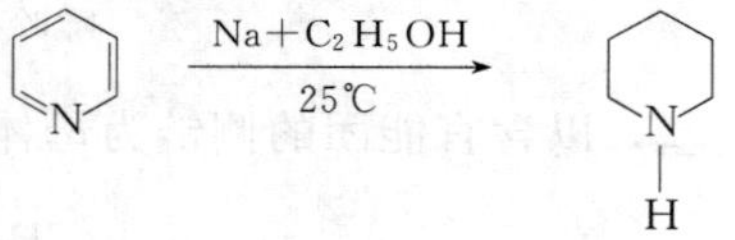

$$\text{吡啶} \xrightarrow[25℃]{Na+C_2H_5OH} \text{哌啶（六氢吡啶）}$$

三、医学上常见的含氮杂环化合物

1. 吡咯及其衍生物

吡咯存在于煤焦油中，为无色液体，沸点为131℃，不溶于水，易溶于有机溶剂。吡咯的蒸气可使浸有盐酸的松木片产生红色，称为吡咯的松木片反应，此反应可用于鉴别。吡咯的衍生物广泛分布于自然界中，如血红素和叶绿素等。

血红素和叶绿素的基本骨架是卟吩环，它是由4个吡咯环的α-碳原子通过4个次甲基（—CH＝）相连而成的复杂共轭体系。在4个吡咯环中间的空隙里，以共价键及配位键与二价铁离子（血红素）或二价镁离子（叶绿素）结合，同时，4个吡咯环的β-位置还各有不同的取代基。

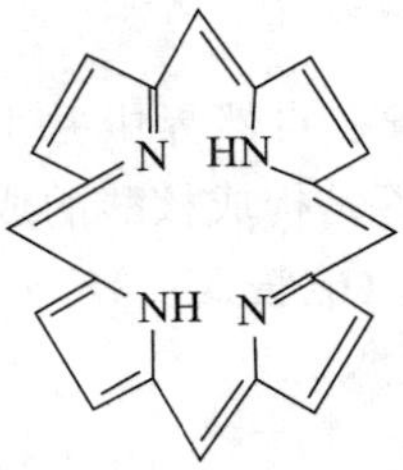

卟吩 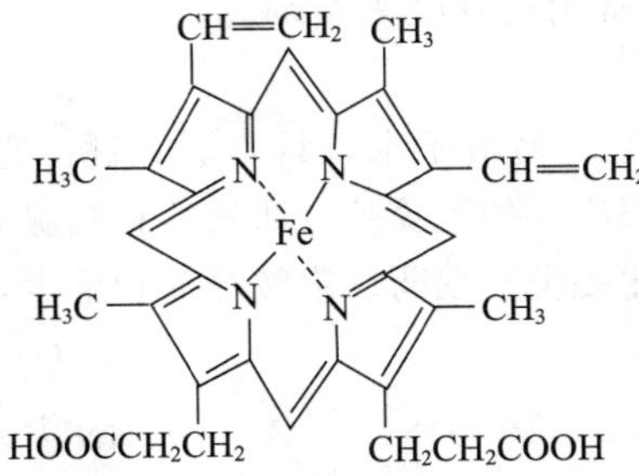　　　　　　　血红素 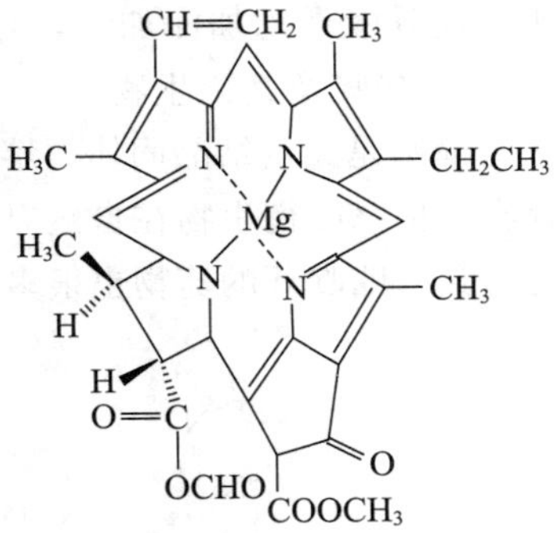　　　　　　　　叶绿素

血红素与蛋白质结合形成血红蛋白，存在于红细胞中，其功能是输送氧气和二氧化碳。叶绿素是绿色植物中光合作用的催化剂。

2. 噻唑及其衍生物

噻唑为无色液体，沸点为117℃，具有弱碱性，对氧化剂、还原剂稳定。噻唑的一些衍生物在医药上具有重要意义，如维生素 B_1 及青霉素等都含有噻唑环。

维生素 B_1 为人体必需的一种物质，可用于治疗多发性神经炎、食欲不振和脚气病等。

青霉素是从青霉素菌培养液中提取出来的一类抗生素的总称，都有一个共同的基本结构——A 环为 β-内酰胺环，B 环为氢化噻唑环，由 A、B 两环稠合而成，在 3 位上连羧基，6 位上连酰胺基。各种青霉素的区别取决于取代基 R 的不同。

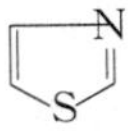

噻唑 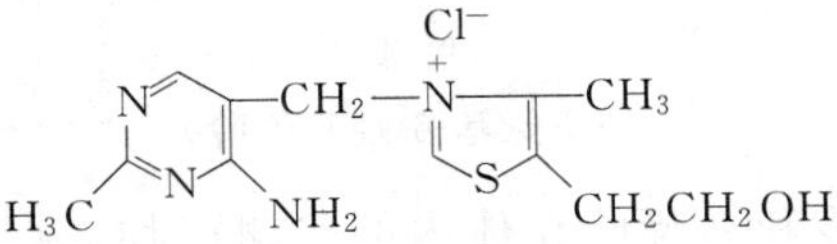　　　　　　维生素 B_1 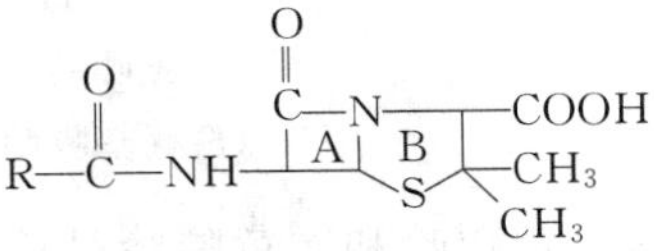　　　　　　青霉素基本结构

青霉素具有消炎杀菌作用，对多数因细菌感染而引起的疾病有较好的疗效，且毒性低，临床应用较广，缺点是对个别病人有严重的过敏反应。青霉素难溶于水，因其分子中含有羧基，一般制成钠盐或钾盐使用，增加其溶解度。

3. 吡啶及其衍生物

吡啶是一种无色有特臭的液体，沸点为115℃，可溶于水、乙醇及乙醚，能和酸作用成盐。吡啶的多种衍生物是临床上常用的药物。

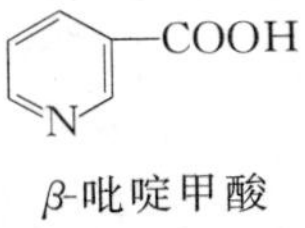

β-吡啶甲酸　　　β-吡啶甲酰胺　　　异烟肼　　　　N,N-二乙烟酰胺
（烟酸）　　　　（烟酰胺）　　　　（雷米封）　　（尼可刹米,可拉明）

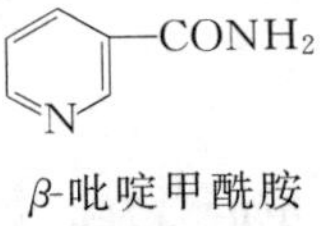

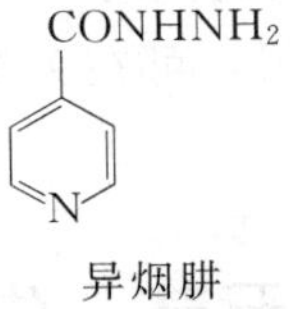

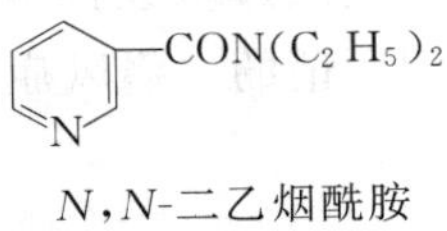

烟酸和烟酰胺合称为维生素 PP，存在于肉类、肝、肾、花生、糠和酵母中，它能促进组织新陈代谢，主要用于防治糙皮病和治疗舌炎、口腔炎及皮炎（癞皮病）等。异烟肼具有较强的抗结核作用，是治疗结核病的常用药物。尼可刹米对呼吸具有明显的兴奋作

用，使呼吸运动加深加快，是临床上常用的呼吸兴奋剂。

4. 嘧啶及其衍生物

嘧啶是无色结晶固体，熔点为22℃，易溶于水，具有弱碱性。它本身在自然界中并不存在，但嘧啶衍生物在自然界中分布很广，如胞嘧啶、尿嘧啶和胸腺嘧啶等是构成核酸的成分。具有嘧啶环的药物也很多，如巴比妥类安眠药、磺胺嘧啶和维生素 B_1（硫胺素）等。

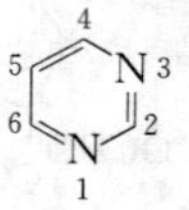

嘧啶 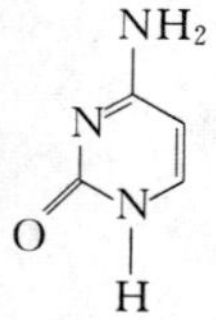　　　　胞嘧啶　　　　尿嘧啶　　　　胸腺嘧啶

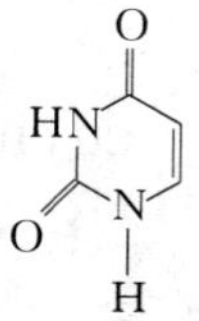

（4-氨基-2-氧嘧啶）　（2,4-二氧嘧啶）　（5-甲基-2,4-二氧嘧啶）

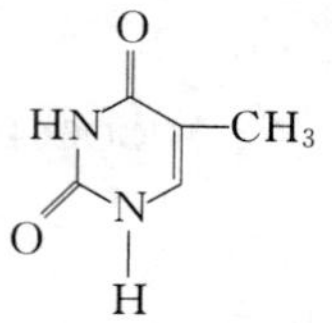

5. 嘌呤及其衍生物

嘌呤是无色结晶，熔点为217℃，易溶于水，是两性化合物，与酸或碱均能成盐。嘌呤本身在自然界中并不存在，但其衍生物以游离状态或结合形式广泛存在于动植物中。许多嘌呤衍生物具有生物活性，如腺嘌呤和鸟嘌呤为核酸的组成成分。

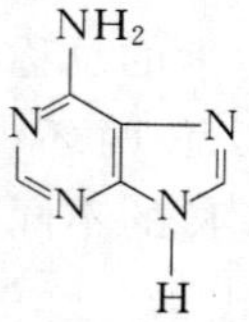

腺嘌呤　　　　　　　　鸟嘌呤

（6-氨基嘌呤）　　　　（2-氨基-6-羟基嘌呤）

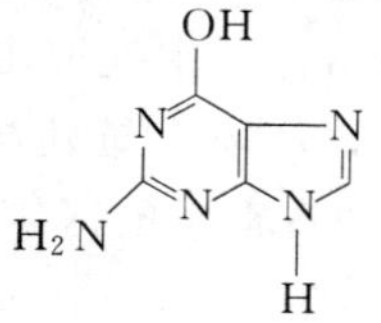

尿酸、黄嘌呤和次黄嘌呤是腺嘌呤和鸟嘌呤在体内的代谢产物，存在于动物的血和尿中。

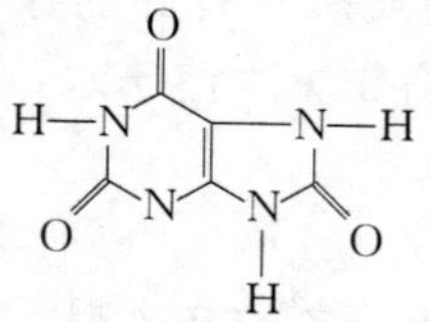

尿酸(2,6,8-三氧嘌呤) 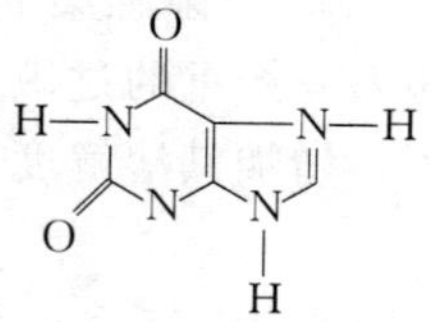　　黄嘌呤 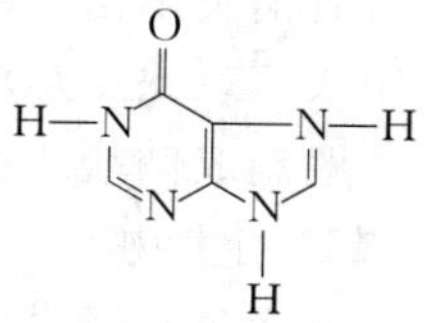　　　次黄嘌呤

尿酸是人和高等动物体内核酸的代谢产物，由尿排出，健康人每天的排泄量为0.5～1.0g。若尿酸生成过多或排泄受阻，可在关节、软组织，甚至肾脏处沉积，导致关节发炎而疼痛，即所谓的"痛风症"。

第五节　生　物　碱

一、生物碱的概念

生物碱是指存在于生物体内的一类具有明显生理活性的含氮碱性有机化合物。由于生物碱主要存在于植物体内，故又称为植物碱。生物碱的分子结构多属于仲胺、叔胺或季铵类，少数为伯胺类，常含有氮杂环。植物中生物碱常与有机酸结合成盐而存在，还有少数以糖苷、有机酸酯和酰胺的形式存在。

生物碱大多具有特殊而明显的生理作用，是中草药的有效成分。目前已分离提纯出几千种生物碱，并有近百种用作临床药物，如麻黄碱、吗啡碱等。生物碱的毒性较大，量小可治疗疾病，量大可能引起中毒，甚至引起死亡，因此，使用时一定要注意剂量。

二、生物碱的性质

生物碱多数为无色固体，味苦，具有旋光性。游离的生物碱多难溶于水，能溶于乙醇等有机溶剂。

1. 碱性

生物碱分子中的氮原子上有一孤对电子，能接受质子而显碱性，能与酸成盐。生物碱盐能溶于水，难溶于有机溶剂。临床上利用此性质将生物碱类药物制成易溶于水的盐类而应用，如盐酸吗啡、硫酸阿托品等。在使用生物碱盐类药物时，应注意不能与碱性药物（如巴比妥钠等）并用，否则会析出沉淀而失去作用。

2. 沉淀反应

大多数生物碱或其盐类能与一些试剂反应，生成不溶性的盐而沉淀，借此反应可鉴定或分离生物碱。能与生物碱发生沉淀的试剂称为生物碱沉淀剂，常用的有碘化汞钾（K_2HgI_4）、磷钼酸（$H_3PO_4 \cdot 12MoO_3$）、鞣酸和苦味酸等。

3. 显色反应

能与生物碱产生颜色反应的试剂称为生物碱显色剂，常用的有钼酸铵的浓硫酸溶液、甲醛-浓硫酸、浓硫酸和浓硝酸等。例如，1％钒酸铵的浓硫酸溶液遇阿托品显红色，遇吗啡显棕色，遇可待因显蓝色等。利用生物碱的显色反应，可用来鉴别生物碱。

三、医学上常见的生物碱

1. 烟碱

烟碱又称为尼古丁，是存于烟草中的吡啶类生物碱，在烟草中含2％～8％，纸烟中约含1.5％。它是无色或微黄色油状液体，易溶于乙醇和乙醚，沸点为246℃，有旋光性。

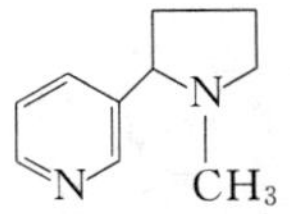

烟碱有成瘾性，少量能兴奋中枢神经，增高血压，大剂量时则抑制中枢神经，引起恶心、呕吐、意识模糊等中毒症状，甚至使心肌麻痹以至死亡。烟碱有强烈的毒性，能致癌。

2. 莨菪碱和阿托品

莨菪碱和阿托品等存在于颠茄、莨菪、曼陀罗和洋金花等茄科植物中，总称为颠茄生物碱。结构式如下：

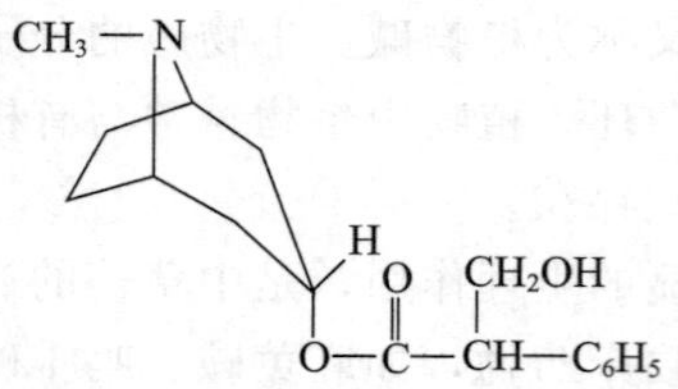

莨菪碱为左旋体，在碱性条件下或受热时易外消旋化，形成外消旋的莨菪碱，即阿托品。在临床上，阿托品用作抗胆碱药，具有抑制腺体分泌及扩大瞳孔的作用，用于平滑肌痉挛、胃及十二指肠溃疡、散瞳、盗汗和胃酸过多等，也可作有机磷农药中毒的解毒剂。

3. 吗啡、可待因和海洛因

吗啡和可待因存在于鸦片中，鸦片是罂粟果流出的浆液，在空气干燥后形成的棕黑色黏性团块，在鸦片中有20多种生物碱，其中吗啡约含10%，可待因含0.3%～1.9%。它们的结构式为：

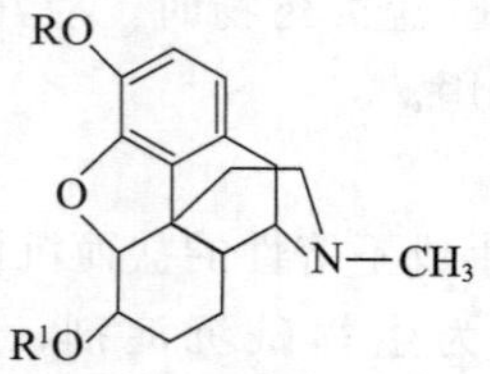

$R = R^1 = H$　　　　　　　吗啡
$R = -CH_3, R^1 = H$　　　可待因
$R = R^1 = -\overset{O}{\underset{}{C}}-CH_3$　　海洛因

吗啡为无色结晶，微溶于水，味苦。分子结构中因含有酚羟基和叔氮原子，故为两性化合物。医药上常用盐酸吗啡。它是强烈的镇痛药物，镇痛作用能持续6h，也能镇咳，但有成瘾和抑制呼吸的缺点，不宜常用。

可待因是吗啡的甲基醚，医药上应用的制剂是其磷酸盐。它具有与吗啡相似的生理作用，兼有镇咳和镇痛作用，其强度较吗啡弱，成瘾倾向较小，比吗啡安全。

海洛因是吗啡的二乙酰基衍生物，自然界不存在，其镇痛作用较大，成瘾性极大，是吗啡的3～5倍，过量能致死，从不作为药用，被列为禁止制造和出售的毒品。纯品为白色结晶性粉末，光照或久置变为淡黄色。难溶于水，易溶于氯仿、苯和热醇。

4. 小檗碱

小檗碱俗称黄连素，属于异喹啉类生物碱，存在于黄连、黄柏等小檗属植物中，游离的小檗碱主要以季铵盐形式存在。小檗碱为黄色结晶，味极苦，能溶于水，难溶于有机溶剂中。

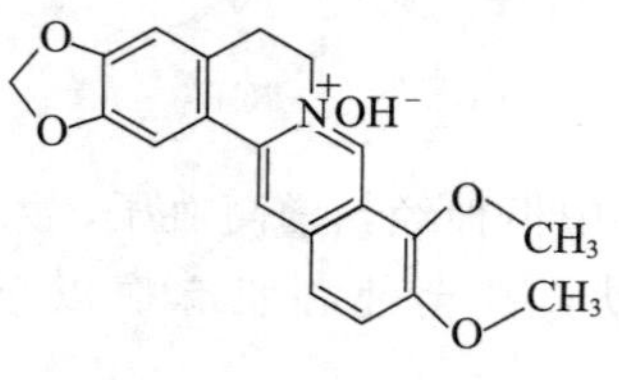

小檗碱为广谱抗菌剂，对多种革兰阳性细菌和阴性细菌有抑制作用，也有温和的镇静、降压和健胃作用。临床上用于治疗痢疾和肠胃炎等症。

5. 麻黄碱

麻黄碱又名麻黄素，主要来源于中草药麻黄，麻黄中含生物碱1‰~2‰，其中含有较多的是（−)-麻黄碱和（+)-伪麻黄碱。它们都是芳香族仲胺类生物碱，无含氮杂环，它们的性质与一般生物碱不尽相同，与生物碱沉淀剂也不易发生沉淀。

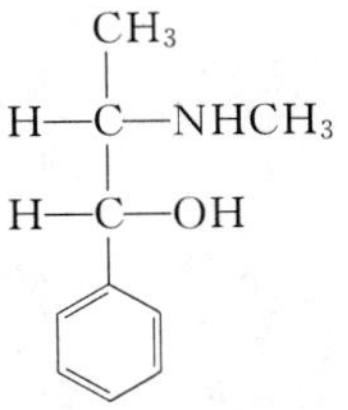

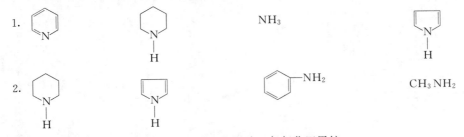

麻黄碱有类似肾上腺素的作用，能兴奋交感神经、升高血压，临床上常用其盐酸盐治疗支气管哮喘、过敏性反应、鼻黏膜肿胀和低血压等。

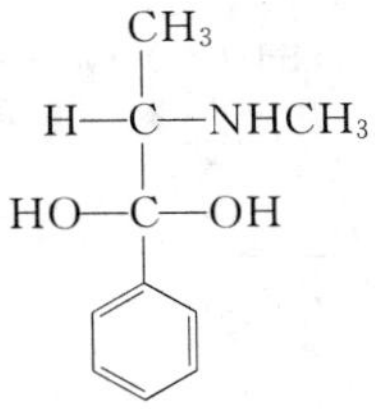

习　　题

一、名词解释

1. 必需氨基酸　　2. 成肽反应　　3. 氨基酸等电点

二、命名下列化合物

1. $CH_3CH_2NHCH_3$　　2. $CH_3N(CH_2CH_3)_2$　　3. $(CH_3CH_2)_4N^+I^-$　　4. $CH_3CH_2CONHCH_3$

5. 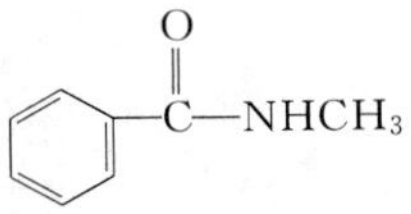 苯甲酰-NHCH₃　6. 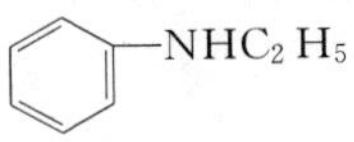 苯胺-NHC₂H₅　7. 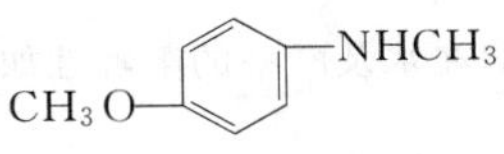 CH₃O-苯-NHCH₃　8. 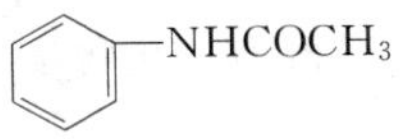 苯-NHCOCH₃

三、写出下列化合物的结构式

1. 缩二脲　　2. 溴化四甲铵　　3. N,N-二甲基苯胺
4. 胍　　5. 苯甲酰胺　　6. 甲乙丙胺
7. 3-吡啶磺酸　　8. 2,4-二甲基吡咯　　9. 1,2-二甲基咪唑

四、按碱性由强到弱顺序排列下面各组化合物

1. 吡啶　　哌啶　　NH_3　　吡咯

2. 哌啶　　吡咯　　苯胺　　CH_3NH_2

3. 甲胺　　乙酰胺　　苯胺　　氨　　二甲胺　　三甲胺　　氢氧化四甲铵

4. 乙胺　　氨　　N-甲基苯胺

五、完成下列反应式

1. $(CH_3)_2CHNH_2 + HNO_2 \longrightarrow$

2. $(CH_3CH_2)_3N + HNO_2 \longrightarrow$

3. $(CH_3)_2NH + HNO_2 \longrightarrow$

4. 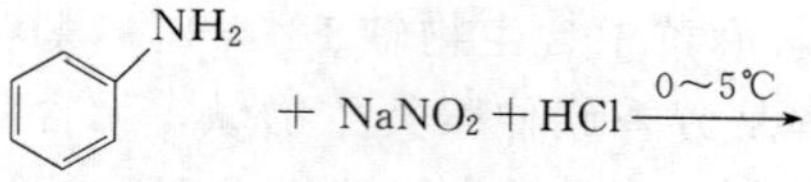 $\underset{\displaystyle }{C_6H_5}NH_2 + NaNO_2 + HCl \xrightarrow{0\sim 5℃}$

5. $C_6H_5\text{-}NHCH_3 + (CH_3CO)_2O \longrightarrow$

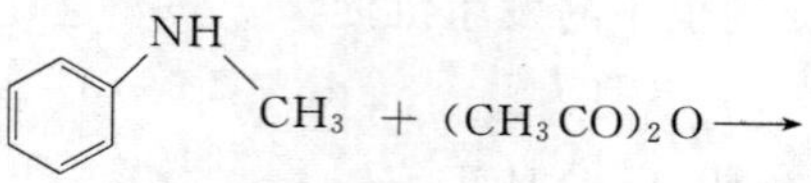

6. 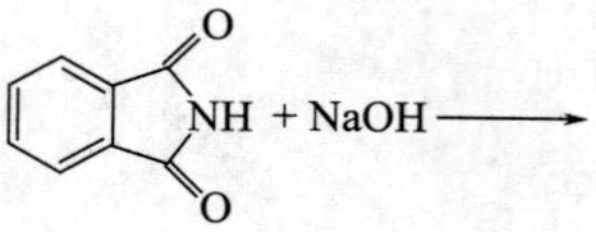 邻苯二甲酰亚胺 $+ NaOH \longrightarrow$

7. $2\,H_2N\text{-}\underset{\displaystyle \underset{O}{\parallel}}{C}\text{-}NH_2 \xrightarrow[\Delta]{150\sim 160℃}$

8. $H_3C\text{-}\underset{\displaystyle \underset{NH_2}{|}}{HC}\text{-}COOH + HNO_2 \longrightarrow$

六、用化学方法鉴别下列各组化合物

1. 甲胺　甲乙胺　三乙胺
2. 苯胺　尿素　乙酰胺
3. 邻甲苯胺　N-甲基苯胺　苯甲酸　水杨酸

七、简答题

1. 在下列条件下，各氨基酸将主要以何种形式存在？
   (1) 谷氨酸在 pH＝5 时；　　　　(2) 甘氨酸在 pH＝11 时；
   (3) 赖氨酸在 pH＝8 时；　　　　(4) 色氨酸在 pH＝1 时。
2. 何为生物碱？它们在水及酸中的溶解性如何？

第十章 脂 类

学习目标
1. 了解油脂的组成、结构；熟悉油脂的性质。
2. 了解磷脂、甾醇的基本结构；卵磷脂、脑磷脂、胆固醇在生理上的作用。
3. 了解甾体化合物的基本结构；了解医学上常见的甾体化合物。

脂类包括油脂和类脂，广泛存在于动植物体内。油脂是指油和脂肪；类脂化合物通常是指磷脂、糖脂、蜡、萜类和甾族化合物等。脂类化合物在生物体内具有重要的生理作用，是维持生物体正常生命活动不可缺少的物质。

第一节 油 脂

油脂是油和脂肪的总称。人们通常把来自于植物体内、常温下呈液态的油脂称为油，如花生油、芝麻油、豆油等；而把来自于动物体内常温下呈固态或半固态的油脂称为脂肪，如猪油、牛油等。

一、油脂的组成和结构

从化学结构上看，油脂是由一分子甘油和三分子高级脂肪酸所生成的羧酸酯，称为三脂酰甘油或甘油三酯，属于酯类物质，俗称油脂。其结构通式如下：

结构示意图　　　　　　　　　　结构通式

式中，R^1、R^2、R^3 分别代表高级脂肪酸的烃基，可以相同，也可以不相同。其中 R^1、R^2、R^3 相同的甘油酯称为单甘油酯，R^1、R^2、R^3 不同的甘油酯称为混甘油酯。天然油脂大多为混甘油酯组成的混合物。

组成油脂的脂肪酸多数为含偶数碳原子的直链高级脂肪酸，其中 C_{16} 和 C_{18} 脂肪酸最为常见；其中有饱和脂肪酸也有不饱和脂肪酸。油脂中的脂肪酸常用俗名，油脂中常见高级脂肪酸（RCOOH）如下。

饱和高级脂肪酸：　软脂酸（十六酸）$C_{15}H_{31}COOH$
　　　　　　　　　硬脂酸（十八酸）$C_{17}H_{35}COOH$
不饱和高级脂肪酸：油酸（9-十八碳单烯酸）$C_{17}H_{33}COOH$

亚油酸（9,12-十八碳二烯酸）$C_{17}H_{31}COOH$

亚麻酸（9,12,15-十八碳三烯酸）$C_{17}H_{29}COOH$

花生四烯酸（5,8,11,14-二十碳四烯酸）$C_{19}H_{31}COOH$

大多数脂肪酸在人体内都能够自身合成，但是亚油酸、亚麻酸不能由人体自身合成，主要从食物中获取；花生四烯酸人体只能少量合成，还需从食物中获取。这些人体不可缺少而自身又不能合成，必须由食物供给的脂肪酸称为营养必需脂肪酸。食物中的必需脂肪酸含量越高，其营养价值也越高。食物中必需脂肪酸最好的来源是植物油类和海产鱼类。

知识拓展

脑黄金

目前人们习惯上把多不饱和脂肪酸二十二碳六烯酸称为脑黄金，它的英文缩写是DHA。DHA很容易通过大脑屏障进入脑细胞，存在于脑细胞及细胞突起中，人脑细胞脂质中有10%是DHA。因此，DHA对脑细胞的形成、生长发育及脑细胞突起的延伸、生长都起着重要作用，是人类大脑形成和智商开发的必需物质，对提高儿童智力有一定好处。研究表明，DHA是大脑皮层和视网膜的重要组成成分，DHA可通过胎盘进入胎儿的肝脏和大脑，胎儿从怀孕后期到出生6个月，脑和视网膜发育最快，需要充足的DHA。如果DHA摄入偏低，婴儿出生体重可能偏低，并且容易早产。当然，儿童也不是摄入DHA越多越好，儿童服用DHA过量将造成神经过度兴奋。由于DHA是一种多不饱和脂肪酸，因此极易氧化，氧化后对人体产生有害的过氧化物。生产厂家应注意抗氧化问题，产品应密封、隔氧、避光、低温保存。食用者最好同时食用维生素E。维生素E有抗氧化作用。

二、油脂的性质

油脂的密度比水略小，难溶于水，易溶于有机溶剂。油脂黏度较大，有明显的油腻感。纯净的油脂无色、无味，天然油脂因溶有维生素和色素等而有颜色和气味。

油脂属于酯类，具有酯的一般性质，可以发生水解反应。含碳碳双键的油脂具有烯烃的典型性质，可以发生加成反应。油脂的主要化学性质如下。

1. 水解反应

$$\begin{matrix} & CH_2-O-\overset{O}{\overset{\|}{C}}-R^1 \\ R^3-\overset{O}{\overset{\|}{C}}-O-CH & \\ & CH_2-O-\overset{O}{\overset{\|}{C}}-R^2 \end{matrix} + 3H_2O \xrightarrow{酸或酶} \begin{matrix} CH_2-OH \\ CH-OH \\ CH_2-OH \end{matrix} + \begin{matrix} R^1-COOH \\ R^2-COOH \\ R^3-COOH \end{matrix}$$

油脂　　　　　　　　　　　　　甘油　　高级脂肪酸

油脂在酸、酶的作用下发生水解反应，可生成一分子甘油和三分子脂肪酸。但在碱性条件下的水解反应则生成甘油和高级脂肪酸盐。这种高级脂肪酸盐经加工成形后就是肥皂，因此人们通常把油脂在碱性溶液中的水解反应叫做皂化反应。

$$\begin{matrix} & CH_2-O-\overset{O}{\overset{\|}{C}}-R^1 & & & CH_2-OH & R^1-COONa \\ R^3-\overset{O}{\overset{\|}{C}}-O-CH & & +3NaOH & \xrightarrow{\triangle} & CH-OH & +R^2-COONa \\ & CH_2-O-\overset{O}{\overset{\|}{C}}-R^2 & & & CH_2-OH & R^3-COONa \end{matrix}$$

油脂　　　　　　　　　　　　　甘油　　高级脂肪酸钠

由高级脂肪酸钠盐组成的肥皂叫钠肥皂，是常用的普通肥皂。由高级脂肪酸钾盐组成的肥皂叫钾肥皂，是医药上常用的软皂。

2．加成反应

含不饱和脂肪酸的油脂，其分子中的碳碳双键可以发生加成反应。在催化剂作用下，含不饱和脂肪酸的油脂可与氢作用生成饱和脂肪酸含量高的油脂，这一过程叫做油脂的氢化。通过加氢反应可以使液态的油转变为固态的脂肪，因此油脂的氢化又叫油脂的硬化。油脂的氢化使油脂的性质稳定，不易变质，便于运输，生成的硬化油是一种重要的工业原料。

3．油脂的酸败

油脂在空气中放置时间过长，受空气中氧气、光、热、水及微生物的作用，发生氧化、水解等反应，生成低级醛、酮、羧酸的混合物，产生难闻的气味，这种变化称为油脂的酸败。酸败后的油脂不能食用。为防止油脂酸败，必须将油脂保存在低温、避光的密闭容器中。

知识拓展

脂类的作用

（1）供给和贮存热能　1g脂肪在体内彻底氧化，可放出37.6kJ（9kcal）的能量，因此成为人体重要的能量储备形式。

（2）保护身体组织　脂肪是器官、关节和神经组织的隔离层，并可作为填充衬垫，避免各组织相互间的摩擦，对重要的器官起保护作用。

（3）供给必需脂肪酸　必需脂肪酸是细胞的重要构成物质，在体内具有多种生理功能。它能促进发育，维持皮肤和毛细血管的健康，并与精子的形成及前列腺素的合成都有密切关系，与胆固醇的代谢也有密切关系。

（4）促进脂溶性维生素的吸收　脂肪是脂溶性维生素的溶媒，维生素A、维生素D、维生素E、维生素K均能溶于脂肪而不能溶于水，故必须通过脂肪来促进它们的吸收。

（5）维持体温　脂肪是热的不良导体，可组织身体表面的散热，在冬天就起到保温的作用。

（6）提高膳食的饱腹感与美味感　脂肪在胃中停留的时间长，产生饱腹感。此外，脂肪还有润滑肠道的作用。

第二节 磷 脂

磷脂广泛分布于动植物体组织中,是构成细胞的重要部分,它是一类含有磷酸基团的高级脂肪酸酯。按照分子中醇的不同,磷脂有多种,由甘油构成的磷脂称为甘油磷脂,其结构和性质与油脂相似。结构示意图如下:

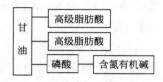

一、磷脂酸

$$\begin{array}{c} CH_2-O-\overset{O}{\underset{}{C}}-R^1 \\ R^2-\overset{O}{\underset{}{C}}-O-\overset{}{\underset{}{C}}H \\ CH_2-O-\overset{}{\underset{OH}{P}}-OH \\ \overset{}{\underset{}{O}} \end{array}$$

磷脂酸

甘油磷脂又称为磷酸甘油酯,其母体结构是磷脂酸,即一分子甘油与二分子脂肪酸和一分子磷酸通过酯键结合而成的化合物。

通常,R^1 为饱和脂肪酰基,R^2 为不饱和脂肪酰基,所以 C-2 是手性碳原子。磷脂酸有一对对映体,天然磷脂酸为 R 构型。

磷脂酸中的磷酸与其他物质结合,可得到各种不同的甘油磷脂,比较常见的磷脂有卵磷脂和脑磷脂。

二、医学上常见的甘油磷脂

1. 卵磷脂

α-卵磷脂又称为磷脂酰胆碱,是由磷酯酸分子中的磷酸与胆碱中的羟基酯化而成的化合物。结构式如下:

$$\begin{array}{c} CH_2-O-\overset{O}{\underset{}{C}}-R^1 \\ R^2-\overset{O}{\underset{}{C}}-O-\overset{}{\underset{}{C}}H \\ CH_2-O-\overset{}{\underset{O^-}{P}}-O-CH_2CH_2N^+(CH_3)_3 \end{array}$$

卵磷脂

胆碱磷酸酰基可连在甘油基的 α 或 β 位上,故有 α 和 β 两种异构体,天然卵磷脂为 α

型。卵磷脂完全水解可得到甘油、脂肪酸、磷酸和胆碱。其中的饱和脂肪酸通常是软脂酸和硬脂酸，连在 C-1 上，C-2 上通常是油酸、亚油酸、亚麻酸和花生四烯酸等不饱和脂肪酸。

卵磷脂为白色蜡状固体，吸水性强。在空气中放置，分子中的不饱和脂肪酸被氧化，将生成黄色或棕色的过氧化物。卵磷脂不溶于水和丙酮，易溶于乙醚、乙醇及氯仿。

卵磷脂存在于脑和神经组织及植物的种子中，在卵黄中含量丰富。

卵磷脂与脂肪的代谢密切相关，有助于肝中脂肪的运输，是抗脂肪肝的常用药物。

2. 脑磷脂

脑磷脂又称为磷酯酰胆胺，是由磷脂酸分子中的磷酸与胆胺（乙醇胺）中的羟基酯化而成的化合物。结构式如下：

$$\begin{array}{c}   O \\ \parallel \\ CH_2-O-C-R^1 \\ O \mid \\ \parallel \mid \\ R^2-C-O-C-H O \\ \mid \parallel \\ CH_2-O-P-O-CH_2CH_2N^+H_3 \\ \mid \\ O^- \end{array}$$

脑磷脂

脑磷脂完全水解时，可得到甘油、脂肪酸、磷酸和胆胺。

脑磷脂的结构和理化性质与卵磷脂相似，在空气中放置易变棕黄色，脑磷脂易溶于乙醚，难溶于丙酮，与卵磷脂不同的是难溶于乙醇中，由此可分离卵磷脂和脑磷脂。

脑磷脂通常与卵磷脂共存于脑、神经组织和许多组织器官中，在蛋黄和大豆中含量也较丰富。

脑磷脂与血液凝固有关，存在于血小板内，具有促进血液凝固的作用。

知识拓展

磷脂与生物膜

生物膜是细胞膜（也称质膜或外周膜）和细胞内膜（细胞内各种细胞器的膜）的统称。其化学组成为脂类、蛋白质、糖类、水、无机盐和金属离子等，其中脂类和蛋白质是主要成分，构成膜的主体。构成膜的脂类有磷脂、胆固醇和糖脂，以磷脂含量最多也最为重要。主要的磷脂是甘油磷脂和鞘磷脂。磷脂分子具有特殊的化学结构——由磷酸和碱基组成的极性亲水头部和长链脂肪酸组成的两条疏水尾部。甘油磷脂的分子模型见图 10-1。

在水溶液中磷脂亲水头部因对水的亲和力指向水面，疏水尾部因对水的排斥而相互聚集，尾尾相连，这样形成了稳定的双分子层，见图 10-2。

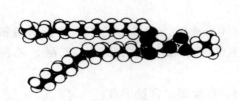

图 10-1　甘油磷脂的分子模型

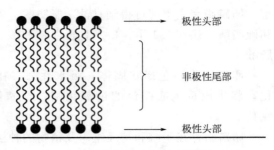

图 10-2　脂双分子层结构

脂类、蛋白质还有少量的糖类在膜中如何存在和排列，以及它们之间如何相互作用，这是决定膜的生物活性的主要问题，目前还没有一种技术或方法能够直接观察膜的分子结构。多年来根据对天然细胞膜以及一些人工模拟膜的研究，得到较多实验事实支持。而为大多数人所承认的是1972年Singer和Nicolson提出的液态镶嵌模型（见图10-3），其基本的内容是：膜的结构是以液态的脂质双分子层为基架，其中镶嵌着可以移动的具有各种生理机能的蛋白质。

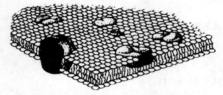

图 10-3　细胞膜的液态镶嵌模型

生物膜有两个明显的特征，膜的不对称性和膜的流动性。膜的不对称性分别与膜脂和膜蛋白分布的不对称性有关。膜脂中，含胆碱的磷脂如磷脂酰胆碱（卵磷脂），鞘磷脂大多分布在生物膜外层，而含氨基的磷脂如磷脂酰乙醇胺（脑磷脂）多分布于内层。膜脂的不对称分布，使膜的两层流动性有所不同。

生物膜的结构和功能的研究，是目前分子生物学最活跃的部分，将在其他的学科中深入讨论。

第三节　甾体化合物

甾体化合物是一类广泛存在于动植物体内，并在动植物的生命活动中起着重要作用的化合物，例如，肾上腺皮质激素对人体的盐代谢和糖代谢有很大的作用；中药毛地黄所含强心苷具有很强生理作用；有的可作为甾体药物的合成原料。

一、甾体化合物的基本结构

甾体化合物的基本结构为环戊烷并多氢菲和三个侧链。分子中含有四个环，其中 A、B 和 C 环为六元环，D 环为五元环。其基本骨架如下：

一般说来其中两个侧链（R^1，R^2）是甲基（专称角甲基），另一个（R^3）为含不同碳原子数的碳链或含氧基团如羟基等。环上所有的碳原子的编号顺序也是固定的。见下式：

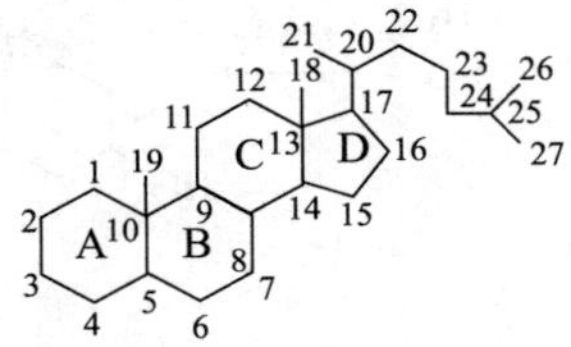

二、医学上常见的甾体化合物

1. 胆甾醇（胆固醇）

胆甾醇是最早发现的一个甾体化合物，以游离和成酯形式存在于人和动物的血液、脂肪中，血液中胆甾醇含量过高可引起胆结石和动脉粥样硬化。其结构如下：

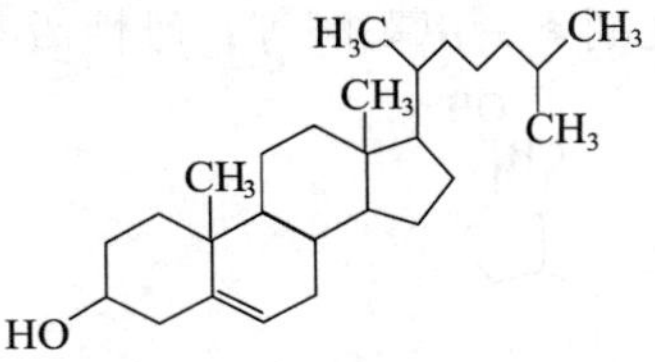

胆甾醇

胆甾醇是无色或略带黄色的结晶，熔点 148.5℃，在高真空度下可升华，微溶于水，溶于乙醇、乙醚、氯仿等有机溶剂。在制药上，胆甾醇是合成维生素 D_2 的原料。

2. 7-脱氢胆甾醇

胆甾醇在酶催化下氧化成 7-脱氢胆甾醇。7-脱氢胆甾醇存在于皮肤组织中，在日光照射下发生化学反应，转化为维生素 D_3：

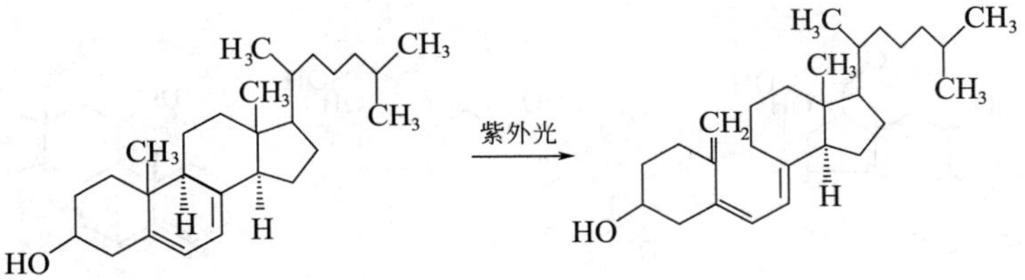

7-脱氢胆甾醇   维生素 D_3

维生素 D_3 是从小肠中吸收 Ca^{2+} 过程中的关键化合物。体内维生素 D_3 的浓度太低，会引起 Ca^{2+} 缺乏，不足以维持骨骼的正常生成而产生软骨病。

3. 麦角甾醇

麦角甾醇是常见的植物甾醇，最初是从麦角中得到的，但在酵母中更易得到。麦角甾醇经日光照射后，B 环开环而成前钙化醇，前钙化醇加热后形成维生素 D_2（即钙化醇）。

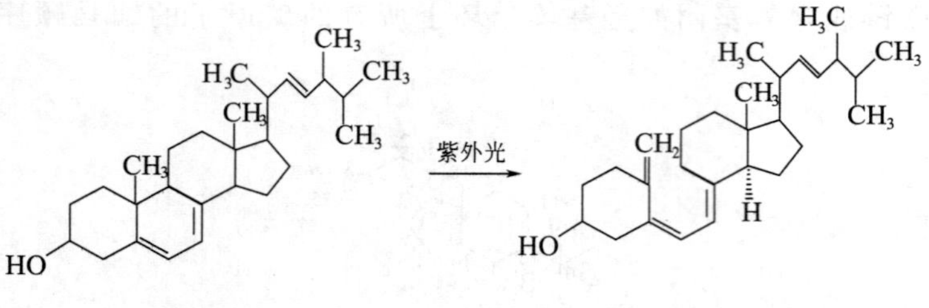

麦角甾醇 $\xrightarrow{\text{紫外光}}$ 维生素D_2

维生素D_2同维生素D_3一样,也能抗软骨病,因此,可以将麦角甾醇用紫外光照射后加入牛奶和其他食品中,以保证儿童能得到足够的维生素D。

4. 性激素

性激素是高等动物性腺的分泌物,能控制性生理、促进动物发育、维持第二性征(如声音、体形等)的作用。它们的生理作用很强,很少量就能产生极大的影响。

性激素可分为雄性激素和雌性激素两大类,两类性激素都有很多种,在生理上各有特定的生理功能。雄性激素有睾丸酮素、甲睾酮等;雌性激素有雌二醇、黄体酮等。

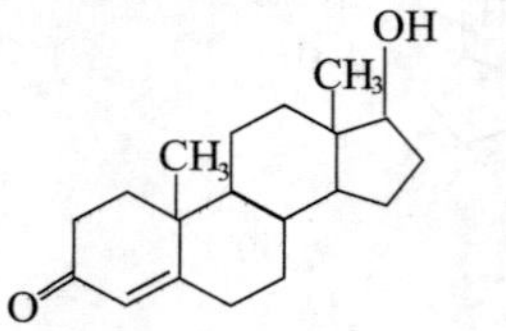

睾丸酮素 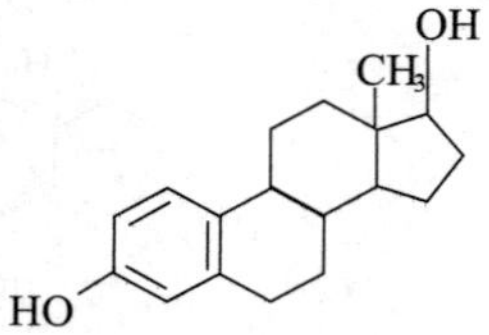   雌二醇

5. 肾上腺皮质激素

肾上腺皮质激素是哺乳动物的肾上腺皮质所分泌的甾体激素的总称,对维持生命活动有重要作用。从结构上看,肾上腺皮质激素具有孕甾烷的基本结构,按生理作用分为两类:一类是糖皮质激素,影响脂肪、糖、蛋白质的代谢,例如可的松、氢化可的松等。另一类为盐皮质激素,可调节组织中电解质的运转和水的分布,例如,醛固酮。

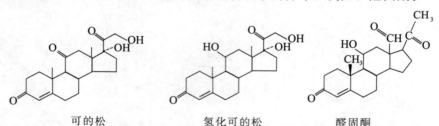

可的松   氢化可的松   醛固酮

通过改变可的松和氢化可的松的结构,可以得到高效低毒的甾体抗炎药物,这种改变分子结构以取得较理想药物的方法,是开发新药的一条途径。

习 题

一、填空题

1. 油脂是_____和_____的总称,常温下呈液态的称为_____,呈固态的称为_____。
2. 营养必需脂肪酸包括_____、_____、_____。

3. 肥皂分子中含有_____基和_____基。
4. 加热油脂与氢氧化钠溶液的混合物，产生甘油和脂肪酸钠，此反应称为油脂的_____。
5. 比较常见的磷脂有_____和_____。

二、选择题

1. 油脂的皂化反应是指油脂的（　　）。
   A. 氢化反应　　　　　　　　B. 加成反应
   C. 碱性水解反应　　　　　　D. 氧化反应
2. 1mol 油脂完全水解后能生成（　　）。
   A. 1mol 甘油和 1mol 水　　　B. 1mol 甘油和 1mol 脂肪酸
   C. 3mol 甘油和 3mol 脂肪酸　D. 1mol 甘油和 3mol 脂肪酸
3. 下列反应中，能够导致油脂酸败的反应是（　　）。
   A. 氢化反应　　　　　　　　B. 加碘反应
   C. 硬化反应　　　　　　　　D. 氧化反应
4. 既能发生水解反应又能发生氢化反应的是（　　）。
   A. 油酸甘油酯　　　　　　　B. 软脂酸甘油酯
   C. 油酸　　　　　　　　　　D. 乙酸乙酯
5. 天然油脂水解后不会生成的羧酸是（　　）。
   A. 乙酸　　　B. 十六酸　　　C. 十八酸　　　D. 二十酸
6. 下列脂肪酸中不属于营养必需脂肪酸的是（　　）。
   A. 亚油酸　　B. 花生四烯酸　C. 亚麻酸　　　D. 油酸
7. 能将脑磷脂和卵磷脂分开的物质是（　　）。
   A. 乙醇　　　B. 丙酮　　　　C. 乙醚　　　　D. 氯仿

第十一章 糖 类

学习目标
1. 了解糖的定义和分类。
2. 熟悉常见单糖和二糖的结构和性质。
3. 掌握单糖、二糖和多糖的鉴别。
4. 了解多糖的结构和性质。

糖类化合物是自然界存在最多、分布最广的一类重要的天然有机化合物。植物中所含的葡萄糖、果糖、蔗糖、淀粉和纤维素，动物中所含的乳糖、糖原等都是糖类。糖类与蛋白质、核酸和脂类一起合称为生命活动所必需的四大类化合物，其中糖是一切生物体维持生命活动所需能量的主要来源，现代研究证明有些糖还具有特殊的生物活性。例如，糖蛋白是细胞间或生物大分子之间识别信息的分子，决定血型的物质中的糖与免疫活性有关等。学习本章对我们研究医学有重要意义。

糖类是由碳、氢、氧三种元素所组成。由于早年发现的这类化合物的分子式都可用通式 $C_n(H_2O)_m$ 表示，故将此类物质称为碳水化合物。但这个名称不能反映这类物质的结构特点。因为这类物质的组成并不完全符合通式 $C_n(H_2O)_m$，如脱氧核糖 ($C_5H_{10}O_4$)，而有些化合物的组成虽符合 $C_n(H_2O)_m$ 通式，但并不是碳水化合物，如甲醛（CH_2O）。因此，把糖类化合物称做碳水化合物并不科学，但在某些学科中仍沿用。

从结构上看，糖类是多羟基醛、多羟基酮及其缩合物。根据水解情况可将其分为三类，即单糖、低聚糖和多糖。不能水解的糖称为单糖，如葡萄糖、果糖、核糖；水解后能生成 2～10 个单糖的糖类称为低聚糖（也称寡糖），如蔗糖、麦芽糖等；水解后能产生 10 个以上单糖的糖类称为多糖，如淀粉、纤维素。

第一节 单 糖

单糖一般是含有 3～6 个碳原子的多羟基醛或多羟基酮。按分子中所含碳原子的数目，分为丙糖、丁糖、戊糖、己糖等；按分子中所含的醛基和酮基，分为醛糖和酮糖。

单糖种类很多，但与医学关系密切的单糖主要是葡萄糖、果糖、核糖和脱氧核糖。

一、单糖的结构

1. 葡萄糖结构

（1）开链结构与构型　葡萄糖的分子式为 $C_6H_{12}O_6$，属于己醛糖，分子中有 1 个醛基和 5 个羟基，其空间构型可用费歇尔投影式表示如下：

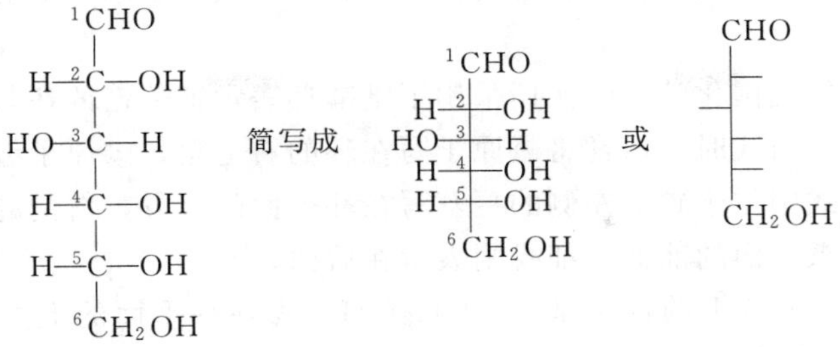

$$\begin{array}{c}{}^1CHO\\H-{}^2C-OH\\HO-{}^3C-H\\H-{}^4C-OH\\H-{}^5C-OH\\{}^6CH_2OH\end{array}\quad 简写成\quad\begin{array}{c}{}^1CHO\\H-{}^2\!\!-\!\!OH\\HO-{}^3\!\!-\!\!H\\H-{}^4\!\!-\!\!OH\\H-{}^5\!\!-\!\!OH\\{}^6CH_2OH\end{array}\quad 或\quad\begin{array}{c}CHO\\\vert\\\vert\\\vert\\\vert\\CH_2OH\end{array}$$

葡萄糖分子中有 4 个手性碳原子，除了 C-3 上的羟基在左边，其余的手性碳上的羟基在右边。单糖构型的确定仍沿用 D/L 法。这种方法只考虑与羰基相距最远的一个手性碳的构型，此手性碳上的羟基在右边的为 D 型，在左边的为 L 型。天然存在的单糖绝大多数为 D 型糖。

（2）环状结构　葡萄糖的开链醛式结构具有许多醛的性质，某些性质和现象是醛式结构无法解释的。例如，人们发现 D-葡萄糖在不同条件下结晶，可以得到两种晶体：一种从乙醇溶液中结晶，新配制溶液的比旋光度为 +112°；另一种从吡啶溶液中结晶，新配制溶液的比旋光度为 +18.7°。若将这两种 D-葡萄糖晶体水溶液放置后，它们的比旋光度逐渐发生变化，前者降低，后者升高，最后二者都达到 +52.7°，此后比旋光度不再变化。这种比旋光度自行改变的现象称为变旋光现象。显然开链结构无法解释此现象。

上述事实可由葡萄糖的环状结构得到解释。葡萄糖结构中同时存在羟基和醛基，可以通过自身的羰基和羟基加成形成环状半缩醛。即 C-1 醛基与 C-5 羟基加成形成半缩醛六元环。该环类似于吡喃的六元环，比较稳定。成环后，使原来的羰基碳原子（C-1）变成了手性碳原子，在 C-1 上新生成的半缩醛羟基（也称苷羟基），在空间的排布方式有两种可能，将苷羟基与 C-5 羟基在碳链同侧的叫做 α 型，在异侧的称为 β 型。这两种构型熔点和比旋光度都不同，在溶液中可通过开链式结构互变，形成一个动态平衡体系。平衡混合物中 β-异构体占 64%，α-异构体占 36%，开链结构含量极少。三者平衡混合物的比旋光度为 +52.7°。

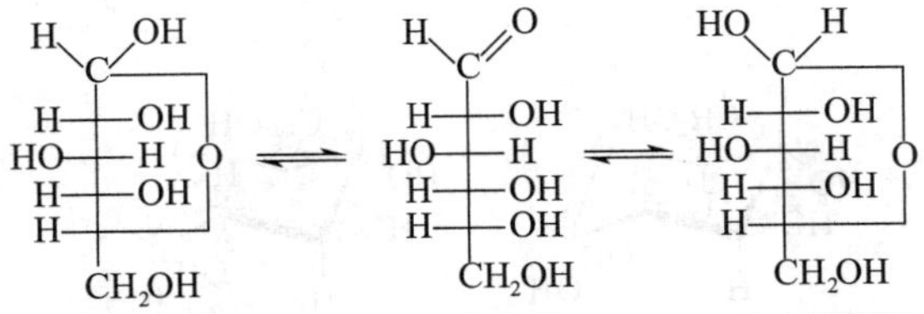

α-D-葡萄糖　　　　D-葡萄糖　　　　β-D-葡萄糖

（占36%）　　　（约占0.024%）　　（占64%）

$[\alpha]_D=+112°$　　　　　　　　　　　　$[\alpha]_D=+18.7°$

$[\alpha]_D=+52.7°$

（平衡状态时）

上述葡萄糖的环状结构式不能反映出原子和基团在空间的相互关系,并且从环的稳定性上来看这种过长的氧桥是明显不合理的。为了较为真实地表示单糖的环状结构,通常采用哈沃斯式。

(3) 哈沃斯式　英国化学家哈沃斯采用了吡喃环表示葡萄糖的环状结构,即葡萄糖的哈沃斯式。书写哈沃斯式时,通常将氧原子写在环的右上角,碳原子编号按顺时针方向排列,将费歇尔投影式中位于碳链左侧的羟基写在环平面的上方,右侧的羟基写在环平面的下方。粗线表示在纸平面的前面,细线则表示在后面。

对 D 型糖而言,C-5 上的羟甲基(—CH_2OH)写在环平面的上方,氢写在环平面的下方。C-1 上的苷羟基在环平面下方的是 α 型,在环平面上方的是 β 型。L 型糖则正好相反。由于天然存在的糖绝大多数属于 D 构型,我们经常看到的糖 C-5 上的羟甲基都是在环平面上方的。

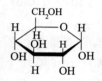

α-D-吡喃葡萄糖　　　　β-D-吡喃葡萄糖

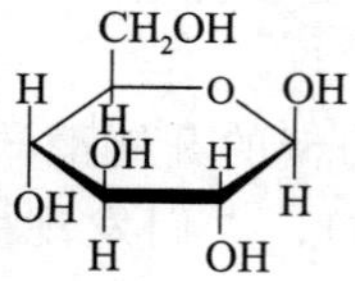

糖通常以五元或六元环形式存在,当以六元环存在时,与杂环化合物吡喃相似,称吡喃糖;若以五元环存在时,与杂环化合物呋喃相似,称呋喃糖。

葡萄糖的构象

哈沃斯式比费歇尔投影式能更合理地表达葡萄糖的存在形式,但是哈沃斯式仍然不能很好地反映出葡萄糖的立体结构。事实上,形成吡喃环的各个原子,并不全部在同一平面上,而是以较稳定的椅式构象存在。因此,为了更合理地反映糖的空间结构,通常采用构象式来表示。例如 α-D-吡喃葡萄糖和 β-D-吡喃葡萄糖的构象式:

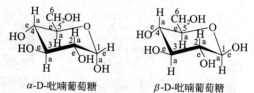

α-D-吡喃葡萄糖　　　　β-D-吡喃葡萄糖

在以上的构象式中,α-D-吡喃葡萄糖中除 C-1 上的—OH 是连在 a 键外,其他—OH 和—CH_2OH 等较大的原子团都连在 e 键上;β-D-吡喃葡萄糖中则所有较大的原子团都连在 e 键上,相互距离较远,空间排斥力较小,因此 β 型的构象更为稳定。故在溶液中达到平衡时,β 型占 64%,而 α 型仅占 36%。

2. 果糖的结构

果糖的分子式为 $C_6H_{12}O_6$，与葡萄糖互为同分异构体。果糖是己酮糖，其结构式中 C-3、C-4、C-5 的构型与葡萄糖相同。其开链结构为：

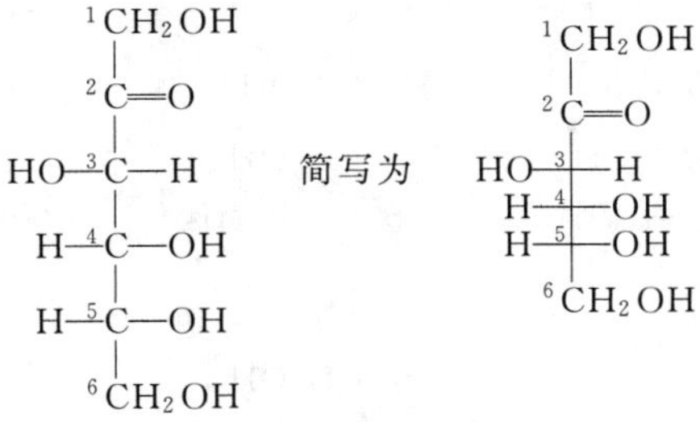

$$\begin{array}{c} ^1CH_2OH \\ ^2C=O \\ HO-^3C-H \\ H-^4C-OH \\ H-^5C-OH \\ ^6CH_2OH \end{array} \quad 简写为 \quad \begin{array}{c} ^1CH_2OH \\ ^2C=O \\ HO-^3-H \\ H-^4-OH \\ H-^5-OH \\ ^6CH_2OH \end{array}$$

与葡萄糖相似，D-果糖开链结构中的 C-5 或 C-6 上的羟基可以和酮基结合生成半缩酮，因而可以形成呋喃环或吡喃环两种环状结构的果糖。

通常游离的果糖主要以吡喃环形式存在，结合状态的果糖主要以呋喃环形式存在。由于形成环状结构时，糖苷羟基在空间的位置不同，所以也有 α 构型和 β 构型。在水溶液中，D-果糖也可以由一种环状结构通过开链结构转变成另一种环状结构，形成互变平衡体系。因此，果糖也具有变旋光现象。

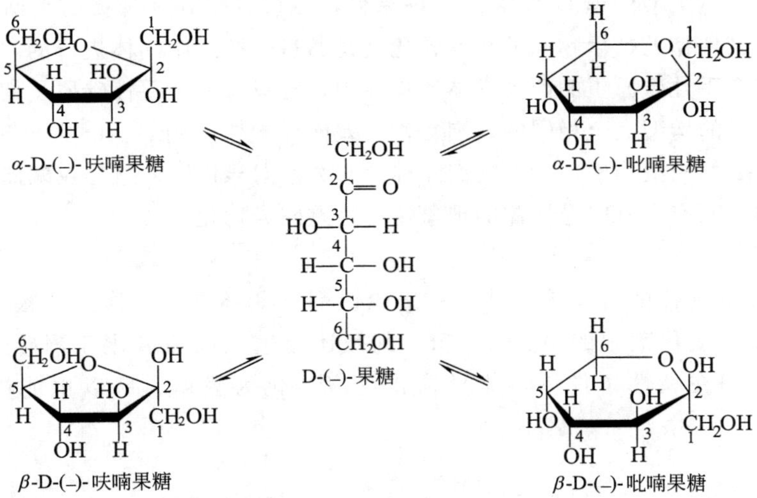

α-D-(–)-呋喃果糖 ⇌ D-(–)-果糖 ⇌ α-D-(–)-吡喃果糖

β-D-(–)-呋喃果糖 ⇌ D-(–)-果糖 ⇌ β-D-(–)-吡喃果糖

二、单糖的化学性质

单糖在溶液中以环状结构与开链结构互变形式存在。因此，单糖的化学反应有的是以开链结构进行的，有的则以环状结构进行的。

1. 单糖的差向异构化

在弱碱作用下，醛糖和酮糖能互相转化生成几种糖的混合物。例如，用稀碱处理 D-葡萄糖，就得到 D-葡萄糖、D-甘露糖和 D-果糖三种平衡混合。这种转化是通过烯醇式完成的。

$$\begin{array}{c}
\text{CHO} \\
\text{H—C—OH} \\
\text{HO—C—H} \\
\text{H—C—OH} \\
\text{H—C—OH} \\
\text{CH}_2\text{OH} \\
\text{D-葡萄糖}
\end{array}
\rightleftharpoons
\begin{array}{c}
\text{HO—C—H} \\
\parallel \\
\text{C—OH} \\
\text{HO—C—H} \\
\text{H—C—OH} \\
\text{H—C—OH} \\
\text{CH}_2\text{OH} \\
\text{烯二醇中间体}
\end{array}
\rightleftharpoons
\begin{array}{c}
\text{CHO} \\
\text{HO—C—H} \\
\text{HO—C—H} \\
\text{H—C—OH} \\
\text{H—C—OH} \\
\text{CH}_2\text{OH} \\
\text{D-甘露糖}
\end{array}$$

$$\rightleftharpoons
\begin{array}{c}
\text{CH}_2\text{OH} \\
\text{C=O} \\
\text{HO—C—H} \\
\text{H—C—OH} \\
\text{H—C—OH} \\
\text{CH}_2\text{OH} \\
\text{D-果糖}
\end{array}$$

同样，用稀碱溶液处理 D-甘露糖或 D-果糖，也可以得到 3 种糖的平衡混合物。生物体代谢过程中某些糖的衍生物间的相互转化就是通过烯醇式中间体进行的。

在含有多个手性碳原子的两个立体异构体中，若只有一个手性碳原子的构型相反，而其他手性碳原子的构型完全相同的，则互称为差向异构体。例如：D-葡萄糖和 D-甘露糖，它们仅只是 C-2 的构型相反，所以它们互称为 C-2 差向异构体。这种在碱催化下，醛糖或酮糖发生异构化而产生差向异构体的现象，称为差向异构化。

2. 氧化反应

单糖与碱性弱氧化剂（托伦试剂、班氏试剂、斐林试剂）作用，被氧化成复杂的氧化产物，而弱氧化剂中的 Ag^+ 和 Cu^{2+} 则被还原生成银和氧化亚铜砖红色沉淀。果糖虽是酮糖，但在碱性条件下，能异构化反应转化为醛糖，所以也能被碱性弱氧化剂氧化。

$$\text{单糖} \xrightarrow{\text{托伦试剂}} \text{Ag(银镜)} + \text{复杂化合物}$$

$$\text{单糖} \xrightarrow[\text{或斐林试剂}]{\text{班氏试剂}} \text{Cu}_2\text{O} + \text{复杂氧化物}$$

除单糖外，有的低聚糖也能发生以上反应。凡是能被托伦试剂、班氏试剂、斐林试剂等碱性弱氧化剂氧化的糖称还原糖；反之，则称非还原糖。临床上常用班氏试剂检测糖尿病患者尿中的葡萄糖。

醛糖可被温和的酸性氧化剂如溴水氧化，生成相应的糖酸，酮糖在此条件下不反应，因此可用溴水来区别醛糖和酮糖。

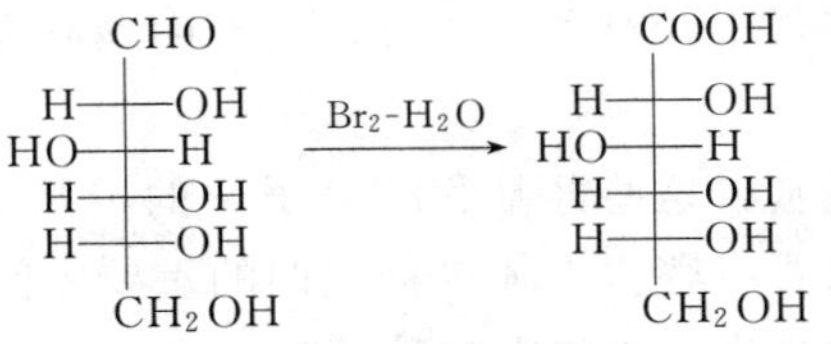

$$\text{(D-葡萄糖)} \xrightarrow{Br_2-H_2O} \text{D-葡萄糖酸}$$

硝酸是强氧化剂，它可以将糖分子中的醛基以及端基的羟甲基氧化为羧基，生成糖二酸。例如 D-葡萄糖经硝酸氧化，生成 D-葡萄糖二酸。

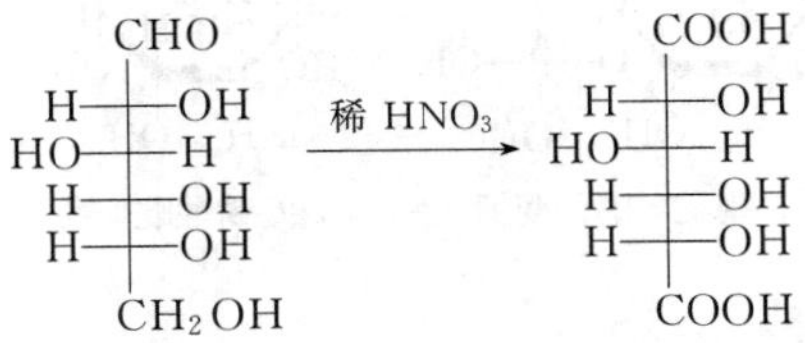

$$\text{(D-葡萄糖)} \xrightarrow{\text{稀 } HNO_3} \text{D-葡萄糖二酸}$$

人体内的 D-葡萄糖可在酶的催化下转化为葡萄糖醛酸。它在肝脏内可与某些醇、酚等有毒物质结合，产物随尿排出，达到解毒作用。

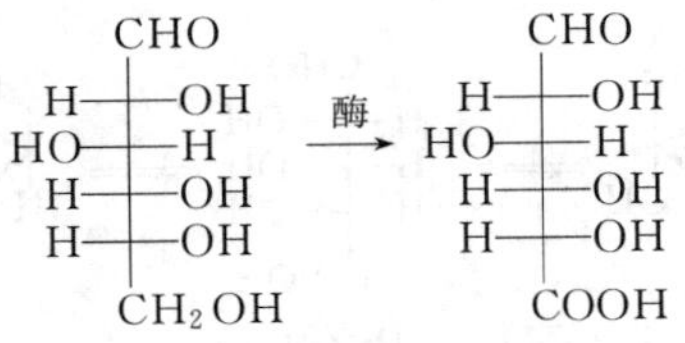

$$\text{(D-葡萄糖)} \xrightarrow{\text{酶}} \text{D-葡萄糖醛酸}$$

3. 成苷反应

单糖环状结构中的半缩醛羟基比较活泼，在酸的催化下，半缩醛羟基可与含羟基的化合物如醇或酚的羟基脱水生成缩醛类化合物（称为苷），这样的反应称为成苷反应。如在干燥的氯化氢气体催化下，D-葡萄糖与甲醇作用，失水生成甲基-D-吡喃葡萄糖苷。反应式如下：

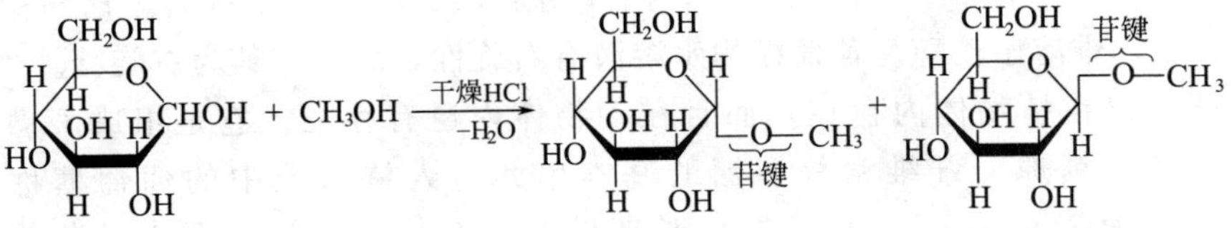

$$\text{D-葡萄糖} + CH_3OH \xrightarrow[-H_2O]{\text{干燥HCl}} \alpha\text{-D-甲基吡喃葡萄糖苷} + \beta\text{-D-甲基吡喃葡萄糖苷}$$

糖苷由糖和非糖部分组成，非糖部分称为苷元或配基。连结糖与苷元之间的键称为糖苷键。通过氧原子把糖和苷元连结起来的结构称为氧苷键，通过氮原子把糖和苷元连结起来的结构称为氮苷键。

糖苷中无半缩醛（酮）羟基。在水溶液中不能转化为开链结构而产生醛基，故无变旋光现象，也无还原性。糖苷在碱溶液中较稳定，在酸或酶的催化下则易水解生成原来的糖和非糖物质。

在中药中糖多以苷的形式存在，具有多种多样的生理功能。如中药铃兰、夹竹桃和洋地黄等中含有强心苷，苦杏仁中含有苦杏仁苷，人参中含有人参皂苷等。

4. 成酯反应

单糖分子中含有多个羟基，这些羟基和醇分子中的羟基类似，也能和酸作用生成酯。糖的成酯反应是糖代谢的重要步骤。人体内糖代谢的重要中间产物有葡萄糖和果糖的磷酸酯。例如，1-磷酸吡喃葡萄糖及6-磷酸吡喃葡萄糖。

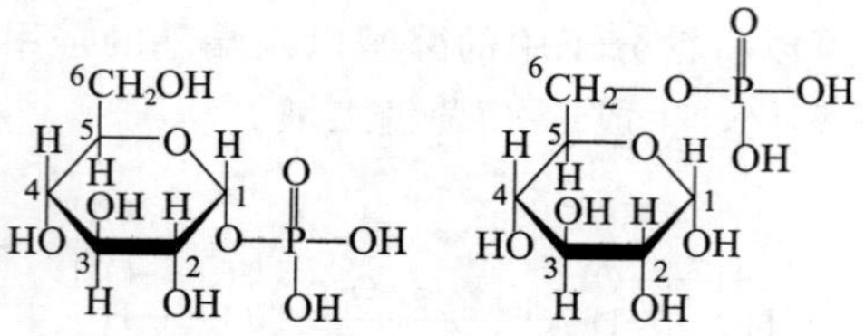

α-1-磷酸吡喃葡萄糖　　　α-6-磷酸吡喃葡萄糖

三、医学上常见的单糖

1. 核糖和2-脱氧核糖

核糖和2-脱氧核糖都是戊醛糖，它们是核糖核酸和脱氧核糖核酸的重要组成成分。其环状和开链结构如下：

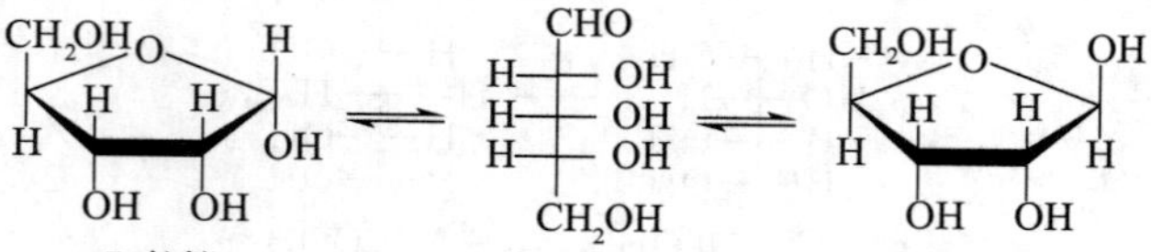

α-D-核糖　　　D-核糖　　　β-D-核糖

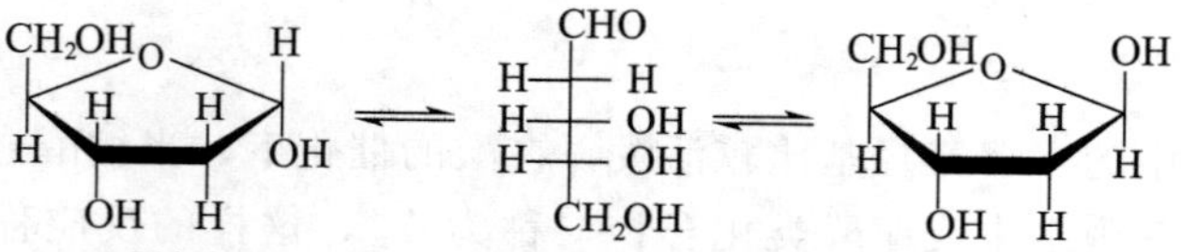

α-D-2-脱氧核糖　　　D-2-脱氧核糖　　　β-D-2-脱氧核糖

2. 葡萄糖

葡萄糖是自然界分布最广的己醛糖，因最初从葡萄中获得而得名。葡萄糖为无色晶体，易溶于水，难溶于乙醇。葡萄糖的水溶液有右旋性，故又称其为右旋糖。

葡萄糖不仅在植物体内存在，而且在动物体内也有存在。它是组成蔗糖、麦芽糖等二糖及淀粉、糖原、纤维素等多糖的基本单元。人体血液中的葡萄糖称血糖。正常人血糖浓度为 $3.9 \sim 6.1 mol \cdot L^{-1}$。长期低血糖会导致头昏、恶心及营养不良等症状，而高血糖及糖代谢障碍，可导致糖尿病的发生。葡萄糖是人体能量的重要来源，在20℃及0.1MPa下1mol葡萄糖完全氧化时，放出热量为2813kJ。葡萄糖在医药上作营养剂，以供给能量，并有强心、利尿、解毒等作用，也是制备维生素C等药物的原料。

3. 果糖

果糖为无色晶体，是最甜的单糖，易溶于水，可溶于乙醇和乙醚中，天然的果糖具有左旋性，所以又称其为左旋糖。α型和β型果糖在水溶液中达到平衡时比旋光度为-92°。

果糖以游离状态存在于水果和蜂蜜中。结合状态的果糖常见于蔗糖中。

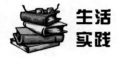

甜味剂

甜味剂是指赋予食品甜味的食品添加剂。食品和饮料工业在不断推出低热量、非糖型的产品，以满足消费者的需要，使得低糖甜味剂和高强度甜味剂的研究和开发成为热点。理想的甜味剂应具备以下特点：①很高的安全性；②良好的味觉；③较高的稳定性；④较好的水溶性；⑤较低的价格。

目前，食品和饮料中通常所说的甜味剂是指人工合成甜味剂、糖醇类甜味剂和非糖天然甜味剂三类。人工合成的甜味剂中使用最多的是糖精，其甜度约为蔗糖的 300 倍；糖醇类甜味剂应用较多的是山梨糖醇和麦芽糖醇；非糖天然甜味剂目前应用较多的是甘草酸苷和甜菊苷，前者如甘草酸二钠，甜度为蔗糖的 200 倍，后者纯甜度约为蔗糖的 300 倍，因其不被人体吸收，无热量，是适于糖尿病、肥胖症患者的甜味剂。葡萄糖、果糖、蔗糖、麦芽糖和乳糖等糖类物质，虽然也是天然甜味剂，因长期被人食用，且是重要的营养素，我国通常视为食品而不列为食品添加剂。

四、核苷酸

核苷酸是构成核酸的基本单位。单个核苷酸是由含氮有机碱（称碱基）、戊糖和磷酸三部分构成的。核酸中的核糖或脱氧核糖 C-1 上的半缩醛羟基与碱基通过 β-苷键结合成核糖核苷或脱氧核糖核苷，统称为核苷，核苷中的核糖或脱氧核糖，再以 C-5 或 C-3 上的羟基与磷酸以酯键结合即成为核苷酸。例如，尿嘧啶核苷酸和腺嘌呤核苷酸结构式分别如下：

尿嘧啶核苷酸　　　腺嘌呤核苷酸

构成核苷酸的碱基分为嘌呤和嘧啶两类。前者主要指腺嘌呤和鸟嘌呤，后者主要指胞嘧啶、胸腺嘧啶和尿嘧啶。RNA 和 DNA 中所含的嘌呤碱相同，都含有腺嘌呤和鸟嘌呤；而含的嘧啶碱不同，两者都含有胞嘧啶，RNA 中含尿嘧啶而不含胸腺嘧啶，DNA 中恰相反。

两类碱基的结构及缩写符号如下：

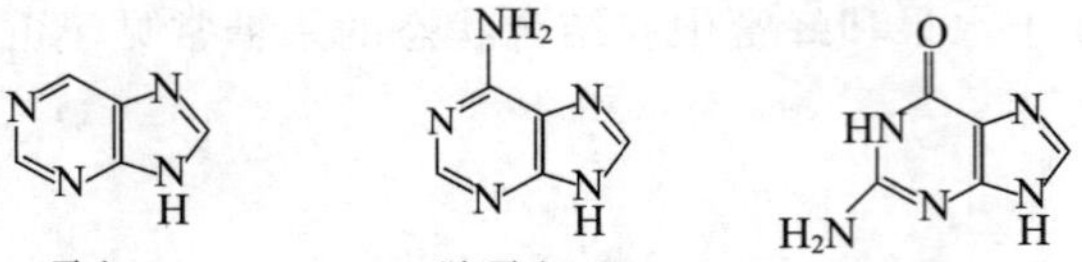

嘌呤　　　腺嘌呤(A)　　　鸟嘌呤(G)

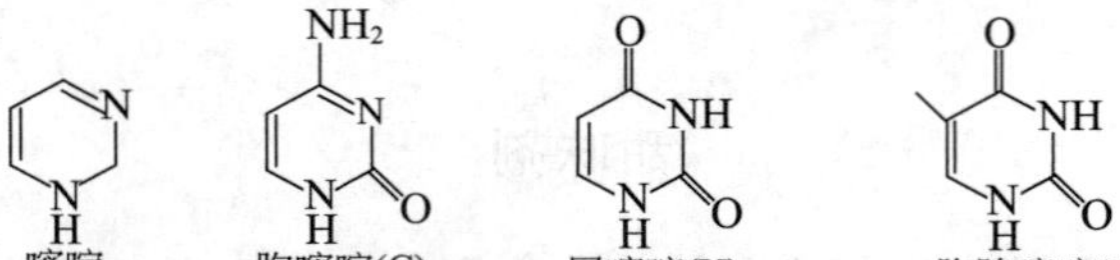

嘧啶　　　胞嘧啶(C)　　　尿嘧啶(U)　　　胸腺嘧啶(T)

第二节　二　糖

二糖又称双糖，是最简单、最重要的低聚糖。二糖可看成是两个单糖分子脱水缩合而成的糖苷。常见的二糖有麦芽糖、蔗糖和乳糖等，它们的分子式都是 $C_{12}H_{22}O_{11}$，互为同分异构体。

一、蔗糖

蔗糖是自然界分布最广的双糖，在具有光合作用的植物中，都有蔗糖存在，甜度仅次于果糖，是重要的甜味食物，医药上蔗糖常用作矫味剂配制糖浆。

蔗糖是由一分子 α-D-吡喃葡萄糖 C-1 上的苷羟基和另一分子 β-D-呋喃果糖 C-2 上的苷羟基脱水，以 α,β-1,2-苷键连接而成。在蔗糖分子中没有苷羟基，不能转变为醛式，因此蔗糖没有还原性，是非还原性二糖，没有变旋光现象。其结构如下：

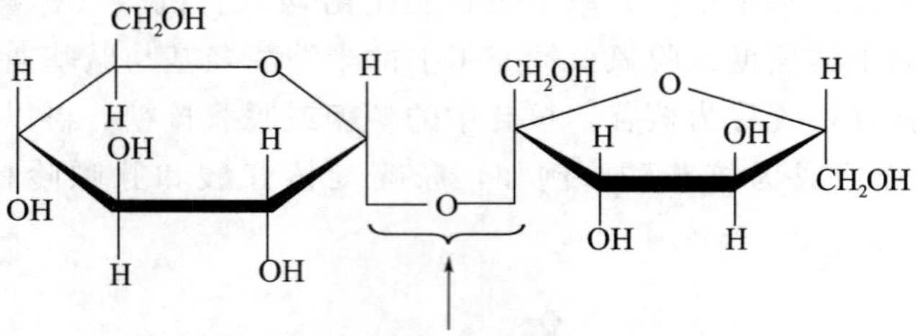

α-D-吡喃葡萄糖　　α,β-1,2-苷键　　β-D-呋喃果糖

蔗糖在稀酸或酶的作用下，可水解生成 1 分子果糖和 1 分子葡萄糖。

$$C_{12}H_{22}O_{11} + H_2O \xrightarrow{H^+ \text{或酶}} C_6H_{12}O_6 + C_6H_{12}O_6$$
蔗糖　　　　　　　　　　葡萄糖　　果糖

蔗糖是右旋糖，比旋光度为 $+66.7°$，水解后生成等量的 D-葡萄糖和 D-果糖的混合物，则是左旋的，比旋光度为 $-19.7°$，与水解前的旋光方向相反。因此蔗糖的水解又称作蔗糖的转化，水解后的混合物称为转化糖。蜂蜜的主要成分就是转化糖。

二、麦芽糖

麦芽糖存在麦芽中，麦芽中含有淀粉酶，可将淀粉水解成麦芽糖，麦芽糖由此得名。麦芽糖有甜味，但不如蔗糖甜，是食用饴糖的主要成分。

麦芽糖是由 1 分子 α-D-葡萄糖的半缩醛羟基和另 1 分子葡萄糖的 C-4 上的羟基脱水，形成以 α-1,4-苷键连接的二糖。在麦芽糖分子中还保留了一个半缩醛羟基，可与开链结构互相转化，因此具有还原性，属于还原性二糖，具有变旋光现象，能被弱氧化剂氧化。其结构如下：

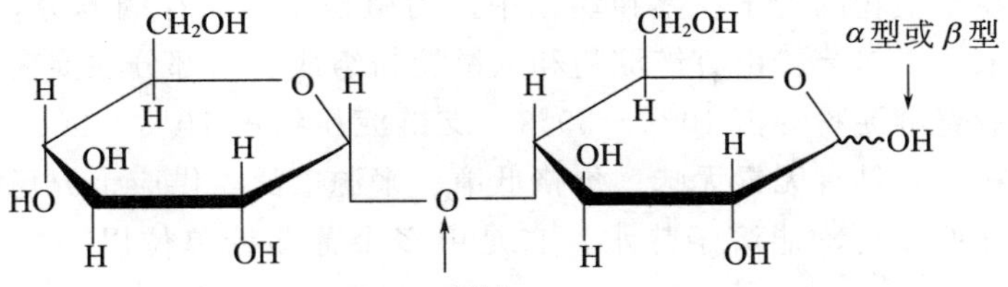

麦芽糖在无机酸或 α-葡萄糖苷酶作用下水解成 2 分子 D-葡萄糖。

$$C_{12}H_{22}O_{11} \xrightarrow[H^+ 或酶]{H_2O} 2C_6H_{12}O_6$$

麦芽糖　　　　　　葡萄糖

在人体中，从食物所得的淀粉被水解生成麦芽糖，再经麦芽糖酶水解为 D-葡萄糖。故麦芽糖是淀粉水解过程中的中间产物。

三、乳糖

乳糖是从哺乳动物乳汁中提取的双糖，因此而得名。它的分子结构是由一分子 α-葡萄糖和一分子 β-半乳糖缩合形成。在乳糖分子中还保留了一个半缩醛羟基，可与开链结构互相转化，因此具有还原性，属于还原性二糖，具有变旋光现象，能被弱氧化剂氧化。其结构如下：

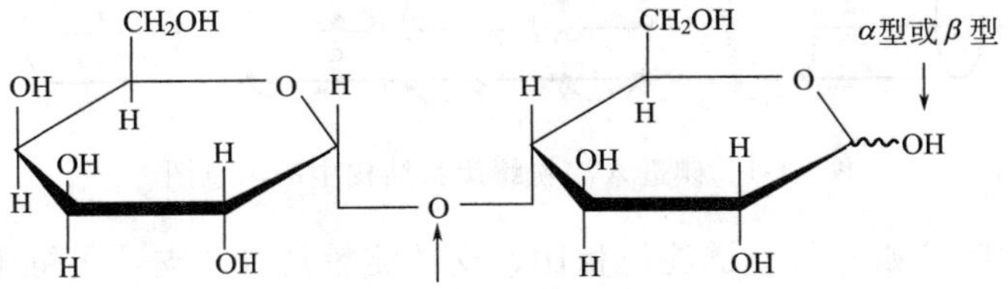

乳糖为白色结晶性粉末，水溶性较小，味不甚甜，医学上常用作矫味剂。乳糖在无机酸或 α-葡萄糖苷酶作用下水解成 1 分子 D-葡萄糖和 1 分子 D-乳糖。

$$C_{12}H_{22}O_{11} \xrightarrow[H^+ 或酶]{H_2O} C_6H_{12}O_6 + C_6H_{12}O_6$$

乳糖　　　　　　葡萄糖　半乳糖

第三节　多　糖

多糖在自然界中广泛存在，动植物体内的纤维素、淀粉和糖原等均为多糖。多糖是由几百个单糖甚至高达几千个单糖分子之间以糖苷键连接而成的天然高分子化合物，相对分子质量通常是几万至几百万。由同种单糖组成的多糖称为匀多糖,如淀粉、糖原、纤维素等;由不同单糖组成的多糖称为杂多糖,如阿拉伯胶等。

一、淀粉

淀粉大量存在于植物的种子、茎和块根中,为植物体内贮存的养分,为白色、无臭、无味的无定形粉末。天然淀粉由直链淀粉和支链淀粉组成。两部分在淀粉中的比例随植物的品种而异,一般直链淀粉约占 10%~30%,支链淀粉约占 70%~90%。淀粉目前仍然是主要的药物辅料,它具有无毒无味、价格低廉、来源广泛、供应十分稳定等优点。

直链淀粉又称糖淀粉,能溶于热水,它是由多个葡萄糖单位以 α-1,4-苷键结合而成的,其结构式为:

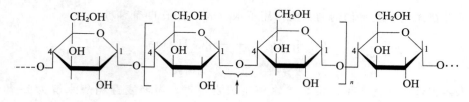

α-1,4-苷键

直链淀粉并不是一条展开的直链,而是借助分子内羟基间的氢键卷曲成螺旋状,每一圈约含 6 个葡萄糖单位。直链淀粉遇碘显蓝色,就是由于直链淀粉螺旋结构的中空部分的空隙正好适合碘分子钻入,依靠分子间引力,使碘分子与淀粉间松弛地结合起来所致,见图 11-1。此反应非常灵敏,加热蓝色消失,放冷后蓝色又重新出现。

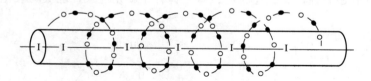

图 11-1　碘进入淀粉螺旋状结构中的示意图

支链淀粉又称胶淀粉。与直链淀粉相比,支链淀粉具有分支,主链由 α-1,4-苷键连接而成,分支处为 α-1,6-苷键连接。其结构式如下:

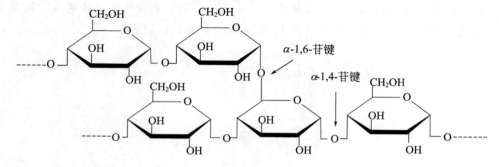

支链淀粉的结构示意图如图 11-2 所示。支链淀粉的相对分子质量比直链淀粉大,不溶于水,在热水中则溶胀呈糊状,遇碘呈紫红色。

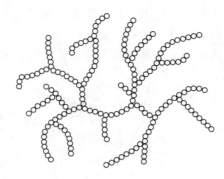

图 11-2　支链淀粉结构示意图

淀粉在酸或酶的催化下，逐步由大分子水解成小分子，整个过程中生成一系列的糊精，最终经过麦芽糖水解生成葡萄糖。淀粉水解可用酶或酸来催化，水解进程可用碘液与其作用的颜色变化来判断：

水解进程　　　　淀粉→紫糊精→红糊精→无色糊精→麦芽糖→葡萄糖
遇碘所显颜色　　蓝色　紫蓝色　红色　　不显色　　不显色　不显色

二、糖原

糖原又称动物淀粉，是人和动物体内贮存葡萄糖的一种形式，主要存在于肝细胞和肌肉组织中，故有肝糖原和肌糖原之分。糖原对维持人体血糖浓度起着重要作用。当血糖浓度过高时，肝脏就把多余的葡萄糖变成糖原贮存起来；当机体需要时，糖原可经一系列酶的催化而分解为葡萄糖，以维持血糖水平，为各种组织提供所需能量。

糖原的结构与支链淀粉相似，但支链比支链淀粉更多更短，糖原的分子也是由葡萄糖单位以 α-1,4-苷键和 α-1,6-苷键连接而成。其结构示意图如图 11-3 所示。所以，糖原的结构更为复杂，相对分子质量高达 1×10^8。糖原是无定形粉末，不溶于冷水，加热不糊化，易溶于热水成透明胶体溶液，遇碘显紫红色或蓝紫色。

三、纤维素

纤维素是自然界中最丰富的多糖，是植物细胞壁的主要组分，构成植物的支持组织。棉花是含纤维素最多的物质，含量高达 98%，木材约含 50%，脱脂棉花及滤纸几乎全部是纤维素。

纤维素是由上千个葡萄糖单位经 β-1,4-苷键连接而成的长链分子，一般无分支。分子链之间借助分子间氢键联系成束状，几个纤维束又像麻绳一样拧在一起形成绳索状分子。其结构示意图如图 11-4 所示

纤维素的结构类似于直链淀粉，二者仅是苷键的构型不同。这种 α-苷键和 β-苷键的区别有重要的生理意义，人体内的淀粉酶只能水解 α-苷键，而不能水解 β-苷键，因此人类不能利用纤维素作为营养物质。但纤维素又是人类必不可少的，因为纤维素

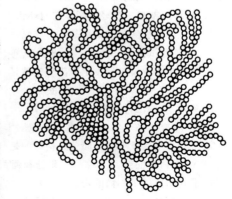

图 11-3　糖原结构示意图

可帮助肠胃蠕动，以提高消化和排泄能力。食草动物依靠消化道内微生物所分泌的酶，能把纤维素水解成葡萄糖，所以可用草作饲料。

纤维素用途很广，可以用来制造纸张、纺织品、玻璃纸、火棉胶、电影胶片等，在医学上常用来制作药棉、纱布。

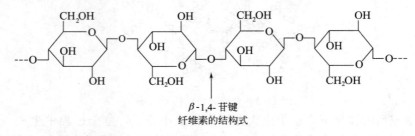

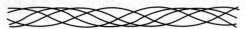

图 11-4 绳索状的纤维素链示意图

习　题

一、填空题

1. 单糖都能与_____试剂反应生成银镜，还能与_____试剂或_____试剂反应生成_____色沉淀。
2. 从是否具有还原性来看，麦芽糖是_____糖，蔗糖是_____糖。
3. 淀粉分为_____和_____两种，淀粉水解的最终产物是_____，淀粉遇碘显_____；糖原遇碘显_____。
4. 根据水解情况，糖类可分为_____糖、_____糖和_____糖。
5. 临床上常用_____试剂来检查尿中所含的葡萄糖。
6. 单糖一般是含有_____个碳原子的_____或_____。

二、选择题

1. 糖类是指（　　）。
    A. 有甜味的物质　　B. 多羟基醛　　C. 多羟基酮
    D. 多羟基醛、多羟基酮和它们环状半缩醛、半缩酮及其缩合物
2. 临床上检验尿糖的试剂是（　　）。
    A. 托伦试剂　　B. 班氏试剂　　C. 希夫试剂　　D. 亚硝酰铁氰化钠碱溶液
3. 既发生水解反应又发生班氏反应的是（　　）。
    A. 淀粉　　B. 蔗糖　　C. 葡萄糖　　D. 麦芽糖
4. 单糖不具有的性质是（　　）。
    A. 有变旋光现象　　B. 能水解　　C. 能成苷　　D. 能还原弱氧化剂
5. 下列各组物质不互为同分异构体的是（　　）。
    A. 果糖和蔗糖　　B. 果糖和葡萄糖　　C. 蔗糖和麦芽糖　　D. 葡萄糖和甘露糖
6. 下列物质属于酮糖的是（　　）。
    A. 葡萄糖　　B. 果糖　　C. 核糖　　D. 脱氧核糖
7. 下列为非还原糖的是（　　）。

A. 葡萄糖 B. 麦芽糖 C. 蔗糖 D. 果糖

8. 下列为 C-2 差向异构体的是（ ）。
   A. D-葡萄糖和 D-甘露糖　　　　　B. D-葡萄糖和 D-果糖
   C. D-甘露糖和 D-果糖　　　　　　D. D-核糖和 D-脱氧核糖

9. 淀粉水解的最终产物是（ ）。
   A. D-葡萄糖　　B. α-氨基酸　　C. 甘油　　D. 脂肪酸

10. α-D-吡喃葡萄糖和 β-D-吡喃葡萄糖互为（ ）。
    A. 差向异构体　　B. 端基异构体　　C. 官能团异构体　　D. 碳链异构体

三、写出下列化合物的哈沃斯式

1. β-D-呋喃果糖　　　2. α-D-1,6-二磷酸呋喃果糖

四、写出核糖与下列试剂作用的主要产物的结构及名称

1. 甲醇（干燥 HCl）　　2. 溴水　　3. 稀硝酸

五、根据化学性质鉴别下列各组物质

1. 葡萄和蔗糖　　2. 麦芽糖和蔗糖　　3. 蔗糖和淀粉

第十二章　滴定分析法

> **学习目标**
> 1. 掌握分析方法分类、测量值的准确度与精密度的含义、偏差与误差的计算、标准溶液的配制与标定、滴定分析的计算。
> 2. 熟悉有效数字的运算、基准物质的概念；熟悉常见的几种滴定分析方法。
> 3. 学会 NaOH、HCl、$KMnO_4$、EDTA 标准溶液的配制与标定。

第一节　滴定分析法概述

滴定分析法就是将一种已知准确浓度的标准溶液滴加到被测物质的溶液中，直至所加标准溶液的物质的量与被测物质的物质的量按化学计量关系恰好反应完全，然后根据所加标准溶液的浓度和所消耗的体积，计算出被测物质含量的分析方法。由于这种测定方法是以测量溶液体积为基础，故又称为容量分析。将标准溶液从滴定管加到被测物质溶液中的过程叫滴定，滴定中使用的标准溶液称为滴定剂。当加入的滴定剂与被测物质定量反应完全时，反应到达了化学计量点。在化学计量点，反应往往没有任何外观特征为人们所察觉，需在待测液中加入指示剂，利用指示剂颜色的突变来判断化学计量点的到达。在滴定过程中，指示剂的颜色转变点称为滴定终点。滴定终点与化学计量点不一定恰好符合，它们之间往往存在很小的差别，这称为滴定误差。

滴定分析适用于常量组分的测定，测定准确度较高。一般情况下，测定误差不大于 0.1%，并具有操作简便、快速、所用仪器简单等优点。

一、滴定分析法的分类

1. 滴定方法

根据滴定介质可分为水溶液滴定法和非水溶液滴定法；根据滴定液与待测物质所发生的化学反应的类型不同，滴定分析法可分为以下几类。

（1）酸碱滴定法　以酸碱反应为基础，用酸或碱作滴定液的滴定分析方法。

（2）配位滴定法　以配位反应为基础，用配位剂作滴定液，通过与被测物质作用形成配合物而进行测定的滴定分析方法。例如，以氨羧配位剂进行配位滴定，可测定多种金属离子。

（3）氧化还原滴定法　以氧化还原反应为基础，用氧化剂或还原剂作滴定液，滴定还原性或氧化性物质含量的方法。例如，碘量法、重铬酸钾法、高锰酸钾法、溴酸钾法等。

（4）沉淀滴定法　以沉淀反应为基础，用沉淀剂作滴定液，将待测物质变为沉淀析出而进行滴定的方法。例如银量法等。

2. 对滴定反应的要求和滴定方式

（1）滴定分析法对滴定反应的要求

① 反应要按一定的化学反应式进行，即反应应具有确定的化学计量关系，不发生副反应。

② 反应必须定量进行，通常要求反应完全程度≥99.9%。

③ 反应速率要快。对于速率较慢的反应，可以通过加热、增加反应物浓度、加入催化剂等措施来加快。

④ 有适当的方法确定滴定的终点。

（2）滴定方式

① 直接滴定法　用标准溶液直接滴定被测物质的溶液，叫做直接滴定。凡能满足滴定分析要求的反应，都可用直接滴定法进行滴定。

直接滴定法是最常用和最基本的滴定方式，简便、快速，引入的误差较少。如果反应不能完全符合滴定分析要求时，则可选择采用下述方式进行滴定。

② 返滴定法　反应速率较慢或反应物是固体，可以先准确地加入过量的标准溶液，待反应完全后，再用另一种标准溶液返滴剩余的前一种标准溶液，从而测定待测组分的含量，这种滴定方法称为返滴定法。例如，Al^{3+} 与 EDTA 溶液反应速率慢，不能直接滴定，可先加入定量、过量的 EDTA 滴定液，使其与 Al^{3+} 充分反应，再用锌标准溶液返滴剩余的 EDTA。

③ 置换滴定法　置换滴定法是先加入适当的试剂与待测组分定量反应，生成另一种可滴定的物质，再利用标准溶液滴定反应产物，然后根据滴定剂的消耗量、反应生成的物质与待测组分物质的量的关系计算出待测组分的含量。

置换滴定主要用于因滴定反应无定量关系或伴有副反应而无法直接滴定的测定。例如，用 $K_2Cr_2O_7$ 标定 $Na_2S_2O_3$ 溶液的浓度时，采用置换滴定法。以一定量的 $K_2Cr_2O_7$ 在酸性溶液中与过量的 KI 作用，析出相当量的 I_2，以淀粉为指示剂，用 $Na_2S_2O_3$ 溶液滴定析出的 I_2，进而求得 $Na_2S_2O_3$ 溶液的浓度。

④ 间接滴定法　某些待测组分不能直接与滴定剂反应，但可通过其他化学反应，间接测定其含量。例如，Ca^{2+} 含量的测定可采用间接滴定法，利用 Ca^{2+} 与 $C_2O_4^{2-}$ 作用形成 CaC_2O_4 沉淀，过滤洗净后，加入 H_2SO_4 使其溶解，用 $KMnO_4$ 标准溶液滴定 $C_2O_4^{2-}$，就可以间接测定 Ca^{2+} 含量。

返滴定法、置换滴定法和间接滴定法的应用，拓宽了滴定分析的应用范围。

二、标准溶液的配制

在滴定分析的过程中，我们将用基准物质标定的或直接配制的已知准确浓度的试剂溶液称为标准溶液。滴定时，将标准溶液装在滴定管中称为滴定剂（或滴定液）。

1. 基准物质

在滴定分析中，需要已知准确浓度的标准溶液，否则无法计算分析结果。但不是什么试剂都能用来直接配制标准溶液的，能够用于直接配制或标定标准溶液的纯物质称为基准物质。基准物质必须具备以下条件：

（1）组成恒定并与化学式完全符合。

(2) 纯度应足够高（一般要求纯度在 99.9% 以上），杂质的含量应低于分析方法允许的误差限。

(3) 性质要稳定。不吸收空气中的水分和 CO_2，不分解，不易被空气所氧化。

(4) 最好具有较大的摩尔质量，以减少称量时的相对误差。

常用基准物质及标定对象见表 12-1。

表 12-1 常用基准物质及标定对象

测定方法	基准物质	标定对象	测定方法	基准物质	标定对象
酸碱滴定	碳酸钠（Na_2CO_3）	酸	氧化还原滴定	碘酸钾（KIO_3）	还原剂
	硼砂（$Na_2B_4O_7 \cdot 10H_2O$）	酸		三氧化二砷（As_2O_3）	氧化剂
	邻苯二甲酸氢钾（$KHC_8H_4O_4$）	碱	配位滴定	碳酸钙（$CaCO_3$）	EDTA
	二水合草酸（$H_2C_2O_4 \cdot 2H_2O$）	碱、$KMnO_4$		金属锌（Zn）	EDTA
氧化还原滴定	重铬酸钾（$K_2Cr_2O_7$）	还原剂	沉淀滴定	氯化钠（NaCl）	$AgNO_3$
	草酸钠（$Na_2C_2O_4$）	氧化剂			

2. 滴定液的配制与标定

(1) 直接配制法　准确称取一定量的基准物质，溶解后移入容量瓶中，用 H_2O 稀释至刻度，然后根据称取的基准物质的质量和容量瓶的体积，就可以精确计算出标准溶液的准确浓度。

(2) 间接配制法（也叫标定法）　用来配制标准溶液的大部分物质并不能满足基准物质的条件，如 HCl、NaOH、$KMnO_4$、I_2、$Na_2S_2O_3$ 等试剂。它们不适合用直接法配制成标准溶液，需要采用标定法，即先配成近似浓度的溶液，然后用基准物质或另一标准溶液来标定它的准确浓度。

三、滴定分析的计算

（一）滴定分析计算的依据

在滴定分析中，是用滴定液（或滴定剂 T）去测定待测物质（A）溶液，按照化学计量关系相互作用的原理，在化学计量点时，待测物质与滴定液的物质的量之间的关系恰好符合其化学反应式所表示的计量关系。

例如：对于任一滴定反应

$$tT + aA \longrightarrow P$$
（滴定剂）（待测物质）（生成物）

当达到化学计量点时，t mol T 恰好与 a mol A 完全作用（或相当），即：

$$\frac{n_T}{n_A}=\frac{t}{a} \Rightarrow n_A=\frac{a}{t}n_T \text{ 或 } n_T=\frac{t}{a}n_A \tag{12-1}$$

若待测物质是溶液，待测物质的体积 V_A 与浓度 c_A 与达到化学计量点时用去浓度为 c_T 的滴定液及其体积 V_T 间的关系为：

$$c_A V_A = \frac{a}{t} c_T V_T \tag{12-2}$$

式 (12-2) 是两种溶液相互作用达到化学计量点时的计算公式。同样，若待测物质是固体，待测物质与滴定液之间相互作用的计算公式为：

$$\frac{m_A}{M_A} = \frac{a}{t} c_T V_T$$

即：
$$m_A = \frac{a}{t} c_T V_T M_A \qquad (12\text{-}2a)$$

当待测物质的摩尔质量 M_A 的单位采用 $g \cdot mol^{-1}$，质量 m_A 的单位为 g，滴定剂 V_T 的单位应为 L；在滴定分析中，体积常以 mL 为单位计量，即 M_A 化为 $M_A \times 10^{-3}$，其单位为 $g \cdot mmol^{-1}$，则式（12-2a）又可写为：

$$m_A = \frac{a}{t} c_T V_T M_A \times 10^{-3} \qquad (12\text{-}2b)$$

式（12-2a）和式（12-2b）是滴定分析计算的最基本公式。

（二）滴定分析计算实例

1. $c_A V_A = \frac{a}{t} c_T V_T$ 公式的应用

此公式用来计算待标定溶液的浓度，也可用于溶液的稀释和增浓的计算。若 $c_T V_T$ 为溶液的初始浓度和体积，则 $c_A V_A$ 为溶液稀释或增浓后的浓度和体积。

【例 12-1】 滴定氢氧化钠溶液（$0.1050 \text{ mol} \cdot L^{-1}$）20.00mL，终点时，消耗硫酸滴定液 20.85mL，求硫酸溶液的浓度。

解 $H_2SO_4 + 2NaOH \rightleftharpoons Na_2SO_4 + 2H_2O$

$$c_{H_2SO_4} V_{H_2SO_4} = \frac{1}{2} c_{NaOH} V_{NaOH}$$

$$c_{H_2SO_4} \times 20.85\text{mL} = \frac{1}{2} \times 0.1050 \text{mol} \cdot L^{-1} \times 20.00\text{mL}$$

$$c_{H_2SO_4} = 0.05036 \text{mol} \cdot L^{-1}$$

答：硫酸的浓度为 $0.05036 \text{mol} \cdot L^{-1}$。

2. $m_A = \frac{a}{t} c_T V_T M_A \times 10^{-3}$ 公式的应用

【例 12-2】 用容量瓶配制 $0.1000 \text{mol} \cdot L^{-1}$ 的硝酸银滴定液 500mL，问应取基准物硝酸银多少克？已知 $M(AgNO_3) = 169.87 \text{g} \cdot mol^{-1}$。

解 $m_A = c_A V_A M_A \times 10^{-3}$
$= 0.1000 \text{mol} \cdot L^{-1} \times 500\text{mL} \times 169.87 \text{g} \cdot mol^{-1} \times 10^{-3}$
$= 8.49\text{g}$

答：应取基准物硝酸银 8.49g。

3. 物质的量浓度与滴定度之间的换算

（1）滴定度 T_B 是指每毫升滴定液所含溶质的质量（g），$T_B \times 1000$ 为每升滴定液中所含溶质的质量（g），再除以溶质的摩尔质量 M_B，即为物质的量浓度。

$$c_B = \frac{T_B \times 1000}{M_B} \qquad (12\text{-}3)$$

（2）滴定度 $T_{T/A}$ 是指每毫升滴定液相当于被测物质的质量（g）。

根据公式： $m_A = \frac{a}{t} c_T V_T M_A \times 10^{-3}$

当 $V_T = 1\text{mL}$ 时，$T_{T/A} = m_A$

$$T_{T/A} = \frac{a}{t} c_T M_A \times 10^{-3} \qquad (12\text{-}4)$$

【例 12-3】 试计算每毫升氢氧化钠滴定液（0.1000mol·L^{-1}）相当于多少克阿司匹林（C$_9$H$_8$O$_4$）？已知 M（C$_9$H$_8$O$_4$）=180.16g·mol^{-1}。

解

$$\text{C}_6\text{H}_4(\text{COOH})(\text{OCOCH}_3) + \text{NaOH} \longrightarrow \text{C}_6\text{H}_4(\text{COONa})(\text{OCOCH}_3) + \text{H}_2\text{O}$$

$$T_{\text{NaOH}/\text{C}_9\text{H}_8\text{O}_4} = c_{\text{NaOH}} M_{\text{C}_9\text{H}_8\text{O}_4} \times 10^{-3}$$

$$= 0.1000 \text{ mol} \cdot \text{L}^{-1} \times 180.16 \text{ g} \cdot \text{mol}^{-1} \times 10^{-3} = 0.01802 \text{ g} \cdot \text{mL}^{-1}$$

答：每毫升氢氧化钠滴定液（0.1000mol·L^{-1}）相当于 0.01802g 阿司匹林。

4. 待测物质含量的计算

【例 12-4】 称取氯化钠供试品 0.1250g，用硝酸银滴定液（0.1011 mol·L^{-1}）滴定，终点时消耗硝酸银液 21.02mL，试计算供试品中氯化钠的质量分数。每毫升的硝酸银滴定液（0.1mol·L^{-1}）相当于 5.844mg 的氯化钠。

解 AgNO$_3$ + NaCl ══ AgCl↓ + NaNO$_3$

$$w_{\text{NaCl}} = \frac{c_{\text{AgNO}_3} V_{\text{AgNO}_3} M_{\text{NaCl}} \times 10^{-3}}{m_{\text{样品}}} \times 100\%$$

$$= \frac{0.1011 \text{mol} \cdot \text{L}^{-1} \times 21.02 \text{mL} \times 58.44 \text{g} \cdot \text{mol}^{-1} \times 10^{-3}}{0.1250 \text{g}} \times 100\%$$

$$= 99.35\%$$

答：供试品中氯化钠的质量分数为 99.35%。

四、误差与偏差

1. 准确度与误差

准确度是指测量值（x）与真值（μ）之间一致的程度，用误差（E）表示。误差值越小，说明测量值与真值越接近，准确度就越高。

（1）**绝对误差** 表示测量值与真值的差，即：

$$E = x - \mu \tag{12-5}$$

式中，E 表示绝对误差；x 为测量值；μ 为真值。绝对误差可正可负。

（2）**相对误差** 表示误差在真值中所占的百分率，即：

$$RE = \frac{E}{\mu} \times 100\% \tag{12-6}$$

式中，RE 表示相对误差；E 为绝对误差；μ 为真值。一般分析结果的准确度多用相对误差来表示。

【例 12-5】 分析天平称量两物体的质量分别为 1.6380g 和 0.1637g，假定两者的真实质量分别为 1.6381g 和 0.1638g，则两者称量的绝对误差和相对误差分别是多少？

解 两者称量的绝对误差分别为：

$$E = 1.6380 - 1.6381 = -0.0001 \text{g}$$

$$E = 0.1637 - 0.1638 = -0.0001 \text{g}$$

两者称量的相对误差分别为：

$$RE = \frac{-0.0001}{1.6381} \times 100\% = -0.006\%$$

$$RE = \frac{-0.0001}{0.1638} \times 100\% = -0.06\%$$

由上例可知，绝对误差相等，相对误差并不一定相同；相对误差比绝对误差能更好地体现测量结果的准确度。在绝对误差不变的情况下，增大称量试样量可有效提高测量结果的准确度。

2. 精密度与偏差

精密度是指用相同的方法对同一个试样平行测量多次，得到的结果间相互接近的程度，以偏差来衡量其好坏。偏差值越小，说明多次测量值之间就越接近，精密度就越高。

(1) 绝对偏差 d_i　每个测量值（x_i）与平均值（$\bar{x}$）之间的差，即：

$$\bar{x} = \frac{x_1 + x_2 + \cdots + x_n}{n} = \frac{\sum x_i}{n} \tag{12-7}$$

$$d_i = x_i - \bar{x} \tag{12-8}$$

(2) 平均偏差 $\bar{d}$　各个测量值的绝对偏差的绝对值的平均值，即：

$$\bar{d} = \frac{|d_1| + |d_2| + \cdots + |d_n|}{n} = \frac{\sum |d_i|}{n} \tag{12-9}$$

(3) 相对平均偏差 $R\bar{d}$　指平均偏差与测量平均值之比，即：

$$R\bar{d} = \frac{\bar{d}}{\bar{x}} \times 100\% \tag{12-10}$$

(4) 标准偏差 S　对有限次测量而言，标准偏差（S）定义为：

$$S = \sqrt{\frac{\sum_{i=1}^{n}(x_i - \bar{x})^2}{n-1}} = \sqrt{\frac{\sum d_i^2}{n-1}} \tag{12-11}$$

式中，x_i 为测量值；$\bar{x}$ 为测量平均值；n 为测量次数；d_i 为每次测量的偏差。

(5) 相对标准偏差 RSD　是指标准偏差（S）与测量结果平均值（$\bar{x}$）的比值，即：

$$RSD = \frac{S}{\bar{x}} \times 100\% \tag{12-12}$$

【例 12-6】对某药物含量（%）测量有两组测量值。

甲组：2.9　2.9　3.0　3.1　3.1
乙组：2.8　3.0　3.0　3.0　3.2

判断两组测量值的精密度差异。

解　根据题意，得：

$$\bar{x}_甲 = \frac{2.9 + 2.9 + 3.0 + 3.1 + 3.1}{5} = 3.0$$

$$\bar{d}_甲 = \frac{|2.9-3.0| + |2.9-3.0| + |3.0-3.0| + |3.1-3.0| + |3.1-3.0|}{5} = 0.08$$

$$S_甲 = \sqrt{\frac{(2.9-3.0)^2 + (2.9-3.0)^2 + (3.0-3.0)^2 + (3.1-3.0)^2 + (3.1-3.0)^2}{5-1}}$$

$$= 0.10$$

$$\bar{x}_乙 = \frac{2.8+3.0+3.0+3.0+3.2}{5} = 3.0$$

$$\bar{d}_乙 = \frac{|2.8-3.0|+|3.0-3.0|+|3.0-3.0|+|3.0-3.0|+|3.2-3.0|}{5} = 0.08$$

$$S_乙 = \sqrt{\frac{(2.8-3.0)^2+(3.0-3.0)^2+(3.0-3.0)^2+(3.0-3.0)^2+(3.2-3.0)^2}{5-1}}$$
$$= 0.14$$

虽然 $\bar{x}_甲 = \bar{x}_乙$，$\bar{d}_甲 = \bar{d}_乙$，但是 $S_甲 < S_乙$，所以甲组精密度要比乙组好。

由上例可知，两组数据的平均偏差一样，但标准偏差不一样，表明这两组数据的离散程度不同。由此可见，标准偏差（S）比平均偏差（$\bar{d}$）能更好地反映一组数据精密度的好坏。

准确度指的是测量值与真值符合的程度。测量值越接近真值，则准确度越好。精密度指的是多次用相同方法对同一物质测量时，其数值的重现性。重现性好，精密度高。值得注意的是：精密度高的，准确度不一定好；若准确度好，精密度一定高。

五、有效数字

有效数字是指在分析工作中实际能测量到且有实际意义的数字，它不但反映测量的"量"的多少，而且能反映出测量的准确程度。有效数字由准确数字加一位估计数字组成，通常最后一位是可疑数字，其余的均为可靠数字。例如，用最小刻度为 0.1cm 的直尺量出某物体的长度为 11.23cm，显然这个数值的前 3 位数是准确的，而最后一位数字就不是那么可靠，因为它是测试者估计出来的，这个物体的长度可能是 11.24cm，亦可能是 11.22cm，测量的结果有 ±0.01cm 的误差。我们把这个数值的前面 3 位可靠数字和最后一位可疑数字称为有效数字。

1. 有效数字的记录

有效数字的位数与仪器的精度有关，也是分析化学记录、处理数据所必须要求的。在记录有效数字时必须注意以下几点。

（1）"0"在数据中具有双重含义。小数的数字之间与数字之后的"0"是有效数字，因为它们是由测量所得到的。而小数数字前面的"0"是起定位作用的，它的个数与所取的单位有关而与测量的准确度无关，因而不是有效数字。例如，分析天平称得的物体质量为 7.1560g，滴定时滴定管读数为 20.05mL，这两个数值中的"0"都是有效数字。在 0.006g 中的"0"只起到定位作用，不是有效数字。

（2）有些数据中的有效数字的位数比较模糊。例如，2800 一般可视为四位。如果根据测量的实际情况，采用科学计数法将其表示成 2.8×10^3、2.80×10^3 或 2.800×10^3，则分别表示二、三或四位有效数字，其有效数字的位数就比较明确。

（3）对于 pH、pM、pK 等对数值，有效数字的位数取决于小数部分（尾数）的位数。因为整数部分代表该数的方次，只起定位作用。如 pH=11.20，有效数字的位数为两位。

（4）单位变换时有效数字的位数保持不变。例如，$2.05m^3 = 2.05 \times 10^3 dm^3$。

（5）对于非测量所得的数字，如倍数、分数关系，它们没有不确定性，其有效数字可视为无限多位,根据具体的情况来确定。还有 π、e 等常数也如此处理。

2. 有效数字的修约

在分析工作中,可能使用数种准确度不同的仪器或量器,所得数据的有效数字位数因此也不尽相同。在进行具体的数学计算时,必须按照统一的规则确定一致的位数,再进行某些数据多余的数字的取舍,这个过程称为"有效数字修约"。有效数字修约的原则如下。

(1) "四舍六入五留双"规则。具体的做法是:当被修约数字≤4 时将其舍去;被修约数字≥6 时就进一位;如果被修约数字恰好为 5 时,前面数字为奇数就进位,前面数字为偶数则舍去。例如将下列数据全部修约为四位有效数字时,0.53664→0.5366,0.58346→0.5835,10.2750→10.28。

(2) 在取舍有效数字时还应注意,进行数字修约时只能一次修约到指定的位数,不能数次修约,否则会得出错误的结果。例如将 27.4565 修约成两位有效数字时,应一步到位:27.4565→27。如果按下述方式进行是错误的:27.4565→27.456→27.46→27.5→28。在一般商品交换中人们习惯采用"四舍五入"的数字修约规则,逢五就进,这样必然会造成测量结果系统偏高。在分析工作中采用科学的修约规则,逢五有舍有入,则不会因此而引起系统误差。

3. 有效数字的运算规则

有效数字在运算过程中,一般先修约后计算,并注意在加减法和乘除法中运算规则的不同。

(1) 加减法 当几个数据相加或相减时,它们的和或差保留几位有效数字,应以参加运算的数字中小数点后位数最少(即绝对误差最大)的数字为依据。

【例 12-7】 求:$0.0121+25.64+1.027=?$

解 $0.0121+25.64+1.027=0.01+25.64+1.03=26.68$

在此例中,由于 25.64 中的 "4" 已经是不确定数字,当三个数相加后,小数点后的第 2 位就已不确定。将三个数字相加得到 26.6791,经过修约得到结果为 26.68。显而易见,三个数据中以第二个数的绝对误差最大,它决定了总和的绝对误差为 ±0.01。

(2) 乘除法 对几个数据进行乘除运算时,它们的积或商的有效数字位数,应以其中有效数字位数最少(即相对误差最大)的那个数为依据。

【例 12-8】 求:$0.0121\times25.64\times1.027=?$

解 $0.0121\times25.64\times1.027=0.0121\times25.6\times1.03=0.319$

在此例中,第一个数是三位有效数字,其相对误差最大,应以它为根据对结果进行修约。若使用计算器得到结果为 0.318620588,修约后的结果为 0.319。可见,按照运算规则进行关于有效数字的数学计算,也可以采用先修约后计算的方法。

第二节 常见滴定分析方法简介

一、酸碱滴定法

酸碱滴定法是应用广泛的滴定分析方法之一。水溶液中的酸碱滴定法,标准溶液一般都是强酸(HCl、H_2SO_4)或强碱(如 NaOH、KOH)溶液;被测定的物质既可以是强酸或强碱，也可以是弱酸或弱碱。

(1) 0.1mol·L^{-1} NaOH 标准溶液的配制与标定　配制标准碱溶液最常用的是 NaOH，有时也用到 KOH 或 Ba(OH)$_2$。市售 NaOH 常含有少量 Na$_2$CO$_3$ 和水分，纯度不高，而且容易吸收空气中的水分和 CO$_2$，因此在配制前应设法除去 Na$_2$CO$_3$，且不能用直接法配制标准溶液，必须先配成大致浓度的溶液，然后进行标定。

除去 Na$_2$CO$_3$ 最通常的方法是将 NaOH 先配成饱和溶液（质量分数约 52%），由于 Na$_2$CO$_3$ 在饱和 NaOH 溶液中几乎不溶解，会慢慢沉淀出来，待 Na$_2$CO$_3$ 沉淀后，可吸取一定量的上清液，稀释至所需浓度即可。此外，用来配制 NaOH 溶液的蒸馏水，也应加热煮沸放冷，除去其中的 CO$_2$。

标定 NaOH 溶液的基准物质常用邻苯二甲酸氢钾或草酸。也可以采用已知准确浓度的标准酸溶液进行标定。

(2) HCl 滴定液（0.1mol·L^{-1}）的配制与标定　配制标准酸溶液最常用的是盐酸。其浓度一般为 0.1～1mol·L^{-1}。由于浓盐酸容易挥发，不能用来直接配制具有准确浓度的标准溶液，因此，配制 HCl 标准溶液时只能先配制成近似浓度的溶液，然后用基准物质标定其准确浓度，或者用另一已知准确浓度的标准溶液滴定该溶液，再根据它们的体积比计算该溶液的准确浓度。标定盐酸溶液的基准物质常用无水碳酸钠和硼砂。

知识拓展

酸碱指示剂变色原理

酸碱指示剂通常为有机的弱酸或弱碱，它的酸式与其共轭碱式具有不同结构，因而呈现不同颜色。当溶液的 pH 改变时，指示剂失去质子由酸式变为碱式，或得到质子由碱式转化为酸式，结构发生变化，从而引起颜色的变化。

例如甲基橙（MO，p$K_a^{\ominus}$ = 3.4）

$$(CH_3)_2N^+ = \underset{H}{\overset{}{\text{〈苯环〉}}} = N-N-\text{〈苯环〉}-SO_3^- \underset{H^+}{\overset{OH^-}{\rightleftharpoons}} (CH_3)_2N-\text{〈苯环〉}-N=N-\text{〈苯环〉}-SO_3^-$$

红色(醌式)　　　　　　　　　　　　　黄色(偶氮式)

由平衡关系可以看出，增大酸度，甲基橙以醌式双极离子形式存在，溶液呈红色；降低酸度，它以偶氮形式存在，溶液显黄色。又如酚酞（PP），在酸性溶液中无色，在碱性溶液中转化为醌式后显红色。

指示剂的酸式 HIn(甲色) 和碱式 In$^-$(乙色) 在溶液中达到平衡：

$$HIn \rightleftharpoons H^+ + In^-$$
$$\text{甲色} \qquad\qquad \text{乙色}$$

$$K_a^{\ominus} = \frac{[H^+][In^-]}{[HIn]} \text{ 或 } \frac{[In^-]}{[HIn]} = \frac{K_a^{\ominus}}{[H^+]}$$

一般说来，如果 $\frac{[\text{In}^-]}{[\text{HIn}]} \geq 10$，看到的是乙色；$\frac{[\text{In}^-]}{[\text{HIn}]} \leq 0.1$，看到的是甲色；当 $\frac{[\text{In}^-]}{[\text{HIn}]} = 1$ 时，$pH = pK_a^{\ominus}$，称为指示剂的理论变色点，此时溶液为甲乙的混合色。实际滴定过程中指示剂从一色调改变至另一色调（变色范围）不是根据 $pK_a^{\ominus}$ 计算出来的，而是依靠眼睛观察出来的。由于人眼对各种颜色的敏感度不同，加上两种颜色互相影响，所以实际观察结果彼此常有差别。

二、高锰酸钾法

高锰酸钾法在药物分析中并不是一种常用的化学分析法，但在工业分析中有着比较广泛的应用，可用直接滴定法和返滴定法。

(1) 直接滴定法　许多还原性物质，如 Fe^{2+}、$C_2O_4^{2-}$、NO_2^- 等，都可用 $KMnO_4$ 标准溶液直接滴定。例如，双氧水中 H_2O_2 含量的测定。在酸性溶液中，H_2O_2 能还原 MnO_4^- 并释放出 O_2，其反应为：

$$2MnO_4^- + 5H_2O_2 + 6H^+ \rightleftharpoons 2Mn^{2+} + 5O_2\uparrow + 8H_2O$$

此滴定在室温时可在 H_2SO_4 介质中完成。该反应开始时进行缓慢，但不能加热，否则会引起 H_2O_2 分解。待反应产生 Mn^{2+} 后，反应速率加快。

(2) 返滴定法　有些氧化性物质不能用 $KMnO_4$ 溶液直接滴定，可用返滴定法。例如，软锰矿中 MnO_2 含量的测定。软锰矿的主要成分是 MnO_2，此外还有锰的低价氧化物及氧化铁等。此矿只有 MnO_2 具有氧化能力。MnO_2 为氧化性物质，不能用 $KMnO_4$ 标准溶液直接滴定。可在含 MnO_2 试样的 H_2SO_4 溶液中加入过量的 $Na_2C_2O_4$，待 MnO_2 与 $C_2O_4^{2-}$ 作用完全后，再用 $KMnO_4$ 标准溶液滴定剩余的 $C_2O_4^{2-}$。滴定完毕后，溶液的温度应在 60～80℃ 范围内。其反应为：

$$MnO_2 + Na_2C_2O_4 + 2H_2SO_4 \rightleftharpoons MnSO_4 + Na_2SO_4 + 2CO_2\uparrow + 2H_2O$$

$$2MnO_4^- + 5C_2O_4^{2-} + 16H^+ \rightleftharpoons 2Mn^{2+} + 10CO_2\uparrow + 8H_2O$$

高锰酸钾法常用 $KMnO_4$ 标准溶液作为滴定液，其配制和标定介绍如下。

① 配制　因为一般 $KMnO_4$ 试剂中常含有少量 MnO_2 和杂质，而且纯化水中也常含微量还原性物质，它们都能促进 $KMnO_4$ 溶液的分解，所以通常先配成一近似浓度的溶液，然后进行标定。

称取比理论量稍多的 $KMnO_4$，然后将配好的溶液加热至沸，并保持微沸 1h，使溶液中的还原性物质完全被氧化；放置 2～3 天后，用微孔玻璃漏斗过滤除去沉淀物质，贮于棕色瓶中待标定。

② 标定　标定 $KMnO_4$ 的基准物相当多，其中最常用的基准物是 $Na_2C_2O_4$。因为 $Na_2C_2O_4$ 容易提纯，性质稳定，不含结晶水。

取在 105℃ 干燥至恒重的基准草酸钠约 0.2g，精密称定，加新沸过的冷水 250mL 与硫酸 10mL，搅拌使溶解，用待标定的 $KMnO_4$ 溶液滴定，近终点时加热至 65℃，继续滴定至微红色，保持 30s 不变为终点，同时做空白实验滴定。一般在 60～80℃ 温度下标定 $KMnO_4$ 溶液，不要低于 60℃ 也不要高于 80℃，否则 $KMnO_4$ 会发生分解；介质的 H^+ 浓度一般约 $0.5\sim1 mol \cdot L^{-1}$；滴定速度不要太快，特别是第一滴 $KMnO_4$，一定要等紫色消失后，再继续滴定，因为生成的 Mn^{2+} 起催化作用；终点后，紫色会慢慢消失，故保持

30s 不变色即为达到终点。

知识拓展

碘量法

碘量法是以碘为氧化剂或碘化钾为还原剂进行的氧化还原滴定法。I_2 ($\varphi^{\ominus}=0.54V$) 是一种不太强的氧化剂，能和较强的还原剂作用被还原为 I^-，而且 I^- 又是一种中等强度的还原剂，能与许多氧化剂作用而被氧化为 I_2。因此，可利用 I_2 的氧化性直接测定较强的还原剂，即直接碘量法；或利用 I^- 的还原性被氧化剂氧化析出碘，再用硫代硫酸钠滴定析出的碘，根据消耗硫代硫酸钠溶液的体积，可间接地计算出氧化性物质的含量，即间接碘量法。

(1) 直接碘量法　利用 I_2 作标准溶液（氧化剂）直接滴定 $\varphi^{\ominus}$ 值低于 0.54V 的一些还原剂，故又称为碘滴定法。例如 S^{2-}、SO_3^{2-}、Sn^{2+}、$S_2O_3^{2-}$、As^{3+}、维生素 C 等。

直接碘量法应在酸性、中性或弱碱性溶液中进行，如果 pH>9，I_2 本身发生歧化反应，结果偏高。当用直接碘量法测定硫代硫酸钠含量时，需在中性或弱酸性溶液中进行。反应如下：

$$I_2 + 2Na_2S_2O_3 \rightleftharpoons Na_2S_4O_6 + 2NaI$$

根据碘滴定液消耗的体积即可计算出硫代硫酸钠的含量。

(2) 间接碘量法　间接碘量法又称为滴定碘法，它是利用 I^- 的还原性能与电位比碘高的氧化性物质反应产生定量的碘，再用 $Na_2S_2O_3$ 标准滴定溶液滴定碘，间接求出氧化剂含量。例如用间接碘量法测定 $KMnO_4$ 的反应如下：

$$2KMnO_4 + 8H_2SO_4 + 10KI \rightleftharpoons 2MnSO_4 + 6K_2SO_4 + 5I_2 + 8H_2O$$

$$I_2 + 2Na_2S_2O_3 \rightleftharpoons Na_2S_4O_6 + 2NaI$$

根据硫代硫酸钠滴定溶液的浓度和消耗的体积，可计算出 $KMnO_4$ 物质的含量。

三、配位滴定法

配位滴定法是以配位反应为基础的滴定分析法。目前应用最多的滴定剂是 EDTA 等氨羧配合物。乙二胺四乙酸（H_4Y）和乙二胺四乙酸二钠盐（$Na_2H_2Y \cdot 2H_2O$）均缩写为 EDTA。

1. EDTA 简介

氨羧配位剂是一类以氨基二乙酸 [$-N(CH_2COOH)_2$] 为基体的配位剂。它的分子中含有氨基氮和羧基氧配位原子。前者易与 Co、Ni、Zn、Cu、Hg 等金属离子配位，后者则几乎与所有高价金属离子配位。因此氨羧配位剂兼有两者的配位能力，几乎能与所有金属离子配位。目前研究过的氨羧配位剂有几十种，其中应用最广的是乙二胺四乙酸 (EDTA)，具有如下特点：

(1) EDTA 具有广泛的配位性能，几乎能与所有金属离子形成配合物，因而配位滴定应用很广泛，但如何提高滴定的选择性却成为配位滴定中的一个重要问题。

(2) EDTA 配合物的配位比简单，多数情况下都形成 1∶1 配合物。个别离子如 Mo(Ⅴ) 与 EDTA 配合物 $[(MoO_2)_2Y^{2-}]$ 的配位比为 2∶1。

(3) EDTA 配合物的稳定性高，能与金属离子形成具有多个五元环结构的螯合物（图 12-1）。

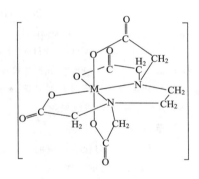

图 12-1　EDYA-M 配合物立体结构

(4) EDTA 配合物易溶于水，使配位反应较迅速。

(5) 大多数金属－EDTA 配合物无色，这有利于指示剂确定终点。但 EDTA 与有色金属离子配位生成的螯合物颜色则加深。例如：

CuY^{2-}	NiY^{2-}	CoY^{2-}	MnY^{2-}	CrY^-	FeY^-
深蓝	蓝色	紫红	紫红	深紫	黄

2. EDTA 标准溶液的配制和标定

EDTA 在水中溶解度小，所以常用 EDTA-2Na 配制标准溶液，也称 EDTA 溶液。EDTA-2Na 摩尔质量为 372.26g·mol^{-1}，在室温下溶解度为每 100mL 水中 11.1g。配制时取 EDTA-2Na·2H$_2$O 19g，溶于约 300mL 温蒸馏水中，冷却后稀释至 1L，摇匀即得。贮存于硬质玻璃瓶中，待准确标定。

EDTA 的标定常用 ZnO 或金属 Zn 为基准物，用 EBT 或二甲酚橙作指示剂。

(1) 以 ZnO（摩尔质量 81.38g·mol^{-1}）为基准物　精密称取在 800℃ 灼烧至恒重的 ZnO 约 0.12g，加稀盐酸 3mL 使溶解，加蒸馏水 25mL 及甲基红指示剂 1 滴，滴加氨试液至溶液呈微黄色，再加蒸馏水 25mL、NH$_3$·H$_2$O-NH$_4$Cl 缓冲溶液 10mL 和 EBT 指示剂数滴，用 EDTA 溶液滴定至溶液由紫红色变为纯蓝色即为终点。如用二甲酚橙为指示剂，则当 ZnO 在盐酸中溶解后加蒸馏水 50mL，0.5% 二甲酚橙指示剂 2～3 滴，然后滴加 20% 六亚甲基四胺溶液至呈紫红色，再多加 3mL，用 EDTA 溶液滴定至溶液由紫红色变成亮黄色即为终点。

(2) 以金属锌（Zn 摩尔质量 65.38g·mol^{-1}）为基准物　先用稀盐酸洗去纯金属锌粒表面的氧化物，然后用水洗去 HCl，再用丙酮漂洗一下，沥干后于 110℃ 烘 5min 备用。精密称取锌粒约 0.1g，加稀盐酸 5mL，置水浴上温热溶解，其余步骤均与上述方法相同。

习　题

一、填空题

1. 按化学反应类型分类，滴定分析法分为_____、_____、_____和_____四大类。
2. 标准滴定液的配制方法有_____和_____两种。
3. 化学计量点指_____，滴定终点指_____，二者之差称为_____。
4. 欲配制 0.1000 mol·L^{-1} 的 NaOH 溶液 500mL，应称取_____gNaOH 固体。

5. 称取纯金属锌 0.3250g，溶于 HCl 后，稀释定容到 250mL 的容量瓶中，则 Zn^{2+} 溶液的摩尔浓度为_____。

6. 称取 0.3280g $H_2C_2O_4 \cdot 2H_2O$ 来标定 NaOH 溶液，消耗 25.78mL，则 $c_{NaOH}=$_____。

7. $T_{NaOH/HCl}=0.003000g \cdot mL^{-1}$ 表示每_____相当于 0.003000g_____。

8. 进行滴定分析计算时，如果选取分子、离子或这些粒子的某种特定组合作为反应物的基本单元，这时滴定分析结果计算的依据为_____。

二、选择题

1. 滴定分析中，对化学反应的主要要求是（   ）。
　A. 反应必须定量完成　　　　　　　　　B. 反应必须有颜色变化
　C. 滴定剂与被测物必须是 1∶1 的计量关系　　D. 滴定剂必须是基准物

2. 在滴定分析中，一般用指示剂颜色的突变来判断化学计量点的到达，在指示剂变色时停止滴定。这一点称为（   ）。
　A. 化学计量点　　　B. 滴定误差　　　C. 滴定终点　　　D. 滴定分析

3. 直接法配制标准溶液必须使用（   ）。
　A. 基准试剂　　　B. 化学纯试剂　　　C. 分析纯试剂　　　D. 优级纯试剂

4. 将称好的基准物倒入湿烧杯，对分析结果产生的影响是（   ）。
　A. 正误差　　　B. 负误差　　　C. 无影响　　　D. 结果混乱

5. 硼砂（$Na_2B_4O_7 \cdot 10H_2O$）作为基准物质用于标定盐酸溶液的浓度，若事先将其置于干燥器中保存，则对所标定盐酸溶液浓度的结果影响是（   ）。
　A. 偏高　　　B. 偏低　　　C. 无影响　　　D. 不能确定

6. 滴定管可估读到 ±0.01mL，若要求滴定的相对误差小于 0.1%，至少应耗用体积（   ）mL。
　A. 10　　　B. 20　　　C. 30　　　D. 40

7. 0.2000 mol/L NaOH 溶液对 H_2SO_4 的滴定度为（   ）$g \cdot mL^{-1}$。
　A. 0.00049　　　B. 0.0049　　　C. 0.00098　　　D. 0.0098

8. 欲配制 1000mL 0.1mol/L HCl 溶液，应取浓盐酸（12mol/L HCl）（   ）。
　A. 0.84mL　　　B. 8.4mL　　　C. 1.2mL　　　D. 12mL

9. 既可用来标定 NaOH 溶液，也可用作标定 $KMnO_4$ 的物质为（   ）。
　A. $H_2C_2O_4 \cdot 2H_2O$　　B. $Na_2C_2O_4$　　C. HCl　　D. H_2SO_4

10. 以甲基橙为指示剂标定含 Na_2CO_3 的 NaOH 标准溶液，用该标准溶液滴定某酸以酚酞为指示剂，则测定结果（   ）。
　A. 偏高　　　B. 偏低　　　C. 不变　　　D. 无法确定

三、简答题

1. 解释以下名词术语：滴定分析法，滴定，标准溶液（滴定剂），标定，化学计量点，滴定终点，滴定误差，指示剂，基准物质。

2. 滴定度的表示方法 T_B 和 $T_{B/A}$ 各自的意义如何？

3. 基准试剂（1）$H_2C_2O_4 \cdot 2H_2O$ 因保存不当而部分分化；（2）Na_2CO_3 因吸潮带有少量湿存水。用（1）标定 NaOH[或用（2）标定 HCl]溶液的浓度时，结果是偏高还是偏低？用此 NaOH（HCl）溶液测定某有机酸（有机碱）的摩尔质量时结果偏高还是偏低？

4. 下列各分析纯物质，用什么方法将它们配制成标准溶液？如需标定，应该选用哪些相应的基准物质？

　　　　　　H_2SO_4，KOH，邻苯二甲酸氢钾，无水碳酸钠。

5. 下列情况将对分析结果产生何种影响（A. 正误差，B. 负误差，C. 无影响，D. 结果混乱）：

(1) 标定 HCl 溶液浓度时，使用的基准物 Na_2CO_3 中含有少量 $NaHCO_3$；

(2) 用递减法称量试样时，第一次读数时使用了磨损的砝码；

(3) 加热使基准物溶解后，溶液未经冷却即转移至容量瓶中并稀释至刻度，摇匀，马上进行标定；

(4) 配制标准溶液时未将容量瓶内溶液摇匀；

(5) 用移液管移取试样溶液时事先未用待移取溶液润洗移液管；

(6) 称量时，承接试样的锥形瓶潮湿。

四、计算题

1. 已知常用分析化学用的分析天平能称准至 $\pm 0.0001g$，如果要使试样的称量误差不大于 0.1%，那么至少要称取试样多少克？

2. 测量某营养品的样品中的蛋白质含量，6 次平行测量的结果是 20.48%，20.55%，20.58%，20.60%，20.53%，20.50%。

　　(1) 计算这组数据的平均值、平均偏差、标准偏差、相对标准偏差。

　　(2) 若此样品是标准样品，蛋白质含量为 20.45%，计算以上测量的绝对误差和相对误差。

3. 准确称取基准物质重铬酸钾（$K_2Cr_2O_7$）2.942g，溶解后定量转移至 1L 容量瓶中。已知 $M_{K_2Cr_2O_7} = 294.2 g \cdot mol^{-1}$，计算此 $K_2Cr_2O_7$ 溶液的浓度。

4. 应在 500.0 mL $0.6000 mol \cdot L^{-1}$ NaOH 溶液中加入多少水，才能使得溶液的浓度变为 $0.2000 mol \cdot L^{-1}$？

5. 已知某 HCl 标准溶液的浓度为 $0.1100 mol \cdot L^{-1}$，试计算该 HCl 溶液对 NaOH 的滴定度。$M_{NaOH} = 40.00 g \cdot mol^{-1}$。

第十三章 紫外-可见分光光度法

学习目标

1. 掌握光吸收定律的一些基本概念、成立条件、影响因素及有关计算；单组分定量的各种方法。
2. 熟悉紫外-可见吸收光谱的基本概念，产生的原因、特征；紫外-可见分光光度计的基本部件、工作原理及几种光路类型；用紫外-可见分光光度法对化合物进行定性鉴别的方法，以及各种测量条件的选择。
3. 了解紫外-可见分光光度法用于多组分定量的方法。

第一节 紫外-可见分光光度法的基本原理

紫外-可见分光光度法是通过被测物质在紫外光区的特定波长处或一定波长范围内的吸光度，对该物质进行定性和定量分析的方法。紫外-可见分光光度法的优点较多：①灵敏度较高，可达 $10^{-4} \sim 10^{-6} \text{g} \cdot \text{mL}^{-1}$，部分可达 $10^{-7} \text{g} \cdot \text{mL}^{-1}$；②准确度较好，测定结果相对误差低于 5%，能满足微量组分测定对准确度的要求；③选择性好，在多组分共存的溶液中，依据待测物质对电磁辐射的选择性吸收，可以对某一特定组分或某一类物质进行分析；④应用范围广，其中紫外线可用于某些类型有机物的定性、定量和结构分析，而可见光主要用于有色物质的定量分析；⑤操作简便快速，仪器也不太贵重。因此，该方法在医药领域中有着广泛的应用。

一、物质对光选择性吸收

光的本质是一种电磁波。电磁波谱的波长（或频率）范围很广，其中人眼能感觉到的可见光的波长范围是 400~760nm。具有单一波长的光称为单色光，由不同波长的光所组成的光称为复合光，人们肉眼所见的白光（如日光等）和各种有色光，实际上都是包含一定波长范围的复合光。

物质呈现的颜色与光有着密切的关系。一束白光（日光、白炽灯光）通过三棱镜，可分解为红、橙、黄、绿、青、蓝、紫七种色光。另外，将两种适当的色光按一定强度比例混合后，也可以成为白光，这两种色光就互称为补色光。图 13-1 中直径两端所指的两种色光都互为补色光，如绿光和紫光互补、蓝光和黄光互补等。

物质的分子（或离子）总是处于特定的不连续的能量状态，各状态对应的能量称为能级。其中能量最低的状态称为基态，其他能量状态称为激发态，不同能级间存在能极差。当一束光照射某物质时，若该物质的分子（或离子）与光子发生有效碰撞，则

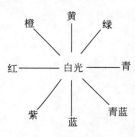

图 13-1 光的互补色

光子的能量就转移到分子（或离子）上，分子由基态跃迁到高能级的激发态，此过程即为光的吸收。

$$M(基态) + h\nu \longrightarrow M^* (激发态)$$

只有当光子的能量与跃迁所需能量（能极差）相等时，才能发生吸收。不同物质的结构不同，能级分布也不相同，在光照的过程中，所吸收的光的波长也不同。因此，物质对光的吸收具有选择性。

二、光的吸收定律

1. 透射率和吸光度

当一束强度为 I_0 的平行单色光通过一个均匀、非散射和反射的吸收介质时，由于吸光物质与光子的作用，一部分光子被吸收，一部分光子透过介质。设透过的光强度为 I_t，则 I_t 与入射光强度 I_0 之比称为透射率或透光度，用 T 表示，即：

$$T = \frac{I_t}{I_0} \times 100\% \tag{13-1}$$

溶液的 T 越大，表明它对光的吸收越弱；反之，T 越小，表明它对光的吸收越强。为了更明确地表明溶液的吸光强弱与表达物理量的相应关系，常用吸光度（A）表示物质对光的吸收程度，其定义为：

$$A = -\lg T = \lg \frac{I_0}{I_t} \tag{13-2}$$

A 值越大，表明物质对光吸收越强。透光率 T 和吸光度 A 都是表示物质对光的吸收程度的一种量度，两者间相互换算的关系为：

$$A = -\lg T \qquad T = 10^{-A}$$

【例 13-1】 （1）透光率 T 为 50%，其吸光度 A 为多少？（2）吸光度 A 为 0.7，其透光率 T 为多少？

解 （1）透光率 $T = 0.50$，其吸光度为

$$A = -\lg T = -\lg 0.50 = 0.3$$

（2）吸光度 $A = 0.7$，其透光率为

$$T = 10^{-A} = 10^{-0.7} = 0.20 = 20\%$$

2. 光的吸收定律

当一束平行单色光（光强度 I_0）通过厚度为 b 的均匀、非散射的溶液时，溶液吸收了光能，光的强度就要减弱。溶液的浓度越大，液层越厚，则光被吸收得越多，透过溶液的光强度（即透射光的强度 I_t）越弱，如图 13-2。朗伯（Lambert）和比耳（Beer）分别于 1760 年和 1852 年研究了光的吸收与溶液液层厚度及溶液浓度的关系。二者的结合称朗伯-比耳定律，其数学表达式为：

$$A = klc \tag{13-3}$$

式中，A 为吸光度；l 为液层厚度（光程长度），cm；c 为物质浓度，mol·L^{-1}；k 为吸光系数。

光的吸收定律不仅适用于均匀、无散射的溶液，也适用于均匀、无散射的气体和固体。另外，吸光度具有加和性，即如果溶液中同时存在多种吸光物质，那么，测得的吸光

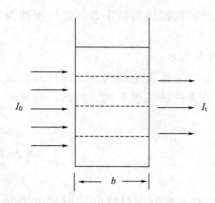

图 13-2 光通过溶液的情况

度则是各吸光物质吸光度的总和。这也是利用朗伯-比耳定律能够对多组分物质进行分光光度分析的理论基础。其表达式为：

$$A = A_1 + A_2 + KA_n = \sum_1^n A_n \quad (13\text{-}4)$$

3. 吸光系数

光的吸收定律中的吸光系数 k，它的物理意义是，液层厚度为 1cm 的单位浓度溶液，对一定波长光的吸光度。表示物质对特定波长光的吸收能力。k 愈大，表示该物质对光的吸收能力愈强，测定的灵敏度愈高。当溶液的浓度 c 单位不同时，吸光系数的意义和表示方法也不相同。

(1) 摩尔吸光系数 是指样品浓度为 $1\text{mol}\cdot\text{L}^{-1}$ 的溶液置于 1cm 样品池中，在一定波长下测得的吸光度值。用符号 ε 表示，其量纲为 $\text{L}\cdot\text{mol}^{-1}\cdot\text{cm}^{-1}$。

(2) 百分吸光系数 百分吸光系数也称为比吸光系数，在相对分子质量未知的情况下，常用百分吸光系数（比吸光系数）$E_{1\text{cm}}^{1\%}$ 表示物质对光的吸收能力。它是指溶液浓度在 1%（1g/100mL），液层厚度为 1cm 时，在一定波长下的吸光度值。其量纲为 $100\text{mL}\cdot\text{g}^{-1}\cdot\text{cm}^{-1}$。百分吸光系数和摩尔吸光系数有如下关系：

$$\varepsilon = E_{1\text{cm}}^{1\%} \times \frac{M}{10} \quad (13\text{-}5)$$

【例 13-2】 用氯霉素（摩尔质量为 $323.15\text{g}\cdot\text{mol}^{-1}$）纯品配制 100mL 含 2.00mg 的溶液，以 1cm 厚的比色皿为吸收池，在波长为 278nm 处测得其透光率为 24.30%，试计算氯霉素在 278nm 波长处的摩尔吸光系数和比吸光系数。

解 $\lambda = 278\text{nm}$，$M = 323.15\text{g}\cdot\text{mol}^{-1}$，$c = 2.00 \times 10^{-3}\%$，$T = 24.30\%$

根据：$A = -\lg T = -\lg 0.243 = 0.614$

$$E_{1\text{cm}}^{1\%} = \frac{A}{cl} = \frac{0.614}{2.00 \times 10^{-3} \times 1} = 307 \; (100\text{mL}\cdot\text{g}^{-1}\cdot\text{cm}^{-1})$$

$$\varepsilon = E_{1\text{cm}}^{1\%} \times \frac{M}{10} = 307 \times \frac{323.15}{10} = 9920 \text{L}\cdot\text{mol}^{-1}\cdot\text{cm}^{-1}$$

三、吸收光谱

若用波长范围在紫外-可见光区的连续电磁波照射分子（或离子），将照射前后光强度的变化转变为电信号，并记录下来，然后以波长为横坐标，以吸光度 A 为纵坐标，就可以得到一张物质的吸光度变化对波长的关系曲线图——紫外-可见吸收光谱图，又称吸收光谱曲线或吸收曲线，如图 13-3 所示。

常用来描述吸收光谱曲线的术语如下。

(1) 吸收峰 吸收曲线的峰称为吸收峰。某些物质的吸收光谱曲线上可出现几个吸收峰，其中吸收最大处所对应的波长称为最大吸收波长（$\lambda_{\max}$）。

(2) 谷 峰与峰之间且比左右相邻都低之处称为谷，最低平处所对应的波长称为最小吸收波长（λ_{min}）。

（3）肩峰　在吸收峰旁形状像肩的小曲折处叫肩峰，其对应的波长以 λ_{sh} 表示。

（4）末端吸收　吸收光谱曲线波长最短的一端，吸光度相当大，呈现强吸收，但不成峰形的部分，称为末端吸收。

（5）强带和弱带　化合物的紫外-可见吸收光谱中，凡摩尔吸光系数 ε_{max} 值大于 10^4 的吸收峰称为强带，凡摩尔吸光系数 ε_{max} 值小于 10^3 的吸收峰称为弱带。

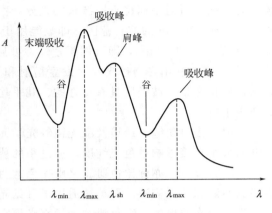

图 13-3　紫外-可见吸收光谱图

不同物质由于其组成和结构不同，吸收光谱曲线一般都有其自身的一些特征，不同物质的吸收光谱曲线特性不同。同一物质，在一定波长下的吸光度随溶液浓度增加而增加，所得的吸收光谱曲线的图形相似，且 λ_{max} 值固定不变。这说明物质吸收不同波长光的特征，仅与物质结构有关，而与溶液浓度无关。这是吸收光谱作为定量分析的依据。

第二节　紫外-可见分光光度计及分析方法

一、分光光度计

紫外-可见分光光度计主要由光源、单色器（分光系统）、吸收池、检测器和信号处理系统五个主要部件组成，如图 13-4 所示。

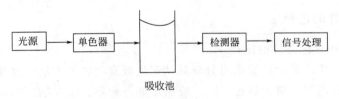

图 13-4　紫外-可见分光光度计基本结构

（1）光源　对光源的基本要求是应在仪器操作所需的光谱区域内能够发射连续辐射，有足够的辐射强度和良好的稳定性，而且辐射能量随波长的变化应尽可能小。分光光度计中常用的光源有热辐射光源和气体放电光源两类。热辐射光源用于可见光和近红外光区，如钨丝灯和卤钨灯，它们能辐射出 320～2500nm 范围的光；为保证光强的稳定性，仪器必须配有稳压装置。气体放电光源用于紫外光区，如氢灯和氘灯，有效的波长范围一般为 200～375nm。

（2）单色器　单色器是能从光源辐射的复合光中分出单色光的光学装置，其主要功能是产生光谱纯度高且波长在紫外可见区域内任意可调的光。单色器的性能直接影响入射光的单色性，从而也影响到测定的灵敏度、选择性及校准曲线的线性关系等。其核心部分是色散元件，起分光的作用，最常用的色散元件是棱镜和光栅。

① 棱镜　棱镜有玻璃和石英两种材料。它们的色散原理是依据不同的波长光通过棱

镜时有不同的折射率而将不同波长的光分开。由于玻璃可吸收紫外光,所以玻璃棱镜只能用于350～3200 nm的波长范围,即只能用于可见光域内。石英棱镜可使用的波长范围较宽,可从185～4000nm,即可用于紫外、可见和近红外三个光域。

② 光栅　利用光通过光栅时发生衍射和干涉现象而分光。可用于紫外、可见及红外光域,而且在整个波长区具有良好的、几乎均匀一致的分辨能力。缺点是各级光谱会重叠而产生干扰。

入射、出射狭缝,透镜及准光镜等光学元件中狭缝在决定单色器性能上起重要作用,狭缝的大小直接影响单色光纯度,但过小的狭缝又会减弱光强。

(3) 吸收池　亦称比色皿。是由无色透明的光学玻璃或石英制成的长方体容器,用来盛待测溶液和参比溶液。石英池适用于可见光区及紫外光区,玻璃吸收池只能用于可见光区。为减少光的损失,吸收池的光学面必须完全垂直于光束方向。在高精度的分析测定中(紫外区尤其重要),吸收池要挑选配对。同一规格的吸收池彼此之间的透射比误差应小于0.5%,使用时应保持吸收池清洁,特别要注意透光面不受磨损。

(4) 检测器　检测器的功能是检测信号、测量单色光透过溶液后光强度变化的一种装置。检测器常用的有光电池、光电管和光电倍增管等,通常利用光电效应使光照在检测器上产生光电流。检测器应符合以下要求:在测量的光谱范围内具有高灵敏度;对辐射能量的响应快、线性好、线性范围宽;对不同波长的辐射响应性能相同且可靠;有很好的稳定性和低水平的噪声等。

(5) 信号处理系统　该系统的作用是把放大的信号以适当的方式显示或记录下来。常用的信号指示装置有直读检流计、电位调节指零装置以及数字显示或自动记录装置等。很多型号的分光光度计装配有微处理机,一方面可对分光光度计进行操作控制,另一方面可进行数据处理。

二、测定条件的选择

1. 显色反应和显色条件的选择

光谱分析时,往往采用使被测组分与某试剂生成有色物的方法,这种反应称为显色反应,该试剂称为显色剂。对于显色反应,应满足如下要求:①灵敏度高,摩尔吸收系数较大;②选择性好,选择通过控制外界条件容易消除干扰或本身干扰不多的显色剂及其显色反应;③吸光化合物的组成恒定并且性质稳定;④吸光化合物与显色剂之间的颜色差别大,最好显色剂在测定波长处无吸收,若有吸收,一般要求两者 λ_{max} 之差应不小于60nm。

要使显色反应达到上述要求,需要对显色条件的选择进行研究,如显色剂用量、反应酸度、反应的温度及时间等,必须通过大量试验,通过绘制 $A\text{-}c_R$ 曲线、$A\text{-}pH$ 曲线、$A\text{-}T$ 曲线和 $A\text{-}t$ 曲线等关系曲线图,便可选出使 A 值较高且较为平坦的有关条件的最佳值。如显色剂用量对显色反应的影响一般有3种情况,如图13-5所示。其中图13-5(a)的曲线是比较常见的,开始随着显色剂用量的增加,吸光度不断增加,当增加到一定值时,吸光度不再增加,出现 ab 平坦部分,表示显色剂用量已足够,显色剂用量可以在 ab 之间选择。图13-5(b)的曲线平坦部分很窄,进行该待测组分的测定时,必须控制好显色剂的用量,否则不能得到准确的结果。图13-5(c)与前两种情况完全不同,当显色剂的用量不断增大时,吸光度不断增大,只有特别严格控制显色剂的用量,才能得到良好的结果。

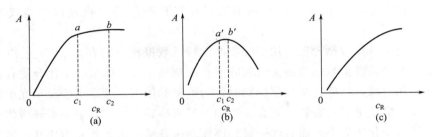

图 13-5 吸光度与显色剂浓度的关系曲线

2. 仪器测量条件的选择

在吸光光度法中,当显色反应和显色条件确定后,为了保证测定的灵敏度和准确度,还需从仪器角度出发选择适当的测量条件。吸光光度法测量条件主要包括以下两方面。

(1) 吸光度范围的选择　在分光光度法中,仪器误差主要是透光率测量误差,透光率太大或太小,测得浓度的相对误差均较大。一般精度的分光光度计只有透光率 T 在 20%～65%（吸光度 A 在 0.7～0.2）范围内时,测定结果的相对误差较小,是测量的最适宜区域。高精度分光光度计,误差较小的读数范围可延伸到高吸收区。可采用下列两种方法控制读数范围：①计算并控制试样的称取量,含量低时,多取样或萃取富集,含量高时,少取样或稀释试样；②如果溶液已显色,则可通过改变比色皿的厚度来调节吸光度值的大小。

(2) 入射光波长的选择　在实验分析时,为了获得较高的灵敏度和准确度,一般是根据吸收曲线选择溶液的最大吸收波长 λ_{max} 为测量波长,因为在此波长处摩尔吸光系数 ε 最大,测量的灵敏度最高。但要注意当最强吸收峰的峰形比较尖锐时或有时为了消除干扰,则可选用吸收稍低、峰形稍平坦的次强峰或肩峰进行测定。选择的原则是既能保证测定的灵敏度,并尽量使 ε 值随波长的改变而变化不太大,又能避免其他物质的吸收干扰。

三、定性和定量分析方法

紫外-可见分光光度法主要用于物质的定性分析、结构分析和定量分析,本章主要介绍该方法在有机物定性和定量分析上的应用,如根据不同有机物的吸收光谱不相同,比较吸收光谱的特征可以对纯物质进行鉴定；而利用吸光度与浓度的正比关系,可进行一些药物与制剂的定量分析。

1. 定性分析

利用紫外-可见吸收光谱进行化合物的定性鉴别,一般采用对比法,具体方法有以下三种。

(1) 光谱一致性比较　在相同条件下,测定未知物和已知标准物的吸收光谱,并对图谱进行严格的对比,如果没有标准化合物,可将未知物的吸收光谱与《中国药典》中收录的该药物的标准图谱进行对照比较。图谱的一致性,表现在吸收曲线的形状、吸收峰的数目、吸收峰的位置、吸收峰的强度等。如果两者的吸收光谱有明显差别,则可肯定不是同一种化合物；如果二者吸收光谱完全相同,则待测物质与标准物则可能是同一种化合物,但还需用其他分析方法进一步证实。这是由于紫外-可见分光光度法表现的是主要官能团的特性,因此某些官能团相同的物质,可能会产生非常相似的、甚至相同的吸收光谱。例如，醋酸可的松、醋酸氢化可的松和醋酸泼尼松三种药品的吸收光谱曲线仅有微小的差别。

(2) 吸收光谱特征数据比较　用于吸收光谱特征数据比较的有 λ_{max}、ε_{max} 和 $E_{1cm}^{1\%}$。其中鉴别最常用的光谱特征数据是最大吸收峰所在的波长 λ_{max}，如果一个化合物有几个吸收峰，并存在谷和肩峰，这些特征数据应同时作为鉴定的依据，这样更能显示光谱特征的全面性。如紫罗兰酮是重要的香料。它有 α-型和 β-型两种异构体，其中 α-型异构体的香气要比 β-型好，常用于化妆品中，而后者一般只用作皂用香精。用紫外光谱比其他波谱方法更容易区别它们，因为 α-型是两个双键共轭的 α,β-不饱和酮，其 λ_{max} 为 228nm，而 β-型异构体是三个双键共轭的 α,β-不饱和酮，其 λ_{max} 为 298nm。

具有不同基团的不同化合物，也可能会有相同的 λ_{max}，此时它们的摩尔吸光系数 ε_{max} 值常有明显差异。而对于分子中含有相同吸光基团的同系物，它们的 λ_{max} 和 ε_{max} 值可能会很接近，但因摩尔质量不同，百分吸光系数 $E_{1cm}^{1\%}$ 数值会有较大差别从而可以用于鉴别。如含有 3-位酮基、4-位烯键的甾体激素类药物（黄体酮、睾酮、皮质激素等及其衍生物），在无水乙醇中测得的 λ_{max} 都在 240nm ± 1nm，ε_{max} 也大多在 $1.5 \times 10^4 \sim 1.7 \times 10^4$ L·mol^{-1}·cm^{-1} 范围内，但 $E_{1cm}^{1\%}$ 的差别有从 350～600（100mL·g^{-1}·cm^{-1}）之间的变化，通过对比吸收光谱特征数据，可使以上物质得以鉴别。

(3) 吸光度（或吸光系数）比值的比较　如果化合物同时有几个吸收峰，可用在不同吸收峰（或峰与谷）处测得的吸光度的比值作为鉴别的依据，因为用的是同一浓度溶液和同一厚度的吸收池，其吸光度比值也就是吸光系数的比值，且可消除浓度和厚度不准确所带来的影响。如维生素 B_{12} 有三个吸收峰，分别在 278nm、361nm、550nm 波长处，它们的吸光度比值应为：A_{361nm}/A_{278nm} 在 1.70～1.88 之间，A_{361nm}/A_{550nm} 在 3.15～3.45 之间。

2. 定量分析

根据光吸收定律，在一定条件下，待测溶液的吸光度与其浓度呈线性关系。因此，只要选择合适的波长测定溶液的吸光度，即可进行定量分析。通常选择待测物质最大吸收波长 λ_{max} 为测定波长，如待测物有几个吸收峰，应综合考虑选择不被共存物干扰、峰较高、较宽的吸收峰波长，以提高测定的灵敏度、选择性和准确度。此外，应尽量选用不干扰待测组分测定的溶剂，如溶剂本身在紫外光区有吸收峰，只能在它吸收较弱的波段使用。

(1) 单一组分的测定

① 标准曲线法　标准曲线法是紫外-可见分光光度法最经典、简便易行的方法，此法对仪器的要求不高，适用于单色光不纯的仪器及大批量样品的定量分析。首先，配制一系列浓度不同的标准溶液，在同一条件下分别测量它们的吸光度，以吸光度为纵坐标，浓度为横坐标，绘制 A-c 标准曲线。在相同条件下测定样品溶液的吸光度，根据吸光度从标准曲线或从回归方程求得样品溶液的浓度。制作标准曲线时，注意标准溶液浓度范围应选择在待测溶液的浓度附近。

② 吸光系数法　如果吸收池的厚度 l 和待测样品的吸光系数 ε 或 $E_{1cm}^{1\%}$ 已知，根据光吸收定律 $A=klc$，将测得的 A 值代入即可算出溶液的浓度或含量。

③ 标准对比法　在相同的实验条件下，配制浓度为 c_s 的标准溶液和浓度为 c_x 的样品溶液，平行测定样品溶液和标准溶液的吸光度 A_x 和 A_s，根据朗伯-比耳定律：

$$A_x = klc_x$$
$$A_s = klc_s$$

在相同条件下,其吸光系数相等,两式相比可得样品溶液的浓度:

$$c_x = \frac{A_x c_s}{A_s}$$

这种方法不需要测量吸光系数和样品池厚度,但和标准曲线法相同,都要有纯的或含量已知的标准物质用以配制标准溶液。

(2) 多组分的测定　如果在一个待测溶液中需要同时测定两个或两个以上组分的含量,就是多组分测定。吸光度的加和性是多组分同时测定的依据,即公式(13-4),可根据各组分吸收光谱相互重叠的程度分别考虑测定的方法。现在以两组分吸收光谱相互重叠的三种情况为例作介绍。

① 吸收光谱互不重叠　比较理想的情况是各组分的吸收峰(λ_{max})所在波长处,其他组分没有吸收。如图13-6,两组分在λ_{max}处互不干扰,可用单一组分的测定方法分别测定,即在λ_1处测定X组分的浓度,在λ_2处测定Y组分的浓度。但由于紫外吸收带很宽,所以对于多组分溶液,吸收带互不重叠的情况很少见。

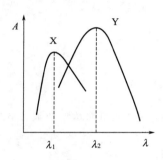
图13-6　互不重叠

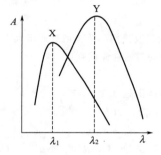
图13-7　部分重叠

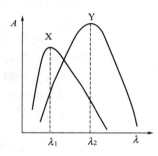
图13-8　相互重叠

② 吸收光谱部分重叠　如果两组分吸收光谱部分重叠,如图13-7,则表明X组分对Y组分的测定有影响,而Y组分对X组分的测定没有干扰。这时可先在λ_1处按单组分的测定方法测定X组分的浓度,然后在λ_2处测混合物溶液的总吸光度,即可根据吸光度的加和性计算Y组分的浓度。

③ 吸收光谱相互重叠　光谱分析时大多数情况是吸收光谱双向重叠,互相干扰,两组分在最大吸收波长处互相有吸收,如图13-8所示。这时可根据测定的目的要求和光谱重叠的不同情况,采取不同方法,如解线性方程法、等吸收双波长消去法等。但在多组分测定中,组分越多,影响因素也越多,故实验结果的误差也将增大,很难得到准确的结果。

习　题

一、填空题

1. 紫外-可见分光光度计中有_____和_____两种光源。
2. 物质对光的吸收具有_____。

3. 溶液对光的吸收程度,与_____、_____及_____等因素有关。
4. 紫外-可见吸收光谱图,是以_____为横坐标,以_____为纵坐标绘制的曲线图。
5. 在光谱分析时,为了获得较高的灵敏度和准确度,一般是根据吸收曲线选择溶液的_____为测量波长。

二、选择题

1. 以下说法错误的是（　　）。
   A. 摩尔吸光系数 ε 随浓度增大而增大　　B. 吸光度 A 随浓度增大而增大
   C. 吸光度 A 随比色皿加厚而增大　　D. 透光率 T 随浓度增大而减小
2. 符合朗伯-比耳定律的某有色溶液,通过 1cm 比色皿,测得透光率为 80%,若通过 5cm 的比色皿,其透光率为（　　）。
   A. 80.5%　　B. 40.0%　　C. 32.7%　　D. 16.0%
3. 某物质的摩尔吸光系数 ε 值很大,则表明（　　）。
   A. 该物质的浓度很高　　B. 该物质对某波长的光吸收能力很强
   C. 测定该物质的准确度高　　D. 测定该物质的灵敏度很高
4. 一瓶看不到明显颜色的溶液,其与分光光度测定有关的正确说法是（　　）。
   A. 不能进行光度分析　　B. 显色后可进行光度分析
   C. 光度分析灵敏度低　　D. 无法判别是否能进行光度分析
5. 以下说法错误的是（　　）。
   A. 有色溶液的吸收峰和最大吸收波长均随浓度增加而增大
   B. 分光光度计检测器直接测定的是透射光的强度
   C. 石英比色皿适于紫外区使用
   D. 光谱分析比较适宜的吸光度范围是 0.2～0.7
6. 符合朗伯-比耳定律的某有色溶液,当有色物质的浓度增加时,吸光度和最大吸收波长分别是（　　）。
   A. 不变、增加　　B. 不变、减少　　C. 增加、不变　　D. 减少、不变
7. 以下说法正确的是（　　）。
   A. 透光率 T 与浓度呈直线关系　　B. 摩尔吸光系数 ε 随波长而变
   C. 溶液的透光率越大,说明对光的吸收越强　　D. 石英比色皿不适于紫外区使用
8. 一有色溶液对某波长光的吸收遵守朗伯-比尔定律。当选用 2.0cm 的比色皿时,测得吸光率为 A,现改用 1.0cm 的吸收池,则吸光率应为（　　）。
   A. $2A$　　B. $\frac{1}{2}A$　　C. A_2　　D. A^{-2}

三、简答题

1. 什么是透光率和吸光度?二者的关系是什么?
2. 常用来描述吸收光谱曲线的术语有哪些?
3. 紫外-可见分光光度法的入射光波长如何选择?

四、计算题

已知维生素 B_{12} 在 361nm 处的百分吸光系数为 20.7L·g^{-1}·cm^{-1}。精密称取样品 30.0mg,加水溶解后稀释至 1000mL,在该波长处用 1.00cm 吸收池测定溶液的吸光度为 0.618,计算样品溶液中维生素 B_{12} 的质量分数。

各章习题参考答案

第一章 习题参考答案

一、填空题（略）

二、选择题

1. C 2. A 3. C 4. A 5. D 6. C 7. D 8. B 9. B 10. A 11. D 12. C
13. C 14. A 15. B

三、简答题

1. 答：下列各组溶液中水的渗透方向为：

   (1) $100g \cdot L^{-1}$ 葡萄糖 ← $100g \cdot L^{-1}$ 蔗糖

   (2) $0.1mol \cdot L^{-1}$ KCl 和 $0.2mol \cdot L^{-1}$ 蔗糖　无渗透

   (3) $0.1mol \cdot L^{-1}$ KCl ← $0.1mol \cdot L^{-1}$ 蔗糖

   (4) $50g \cdot L^{-1}$ 葡萄糖 → $9.0g \cdot L^{-1}$ NaCl

   (5) $0.2mol \cdot L^{-1}$ NaCl → $0.1mol \cdot L^{-1}$ $CaCl_2$

2. 答：写出由 $FeCl_3$ 水解得到 $Fe(OH)_3$ 胶团的结构为：

$$\{[Fe(OH)_3]_m \cdot nFeO^+ \cdot (n-x)(OH)^-\}^{x+} \cdot xOH^-$$

物质的量浓度相同的 NaCl、Na_2SO_4、Na_3PO_4 各溶液对 $Fe(OH)_3$ 溶胶聚沉能力强弱的次序为：$Na_3PO_4 > Na_2SO_4 > NaCl$

四、计算题

1. 26.4%；$5.42 mol \cdot L^{-1}$　　2. $10 g \cdot L^{-1}$，$0.0015 mol \cdot L^{-1}$

3. $270 mmol \cdot L^{-1}$，近似认为其为等渗溶液。

第二章 习题参考答案

一、填空题（略）

二、选择题

1. C 2. A 3. C 4. C 5. B 6. A 7. C 8. A 9. A 10. C

三、计算题

1. 2.25

2. N_2、H_2 的初始浓度 $5 mol \cdot L^{-1}$，$14 mol \cdot L^{-1}$。平衡常数 1.04×10^{-2}

3. 是

第三章 习题参考答案

一、填空题（略）

二、选择题

1. D 2. C 3. D 4. C 5. D 6. C 7. A 8. B 9. D 10. B 11. D 12. D

三、计算题

1. （1）5.05　（2）6.37　（3）10.74　（4）7.50
2. 3981　　3. 2.43　　4. 2.60

第四章　习题参考答案

一、填空题（略）

二、命名下列配合物

1. 三氯化二氨·二乙二胺合铬（Ⅲ）
2. 氢氧化二氨合银（Ⅰ）
3. 二溴·二氯·二硝基合钴（Ⅲ）酸钾
4. 四羰基合钴（-Ⅰ）酸钠
5. 二硝基·一氰·三氨合钴（Ⅲ）

三、写出下列配合物的化学式

1. $H_2[SiF_6]$
2. $H_2[PtCl_6]$
3. $[Ag(NH_3)_2]OH$
4. $[CrCl_2(H_2O)_4]Cl$
5. $[Co(NH_3)_5(H_2O)]Cl_3$
6. $K_4[Fe(CN)_6]$
7. $Na_3[Ag(S_2O_3)_2]$
8. $K[PtCl_5(NH_3)]$
9. $NH_4[Cr(SCN)_4(NH_3)_2]$
10. $Fe(CO)_5$
11. $[Co(NO_2)_3(NH_3)_3]$

四、完成下表

配合物	配体	配体数	配位数	中心体氧化数	配位原子
$[Ag(NH_3)_2]Cl$	NH_3	2	2	+1	N
$[Cu(NH_3)_4]SO_4$	NH_3	4	4	+2	N
$K_2[Fe(Cl)_5]$	Cl^-	5	5	+3	Cl
$[CoCl_3(NH_3)_3]$	NH_3、Cl^-	6	6	+3	N,Cl^-
$[Pt(en)_2]Cl_2$	en	2	4	+2	N

第五章　习题参考答案

一、填空题（略）

二、选择题

1. D 2. C 3. D 4. D 5. A 6. C 7. B 8. C 9. A 10. C

三、根据有机物结构式写出其名称，或根据有机物名称写出其结构式

1. 2,4-二甲基戊烷
2. 3-甲基-1-丁烯
3. 2,3-二甲基戊烷
4. 4-甲基-2-戊炔
5. 间硝基甲苯
6. 1,3-二甲基环戊烷

7. 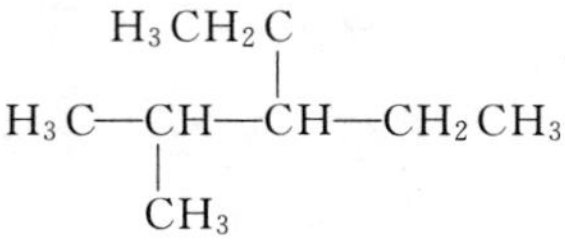 $H_3C-CH(CH_2CH_3)-CH(CH_3)-CH_2-CH_3$

8. 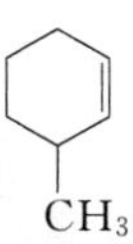 1-甲基环己烯 (methylcyclohexene with CH₃)

9. 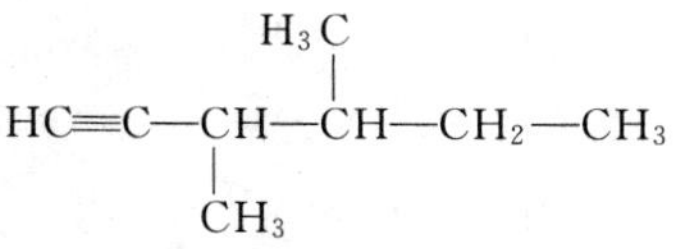 $HC\equiv C-CH(CH_3)-CH(CH_3)-CH_2-CH_3$

10. 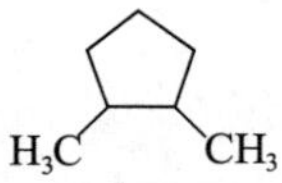 1,2-二甲基环戊烷

11. 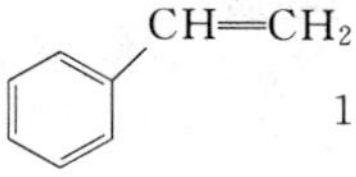 苯乙烯 ($C_6H_5-CH=CH_2$)

12. 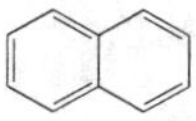 萘

四．完成下列化学反应方程式

1. $CH_3CHBrCH_3$ 2. CH_3CHO 3. $(CH_3)_2CBrCHBrCH_3$

4. 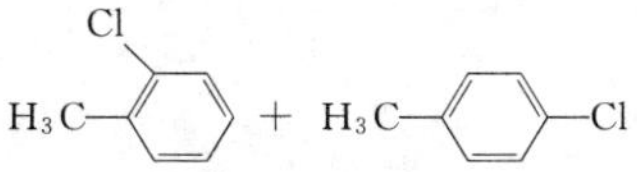 邻氯甲苯 + 对氯甲苯

5. 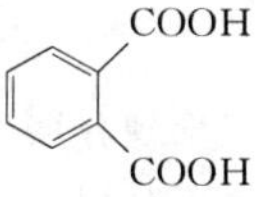 邻苯二甲酸 (苯环上两个相邻COOH)

五、根据化学性质鉴别下列各组物质

1. 丁烷 + 溴水 → —；1-丁烯 + 溴水 → 褪色

2. 丙烷 + 溴水 → —；环丙烷 + 溴水 → 褪色

3. 环己烷 + 溴水 → —；环己烯 + 溴水 → 褪色

4. 苯 + $KMnO_4, H^+$ → —；异丙苯 + $KMnO_4, H^+$ → 褪色

第六章 习题参考答案

一、填空题（略）

二、选择题

1. B　2. C　3. C　4. A　5. C　6. C　7. D　8. B　9. C　10. A

三、根据有机物结构式写出其名称，或根据有机物名称写出其结构式

1. 丙三醇　　2. 邻甲基苯甲醇　　3. 2-甲基-2-丙醇（或叔丁醇）

4. 3-甲基苯酚（间甲苯酚）　　5. 乙醚

6. 1,3-苯二酚（或间苯二酚）　　7. 甲硫醇

8. 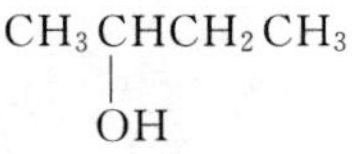 $CH_3CH(OH)CH_2CH_3$

9. 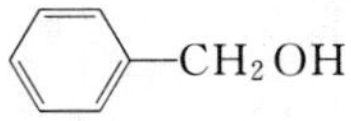 $C_6H_5-CH_2OH$

10. 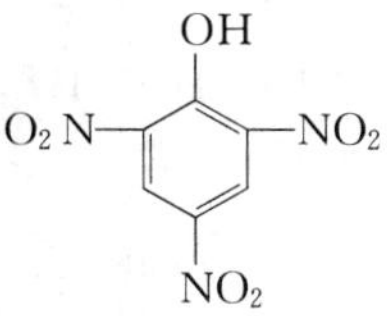 2,4,6-三硝基苯酚 (picric acid structure with OH and three NO_2)

11. $H_3CH_2C-S-CH_2CH_3$

12. 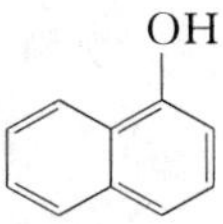 1-萘酚

四、完成下列化学反应方程式

1. $H_2C=CH_2$

2. 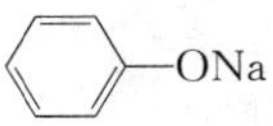 C_6H_5-ONa

3. 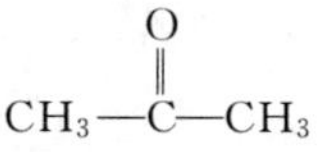 $CH_3-CO-CH_3$

4. 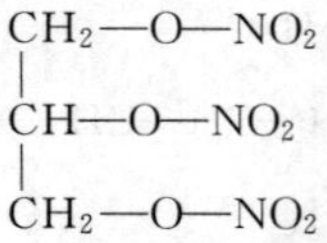 CH_2-O-NO_2
   $CH-O-NO_2$
   CH_2-O-NO_2

5. 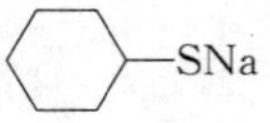 环己基-SNa

五、根据化学性质鉴别下列各组物质

1. 乙醇 $\xrightarrow{\text{高锰酸钾}}$ 褪色
   正己烷 $\to$ —

2. 异丙醇 $\xrightarrow{\text{高锰酸钾}}$ 褪色
   叔丁醇 $\to$ —

3. 苯酚 $\xrightarrow{\text{溴水}}$ 白色沉淀
   邻苯二酚 $\to$ —

4. 正己烷 $\xrightarrow{\text{浓硫酸}}$ 溶液无颜色变化，但出现分层
   甲醚 $\to$ 溶液无颜色变化，也不分层

第七章 习题参考答案

一、填空题（略）

二、选择题

1. D 2. A 3. C 4. C 5. D 6. B 7. A 8. D 9. B 10. C

三、根据有机物结构式写出其名称，或根据有机物名称写出其结构式

1. 邻甲基苯甲醛（2-甲基苯甲醛）
2. 苯乙酮
3. 3,3-二甲基丁醛
4. 5-甲基-3-己酮
5. 4-苯基-2-戊烯醛
6. 3-戊酮

7. 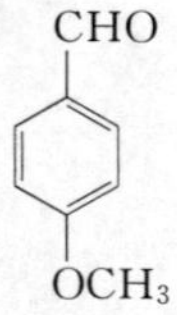 对甲氧基苯甲醛（CHO-苯环-OCH₃）

8. 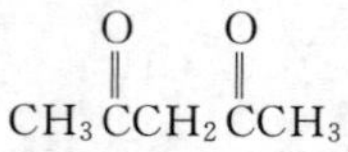 $CH_3COCH_2COCH_3$

9. 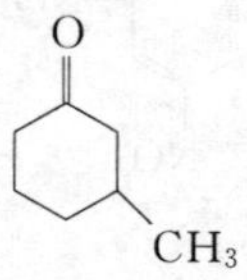 3-甲基环己酮

10. 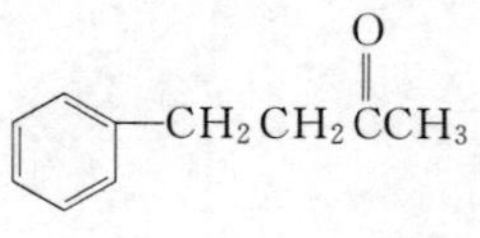 苯基-$CH_2CH_2COCH_3$

四、完成下列化学反应方程式

1. CH₃CH(OH)CN

2. CH₃CH(OC₂H₅)(OC₂H₅)

3. 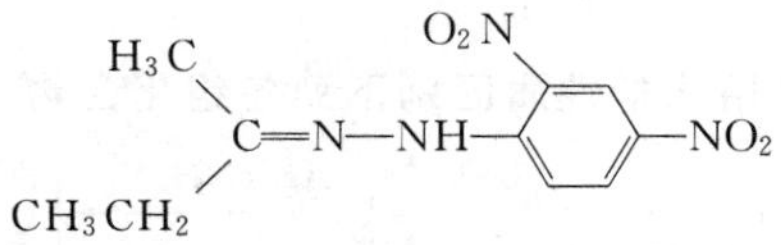 (CH₃)(CH₃CH₂)C=N-NH-（2,4-二硝基苯基）

4. CH₃CH₂CH₂CH₂OH

五、根据化学性质鉴别下列各组物质

1. 甲醛 / 丙酮 —— 托伦试剂 → 银镜反应 / —

2. 乙醛 / 苯甲醛 —— 斐林试剂 → 砖红色沉淀 / —

3. 丙酮 / 3-戊酮 —— NaOH+I₂ → CHI₃（黄色沉淀） / —

4. 丙酮 / 二苯酮 —— 亚硫酸氢钠 → 白色结晶 / —

第八章 习题参考答案

一、命名下列化合物或写出结构式

1. 2,3-二甲基丁酸 2. 肉桂酸 3. 水杨酸

4. 邻苯二甲酸 5. β-丁酮酸 6. 对甲基苯甲酸甲酯

7. H₃C-CO-COOH

8. HOOC-CH₂-COOH

9. HOOC-CH₂-CH₂-COOH

10. HO-C(COOH)(CH₃)-H

11. H-C(COOH)(OH)-CH₂OH

二、完成下列反应式

1. 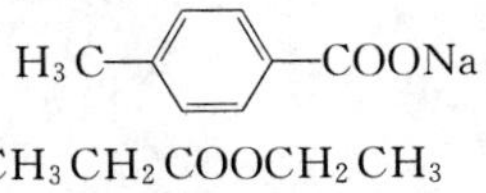 H₃C—C₆H₄—COONa

2. CH₃CH₂COOCH₂CH₃

3. 马来酸酐（顺丁烯二酸酐）

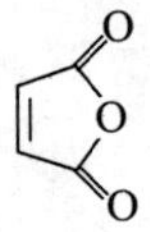

4. CH₃COCH₃ + CO₂↑

5. CH₃CH=CHCOOH

6. CH₃CH₂CH(Br)COOH

7. HOOC-CO-CH₂-COOH

8.
$$\text{C}_6\text{H}_4(\text{COOH})(\text{OCOCH}_3)$$

三、利用化学性质区别下列各组化合物

1. 甲酸 / 乙酸 / 乙醛 $\xrightarrow{\text{Na}_2\text{CO}_3}$ { $CO_2 \uparrow$ / $CO_2 \uparrow$ / — } $\xrightarrow{\text{Ag}(\text{NH}_3)_2^+}$ { $Ag \downarrow$ / — }

2. 乙醇 / 乙醚 / 乙酸 $\xrightarrow{\text{Na}_2\text{CO}_3}$ { — / — / $CO_2 \uparrow$ } $\xrightarrow{\text{Na}}$ { $H_2 \uparrow$ / — }

3. 丙二酸 / 草酸 / 乙酸 $\xrightarrow{\Delta}$ { $CO_2 \uparrow$ / $CO_2 \uparrow$ / — } $\xrightarrow{\text{KMnO}_4}$ { — / 紫红色褪色 }

4. 乙酰乙酸乙酯 / 水杨酸 / 乳酸 $\xrightarrow{\text{Na}_2\text{CO}_3}$ { — / $CO_2 \uparrow$ / $CO_2 \uparrow$ } $\xrightarrow{\text{FeCl}_3}$ { 显色 / — }

四、将下列化合物按酸性由强到弱排列成序

$CF_3COOH > CCl_3COOH > HOCH_2COOH > CH_3COOH > C_6H_5OH > CH_3CH_2OH$

五、下列化合物中有无手性C(用 * 表示手性C)

1. $BrCH_2\overset{*}{C}HDCH_2Cl$

2. $\underset{COOH}{\overset{COOH}{|}}\overset{*}{C}HCl$

3. 环己烷带 OH 和 Br 的相邻碳均为手性碳 (*)

4. $(CH_3)_2\overset{*}{C}HOH$ 连接 CH_2CH_3 基（即 $\overset{*}{C}HOH$ 上连 CH_3, $CH(CH_3)_2$ 等，含 *）

六、化合物为：β-羟基丁酸，因有手性碳，故有旋光性。

$$CH_3\underset{OH}{\overset{|}{C}}HCH_2COOH \xrightarrow{\text{Na}_2\text{CO}_3} CH_3\underset{OH}{\overset{|}{C}}HCH_2COONa + CO_2\uparrow$$

$$\downarrow \Delta$$

$$CH_3\overset{O}{\overset{\|}{C}}CH_2COOH \xrightarrow[\text{NaOH}]{I_2} CHI_3\downarrow + NaOOCCH_2COONa$$

黄色沉淀

第九章 习题参考答案

一、名词解释（略）

二、命名下列化合物

1. 甲乙胺 2. 甲二乙胺 3. 碘化四乙铵 4. N-甲基丙酰胺（丙酰甲胺）

5. N-甲基苯甲酰胺（苯甲酰甲胺） 6. N-乙基苯胺 7. N-甲基对甲氧基苯胺 8. 乙酰苯胺

三、写出下列化合物的结构式

1. $H_2N-\underset{\underset{O}{\|}}{C}-NH-\underset{\underset{O}{\|}}{C}-NH_2$
2. $(CH_3)_4N^+Br^-$
3. 苯环-$N(CH_3)_2$
4. $H_2N-\underset{\underset{NH}{\|}}{C}-NH_2$
5. 苯环-$\underset{\underset{NH_2}{}}{\overset{\overset{O}{\|}}{C}}$
6. $CH_3CH_2N(CH_3)CH_2CH_3$
7. 吡啶-SO_3H (3位)
8. 2-甲基-5-甲基吡咯
9. 1-甲基-4-甲基咪唑

四、按碱性由强到弱顺序排列下面各组化合物

1. 吡咯 < 吡啶 < 哌啶 < NH_3
2. 吡咯 < 苯胺 < 哌啶 < CH_3NH_2
3. 乙酰胺 < 苯胺 < 氨 < 三甲胺 < 甲胺 < 二甲胺 < 氢氧化四甲铵
4. N-甲基苯胺 < 氨 < 乙胺

五、完成下列反应式

1. $(CH_3)_2CHNH_2 + HNO_2 \longrightarrow (CH_3)_2CHOH + N_2\uparrow + H_2O$
2. $(CH_3CH_2)_3N + HNO_2 \longrightarrow [(CH_3CH_2)_3NH]^+ NO_2^-$
3. $(CH_3)_2NH + HNO_2 \longrightarrow (CH_3)_2N-NO + H_2O$
4. 苯胺 $+ NaNO_2 + HCl \xrightarrow{0\sim5℃}$ 苯基重氮氯化物 ($N_2^+Cl^-$)
5. 苯-NHCH$_3$ + $(CH_3CO)_2O \longrightarrow$ 苯-$N(CH_3)COCH_3$
6. 邻苯二甲酰亚胺-NH + NaOH $\longrightarrow$ 邻苯二甲酰亚胺-N^-Na^+ + H_2O
7. $2H_2N-\underset{\underset{O}{\|}}{C}-NH_2 \xrightarrow[\Delta]{150\sim160℃} H_2N-\underset{\underset{O}{\|}}{C}-NH-\underset{\underset{O}{\|}}{C}-NH_2$
8. $H_3C-\underset{\underset{NH_2}{|}}{CH}-COOH + HNO_2 \longrightarrow H_3C-\underset{\underset{OH}{|}}{CH}-COOH + N_2\uparrow + H_2O$

六、用化学方法鉴别下列各组化合物

1. 甲胺 / 甲乙胺 / 三乙胺 $\xrightarrow{HNO_2}$ 有气泡 / 黄色油状物 / —

2. 苯胺 ───
   尿素 $\xrightarrow{HNO_2}{0\sim5℃}$ 气泡 $\xrightarrow{\triangle, 碱性CuSO_4}$ 紫红色
   乙酰胺 气泡 ───

3. 邻甲苯胺 ───
   N-甲基苯胺 $\xrightarrow{NaHCO_3 溶液}$ ─── $\xrightarrow{HNO_2}$ 气泡 / 黄色晶体
   苯甲酸 气泡 $\xrightarrow{FeCl_3 溶液}$ ───
   水杨酸 气泡 / 紫红色

七、简答题

1. 答 (1) 谷氨酸在 pH＝5 时，主要以阴离子形式存在；
   (2) 甘氨酸在 pH＝11 时，主要以阴离子形式存在；
   (3) 赖氨酸在 pH＝8 时，主要以阳离子形式存在；
   (4) 色氨酸在 pH＝1 时，主要以阳离子形式存在。

2. 答：生物碱是指存在于生物体内的一类具有明显生理活性的含氮碱性有机化合物。游离的生物碱多难溶于水，能溶于酸生成盐。

第十章　习题参考答案

一、填空题（略）

二、选择题

1. C　2. D　3. D　4. A　5. A　6. D　7. A

第十一章　习题参考答案

一、填空题（略）

二、选择题

1. D　2. B　3. D　4. B　5. A　6. B　7. C　8. A　9. A　10. B

三、写出下列化合物的哈沃斯式

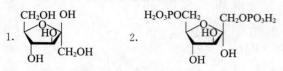

四、写出核糖与下列试剂作用的主要产物的结构及名称

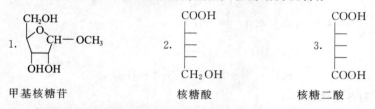

甲基核糖苷　　　　　核糖酸　　　　　核糖二酸

五、根据化学性质鉴别下列各组物质

1. 葡萄糖 $\xrightarrow{溴水}$ 褪色
   蔗糖 ───

2. 麦芽糖 ⎫ 班氏试剂 砖红色沉淀
   蔗糖 ⎭ ⟶   —

3. 蔗糖 ⎫ I_2 —
   淀粉 ⎭ ⟶ 蓝色

第十二章　习题参考答案

一、填空题（略）

二、选择题

1. A　2. C　3. A　4. C　5. B　6. B　7. D　8. B　9. A　10. A

三、简答题

1. 答：滴定分析法：将一种已知准确浓度的试剂溶液（即标准溶液）由滴定管滴加到被测物质的溶液中，直到两者按照一定的化学方程式所表示的计量关系完全反应为止，然后根据滴定反应的化学计量关系，标定溶液的浓度和体积用量，计算出被测组分的含量，这种定量分析的方法称为滴定分析法。

滴定：在用滴定分析法进行定量分析时，先将被测定物质的溶液置于一定的容器中（通常为锥形瓶），在适宜的条件，再用一种标准溶液通过滴定管逐滴地加到容器里，直到两者完全反应为止。这样的操作过程称为滴定。

标准溶液（滴定剂）：已知准确浓度的试剂溶液。

标定：将不具备基准物质条件的这类物质配制成近似于所需浓度的溶液，然后利用该物质与某基准物质或另一种标准之间的反应来确定其准确浓度，这一操作过程称为标定。

化学计量点：当滴入的标准溶液与被测定的物质按照一定的化学计量关系完全反应为止，称反应达到了化学计量点。

滴定终点：滴定进行至指示剂的颜色发生突变时而终止，此时称为滴定终点。

滴定误差：滴定终点与化学计量点往往并不相同，由此引起测定结果的误差称为终点误差，又称滴定误差。

指示剂：为了便于观察滴定终点而加入的化学试剂。

基准物质：能用于直接配制标准溶液的化学试剂称为基准物质。

2. 答：T_B 表示每毫升标准溶液含标准物质的质量。

$T_{B/A}$ 表示每毫升标准溶液相当于被测物质的质量。

3. 答：用（1）标定 NaOH 溶液的浓度时，结果偏低，用（2）标定 HCl 溶液的浓度时，结果偏高；用此 NaOH 溶液测定有机酸时结果偏低，用此 HCl 溶液测定有机碱时结果偏高。

4. 答：H_2SO_4、KOH 用间接制法配成标准溶液。邻苯二甲酸氢钾、无水碳酸钠用直接配制法配成标准溶液。

H_2SO_4 选用无水 Na_2CO_3，KOH 选用邻苯二甲酸氢钾。

5. 答：(1) A　(2) A　(3) B　(4) D　(5) B　(6) C

四、计算题

1. 解　设至少称取试样 $m(g)$，则

$$\frac{\pm 0.2\times 10^{-3}}{m} < 0.1\% \quad 即\ m > 0.2\ (g)$$

2. 解 (1) $\bar{x} = 20.54\%$，$\bar{d} = 0.03\%$，$S = 0.05\%$，$RS = 0.3\%$
   (2) $E = 0.09\%$，$RE = 0.44\%$

3. 解 $c_A = \dfrac{m_A}{M_A V_A} = \dfrac{2.942\text{g}}{294.2\text{g} \cdot \text{mol}^{-1} \times 1\text{L}} = 0.01000\text{mol} \cdot \text{L}^{-1}$

4. 解：$c_A V_A = c_T V_T$
   $0.2000\text{mol} \cdot \text{L}^{-1} \times (500.0\text{mL} + V) = 0.6000\text{mol} \cdot \text{L}^{-1} \times 500.0\text{mL}$
   得 $V = 1000\text{mL}$

5. 解 $T_{T/A} = \dfrac{a}{t} c_T M_A \times 10^{-3} = 0.1100\text{mol} \cdot \text{L}^{-1} \times 40.00\text{g} \cdot \text{mol}^{-1} \times 10^{-3} = 0.004400\text{g} \cdot \text{mL}^{-1}$

第十三章　习题参考答案

一、填空题（略）

二、选择题
1. A 2. C 3. D 4. D 5. A 6. C 7. B 8. B

三、简答题
1. 答：透光率 T 和吸光度 A 都是表示物质对光的吸收程度的一种量度，两者间相互换算的关系为：$A = -\lg T$　　$T = 10^{-A}$

2. 答：(1) 吸收峰 (2) 谷 (3) 肩峰 (4) 末端吸收 (5) 强带和弱带

3. 答：为了获得较高的灵敏度和准确度，一般是根据吸收曲线选择溶液的最大吸收波长 λ_{max} 为测量波长，但要注意当最强吸收峰的峰形比较尖锐时或有时为了消除干扰，则可选用吸收稍低、峰形稍平坦的次强峰或肩峰进行测定。选择的原则是既能保证测定的灵敏度，并尽量使 ε 值随波长的改变而变化不太大，又能避免其他物质的吸收干扰。

四、计算题
解　根据光吸收定律 $A = klc$，待测溶液中维生素 B_{12} 的质量浓度为：
$$c_{测} = \dfrac{A}{kl} = \dfrac{0.618}{20.7\text{L} \cdot \text{g}^{-1} \cdot \text{cm}^{-1} \times 1.00\text{cm}} = 0.0299\text{g} \cdot \text{L}^{-1}$$

样品中维生素 B_{12} 的质量分数为：
$$\omega = \dfrac{0.0299\text{g} \cdot \text{L}^{-1} \times 1.0\text{L}}{30 \times 10^{-3}\text{g}} \times 100\% = 99.7\%$$

附　　录

一、国际单位制（SI）

附表 1-1　SI 基本单位

量的名称	单位名称	单位符号 国际	单位符号 中文
长度	米(meter)	m	米
质量	千克,公斤(kilogram)	kg	千克
时间	秒(second)	s	秒
电流	安培(Ampare)	A	安
热力学温度	开尔文(Kelvin)	K	开
物质的量	摩尔(mole)	mol	摩
发光强度	坎德拉(Candela)	cd	坎

附表 1-2　国际单位制中具有专门名称的导出单位

量的名称	单位名称	单位符号 国际	单位符号 中文	其他表示示例
频率	赫兹	Hz	赫	s^{-1}
力、重力	牛顿	N	牛	$kg \cdot m \cdot s^{-2}$
压力、压强、应力	帕斯卡	Pa	帕	$N \cdot m^{-2}$
能量、功、热	焦耳	J	焦	$N \cdot m$
功率、辐射通量	瓦特	W	瓦	$J \cdot s^{-1}$
电荷量	库仑	C	库	$A \cdot s$
电位(势)、电压、电动势	伏特	V	伏	$W \cdot A^{-1}$
电容	法拉	F	法	$C \cdot V^{-1}$
电阻	欧姆	Ω	欧	$V \cdot A^{-1}$
电导	西门子	S	西	$A \cdot V^{-1}$
磁通量	韦伯	Wb	韦	$V \cdot s$
磁感应强度、磁通量密度	特斯拉	T	特	$Wb \cdot m^{-2}$
电感	亨利	H	亨	$Wb \cdot A^{-1}$
光通量	流明	lm	流	$cd \cdot sr$
光照度	勒克斯	lx	勒	$lm \cdot m^{-2}$
动力黏度	帕斯卡秒	$Pa \cdot s$	帕·秒	$kg \cdot m^{-1} \cdot s^{-1}$
表面张力	牛顿每米	$N \cdot m^{-1}$	牛·米$^{-1}$	$kg \cdot s^{-2}$
热容,熵	焦耳每开	$J \cdot K^{-1}$	焦·开$^{-1}$	$kg \cdot m^2 \cdot s^{-2} \cdot K^{-1}$
比热	焦耳每千克每开	$m^2 \cdot s^{-2} \cdot K^{-1}$	焦·千克$^{-1}$	$J \cdot kg^{-1} \cdot K^{-1}$
电场强度	伏特每米	$V \cdot m^{-1}$	伏·米$^{-1}$	$m \cdot kg \cdot s^{-3} \cdot A^{-1}$
密度	千克每立方米	$kg \cdot m^{-3}$	千克·米$^{-3}$	$g \cdot cm^{-3}$
放射性活度	贝可勒尔	Bq	贝可	s^{-1}
吸收剂量	戈瑞	Gy	戈	$J \cdot kg^{-1}$
剂量当量	希沃特	Sv	希	$J \cdot kg^{-1}$
摄氏温度	摄氏度	℃	度	K

附表1-3 国家选定的部分非国际单位制单位

量的名称	单位名称	单位符号	换算关系
时间	分	min	1min＝60s
	[小]时	h	1h＝60min＝3600s
	天[日]	d	1d＝24h＝86400s
质量	吨	t	1t＝10kg
	原子质量单位	u	$1\mu \approx 1.6605655 \times 10^{-27}$ kg
体积	升	L,l	$1L=1dm^3=10^{-3}m^3$
能量	电子伏	eV	$1eV \approx 1.6021892 \times 10^{19}$ J

附表1-4 国际单位制词冠

因数	词冠	代号 中文	代号 国际	因数	词冠	代号 中文	代号 国际
10^{18}	艾可萨(exa)	艾	E	10^{-1}	分(dèci)	分	d
10^{15}	拍它(peta)	拍	P	10^{-2}	厘(centi)	厘	c
10^{12}	太拉(tera)	太	T	10^{-3}	毫(milli)	毫	m
10^{9}	吉咖(giga)	吉	G	10^{-6}	微(micro)	微	μ
10^{6}	兆(mèga)	兆	M	10^{-9}	纳诺(nano)	纳	n
10^{3}	千(kiol)	千	k	10^{-12}	皮可(pico)	皮	p
10^{2}	百(heeto)	百	h	10^{-15}	飞母托(femto)	飞	f
10^{1}	十(dèca)	十	da	10^{-18}	阿托(atto)	阿	a

二、常用酸碱溶液的相对密度、质量分数、质量浓度和物质的量浓度

化学式	相对密度(20℃)	质量分数/%	质量浓度/g·cm^{-3}	物质的量浓度/mol·L^{-1}
浓 HCl	1.19	38.0		12
稀 HCl			10	2.8
稀 HCl	1.10	20.0		6
浓 HNO$_3$	1.42	69.8		16
稀 HNO$_3$			10	1.6
稀 HNO$_3$	1.2	32.0		6
浓 H$_2$SO$_4$	1.84	98		18
稀 H$_2$SO$_4$			10	1
稀 H$_2$SO$_4$	1.18	24.8		3
浓 HAc	1.05	90.5		17
HAc	1.045	36～37		6
HClO$_4$	1.74	74		13
H$_3$PO$_4$	1.689	85		14.6
浓 NH$_3$·H$_2$O	0.90	25～27(NH$_3$)		15
稀 NH$_3$·H$_2$O		10(NH$_3$)		6
稀 NH$_3$·H$_2$O		2.5(NH$_3$)		1.5
NaOH	1.109	10		2.8

三、平衡常数

附表 3-1　水的离子积常数

$t/℃$	$pK_w^\ominus$	$t/℃$	$pK_w^\ominus$	$t/℃$	$pK_w^\ominus$
0	14.944	35	13.680	75	12.699
5	14.734	40	13.535	80	12.598
10	14.535	45	13.396	85	12.510
15	14.346	50	13.262	90	12.422
20	14.167	55	13.137	95	12.341
24	14.000	60	13.017	100	12.259
25	13.997	65	12.908		
30	13.833	70	12.800		

注：本表数据录自 Lange's Handbook of Chemistry. 13th ed. 1985, 5~7。

附表 3-2　弱电解质的解离常数（$I=0$，298K）

化学式	名称	$K_a^\ominus$	$pK_a^\ominus$
H_3AsO_3	亚砷酸	5.1×10^{-10}	9.29
		6.2×10^{-3}	2.21
H_3AsO_4	砷酸	1.2×10^{-7}	6.93
		3.1×10^{-12}	11.51
H_3BO_3	硼酸	5.8×10^{-10}	9.24
HBrO	次溴酸	2.3×10^{-9}	8.63
HCN	氢氰酸	6.2×10^{-10}	9.21
HCNO	氰酸	3.3×10^{-4}	3.48
H_2CO_3	碳酸	4.3×10^{-7}	6.352
		5.6×10^{-11}	
HClO	次氯酸	4.7×10^{-11}	10.329
H_2CrO_4	铬酸	3.0×10^{-8}	7.53
		$3.3\times10^{-7}(K_{a2})$	6.48
$HClO_2$	亚氯酸	1.1×10^{-2}	1.95
HF	氢氟酸	6.8×10^{-4}	3.17
HIO	次碘酸	2.3×10^{-11}	10.64
HIO_3	碘酸	0.49	0.31
HNO_2	亚硝酸	7.1×10^{-4}	3.15
H_2O	水	1.0×10^{-14}	13.997
H_2O_2	过氧化氢	2.2×10^{-12}	11.65
H_3PO_2	次磷酸	5.9×10^{-2}	1.23
H_3PO_3	亚磷酸	3.7×10^{-2}	1.43
		2.9×10^{-7}	6.54
H_3PO_4	磷酸	7.1×10^{-3}	2.18
		6.3×10^{-8}	7.199
		4.5×10^{-13}	12.35
		0.20	0.70
		6.5×10^{-3}	2.19
$H_4P_2O_7$	焦磷酸	1.6×10^{-7}	6.80
		2.6×10^{-10}	9.59
H_2S	氢硫酸	9.1×10^{-8}	7.02
		1.3×10^{-14}	13.9
HSCN	硫氰酸	0.13	0.9
H_2SO_3	亚硫酸	1.2×10^{-2}	1.91
		5.6×10^{-8}	7.18
H_2SO_4	硫酸	$1.0\times10^{-2}(K_{a2})$	1.99

续表

化学式	名称	$K_a^{\ominus}$	$pK_a^{\ominus}$
		0.25	0.60
$H_2S_2O_3$	硫代硫酸	1.9×10^{-2}	1.72
NH_3	氨	5.7×10^{-10}	9.24
NH_2OH	羟胺	1.1×10^{-6}	5.96
NH_2NH_2	肼	8.5×10^{-9}	8.07
CH_2O_2	甲酸	1.8×10^{-4}	3.745
$C_2H_2O_4$	草酸	5.6×10^{-2}	1.252
		5.4×10^{-5}	4.266
$C_2H_4O_2$	醋酸（乙酸）	1.8×10^{-5}	4.757
$C_2H_4O_3$	羟基乙酸	1.5×10^{-4}	3.831
$C_2HO_2Cl_3$	三氯乙酸	0.60	0.22
$C_2H_2O_2Cl_2$	二氯乙酸	5.0×10^{-2}	1.30
$C_2H_3O_2Cl$	一氯乙酸	1.4×10^{-3}	2.865
$C_2H_3O_2Br$	一溴乙酸	1.3×10^{-3}	2.092
$C_2H_3O_2I$	一碘乙酸	6.7×10^{-4}	3.175
$C_3H_4O_2$	丙烯酸	5.5×10^{-5}	4.258
$C_3H_4O_4$	丙二酸	1.4×10^{-3}	2.847
		2.0×10^{-10}	5.696
$C_3H_6O_2$	丙酸	1.3×10^{-5}	4.874
$C_3H_6O_3$	D-2-羟基丙酸（乳酸）	1.4×10^{-4}	3.860
$C_4H_6O_4$	琥珀酸（丁二酸）	6.2×10^{-5}	4.207
		2.3×10^{-6}	5.636
$C_4H_6O_5$	L-羟基丁二酸（苹果酸）	3.8×10^{-4}	3.459
		8.0×10^{-6}	5.097
$C_4H_6O_6$	D-2,3 二羟基丁二酸（酒石酸）	9.2×10^{-4}	3.036
		4.3×10^{-5}	4.366
$C_4H_8O_2N_2$	丁二酮肟	2.2×10^{-11}	10.66
		1×10^{-12}	12.0
$C_5H_8O_2$	乙酰丙酮	1.0×10^{-9}	8.99
C_6H_6O	苯酚	1.0×10^{-10}	9.98
$C_6H_6O_2$	1,2-二羟基苯（邻苯二酚，儿茶酚）	4.0×10^{-10}	9.40
		1.6×10^{-13}	12.8
$C_6H_6O_2$	1,3-二羟基苯（间苯二酚，雷琐辛）	5.0×10^{-10}	9.30
		8.7×10^{-12}	11.06
$C_6H_6O_3$	1,2,3-三羟基苯（连苯三酚，焦弗酸）	1.1×10^{-9}	8.94
		8.3×10^{-12}	11.08
		$1 \times 10^{-14}(20℃)$	14
$C_6H_8O_7$	柠檬酸（2-羟基丙烷-1,2,3-三羧酸）	7.4×10^{-4}	3.128
		1.7×10^{-5}	4.761
		4.0×10^{-7}	6.396
$C_7H_6O_2$	苯甲酸	6.3×10^{-5}	4.202
$C_7H_6O_3$	2-羟基苯甲酸（水杨酸）	$1.0 \times 10^{-3}(CO_2H)$	2.98
		$2.2 \times 10^{-14}(OH)$	13.66
$C_8H_6O_4$	邻苯二甲酸	1.1×10^{-3}	2.950
		3.9×10^{-6}	5.408
$C_8H_8O_2$	苯乙酸	4.9×10^{-10}	4.310
$C_{10}H_8O$	1-萘酚（α-萘酚）	3.8×10^{-10}	9.416
CH_5N	甲胺	2.3×10^{-11}	10.64
C_2H_7N	二甲胺	1.7×10^{-11}	10.774
C_2H_7N	乙胺	2.3×10^{-11}	10.636
C_2H_8N	乙二胺	1.4×10^{-7}	6.848
		1.2×10^{-10}	9.928
C_2H_7ON	2-氨基乙醇（乙醇胺）	3.2×10^{-10}	9.498
C_3H_9N	三甲胺	1.6×10^{-10}	9.800
C_3H_9N	丙胺	2.7×10^{-11}	10.566

续表

化学式	名称	$K_a^\ominus$	$pK_a^\ominus$
$C_4H_{11}N$	二乙胺	1.2×10^{-11}	10.933
C_5H_5N	吡啶	5.9×10^{-6}	5.229
C_6H_7N	氨基苯(苯胺)	2.5×10^{-5}	4.601
$C_6H_{12}N_4$	六亚甲基四胺(乌洛托品)	7.4×10^{-6}	5.13
$C_6H_{15}O_3N$	三乙醇胺(TEA)	1.7×10^{-8}	7.762
C_9H_7ON	8-羟基喹啉	1.2×10^{-5}(NH)	4.91
		1.5×10^{-10}(OH)	9.81
$C_{10}H_8N_2$	2,2'-联吡啶	4.5×10^{-5}	4.35
$C_{12}H_8N_2$	1,10-邻二氮菲	1.4×10^{-5}	4.86
$C_2H_5O_2N$	氨基乙酸(甘氨酸)	4.5×10^{-3}(CO_2H)	2.350
		1.7×10^{-10}(NH_3)	9.778
$C_3H_7O_2N$	丙氨酸(L-2-氨基丙酸)	4.5×10^{-3}(CO_2H)	2.348
		1.4×10^{-10}(NH_3)	9.867
$C_6H_9O_6N$	亚氨基三乙酸(NTA)	1.2×10^{-10}(CO_2H)	1.9
		2.2×10^{-2}(CO_2H)	1.650
		1.2×10^{-3}(CO_2H)	2.940
		4.6×10^{-11}(NH)	10.334
$C_{10}H_{16}O_8N_2$	乙二胺四乙酸(EDTA)	1.3×10^{-1}(CO_2H)	0.9
		2.6×10^{-2}(CO_2H)	1.6
		1.0×10^{-2}(CO_2H)	2.0
		2.1×10^{-3}(CO_2H)	2.68
		6.9×10^{-7}(NH)	6.16
		5.5×10^{-11}(NH)	10.26
$C_{10}H_{18}O_7N_2$	N-(2-羟乙基)乙二胺三乙酸(HEDTA)	3×10^{-3}(CO_2H)	2.6
		4.1×10^{-6}(CO_2H)	5.39
		1.5×10^{-10}(CO_2H)	9.81
$C_{14}H_{22}O_8N_2$	环己二胺四乙酸(CyDTA,DTCA)	2.0×10^{-2}(CO_2H)	1.70
		3.8×10^{-3}(CO_2H)	2.42
		2.9×10^{-4}(CO_2H)	3.53
		7.6×10^{-7}(CO_2H)	6.12
		(5×10^{-13})(NH)	(12.3)
$C_{14}H_{23}O_{10}N_3$	二亚乙基三胺五乙酸(DTPA)	2×10^{-1}(CO_2H)	0.7
		3×10^{-2}(CO_2H)	1.6
		1×10^{-2}(CO_2H)	2.0
		2.3×10^{-3}(CO_2H)	2.64
		5.2×10^{-5}(CO_2H)	4.28
		2.5×10^{-9}(NH)	8.60
		3.2×10^{-11}(NH)	10.49
$C_{14}H_{24}O_{10}N_2$	乙二醇二乙醚二胺四乙酸[乙二醇二(2-氨基乙醚)四乙酸](EGTA)	1×10^{-2}(CO_2H)	2.0
		2.2×10^{-3}(CO_2H)	2.66
		1.7×10^{-9}(CO_2H)	8.78
		4.0×10^{-10}(CO_2H)	9.40

四、原子核外电子排布（1983）和国际相对原子质量表

元素			原子序数	相对原子质量	元素			原子序数	相对原子质量
符号	名称	原子核外电子排布			符号	名称	原子核外电子排布		
H	氢	$1s^1$	1	1.00794	C	碳	[He]$2s^22p^2$	6	12.011
He	氦	$1s^2$	2	4.002602	N	氮	[He]$2s^22p^3$	7	14.0067
Li	锂	[He]$2s^1$	3	6.941	O	氧	[He]$2s^22p^4$	8	15.9994
Be	铍	[He]$2s^2$	4	9.01218	F	氟	[He]$2s^22p^5$	9	18.998403
B	硼	[He]$2s^22p^1$	5	10.81	Ne	氖	[He]$2s^22p^6$	10	20.179

续表

元素			原子序数	相对原子质量	元素			原子序数	相对原子质量
符号	名称	原子核外电子排布			符号	名称	原子核外电子排布		
Na	钠	$[Ne]3s^1$	11	22.98977	Pr	镨	$[Xe]4f^36s^2$	59	140.9077
Mg	镁	$[Ne]3s^2$	12	24.305	Nd	钕	$[Xe]4f^46s^2$	60	144.24
Al	铝	$[Ne]3s^23p^1$	13	26.98154	Pm	钷	$[Xe]4f^56s^2$	61	(145)
Si	硅	$[Ne]3s^23p^2$	14	28.0855	Sm	钐	$[Xe]4f^66s^2$	62	150.36
P	磷	$[Ne]3s^23p^3$	15	30.97376	Eu	铕	$[Xe]4f^76s^2$	63	151.96
S	硫	$[Ne]3s^23p^4$	16	32.066	Gd	钆	$[Xe]4f^75d^16s^2$	64	157.25
Cl	氯	$[Ne]3s^23p^5$	17	35.453	Tb	铽	$[Xe]4f^96s^2$	65	158.9254
Ar	氩	$[Ne]3s^23p^6$	18	39.948	Dy	镝	$[Xe]4f^{10}6s^2$	66	162.50
K	钾	$[Ar]4s^1$	19	39.0983	Ho	钬	$[Xe]4f^{11}6s^2$	67	164.9304
Ca	钙	$[Ar]4s^2$	20	40.078	Er	铒	$[Xe]4f^{12}6s^2$	68	167.26
Sc	钪	$[Ar]3d^14s^2$	21	44.95591	Tm	铥	$[Xe]4f^{13}6s^2$	69	168.9342
Tl	钛	$[Ar]3d^24s^2$	22	47.88	Yb	镱	$[Xe]4f^{14}6s^2$	70	173.04
V	钒	$[Ar]3d^34s^2$	23	50.9415	Lu	镥	$[Xe]4f^{14}5d^16s^2$	71	174.967
Cr	铬	$[Ar]3d^54s^1$	24	51.9961	Hf	铪	$[Xe]4f^{14}5d^26s^2$	72	178.49
Mn	锰	$[Ar]3d^54s^2$	25	54.9380	Ta	钽	$[Xe]4f^{14}5d^36s^2$	73	180.9479
Fe	铁	$[Ar]3d^64s^2$	26	55.847	W	钨	$[Xe]4f^{14}5d^46s^2$	74	183.85
Co	钴	$[Ar]3d^74s^2$	27	58.9332	Ro	铼	$[Xe]4f^{14}5d^56s^2$	75	186.207
Ni	镍	$[Ar]3d^84s^2$	28	58.69	Os	锇	$[Xe]4f^{14}5d^66s^2$	76	190.2
Cu	铜	$[Ar]3d^{10}4s^1$	29	63.546	Ir	铱	$[Xe]4f^{14}5d^76s^2$	77	192.22
Zn	锌	$[Ar]3d^{10}4s^2$	30	65.39	Pt	铂	$[Xe]4f^{14}5d^96s^1$	78	195.08
Ga	镓	$[Ar]3d^{10}4s^24p^1$	31	69.723	Au	金	$[Xe]4f^{14}5d^{10}6s^1$	79	196.9665
Ge	锗	$[Ar]3d^{10}4s^24p^2$	32	72.59	Hg	汞	$[Xe]4f^{14}5d^{10}6s^2$	80	200.59
As	砷	$[Ar]3d^{10}4s^24p^3$	33	74.9216	Tl	铊	$[Xe]4f^{14}5d^{10}6s^26p^1$	81	204.383
Se	硒	$[Ar]3d^{10}4s^24p^4$	34	78.96	Pb	铅	$[Xe]4f^{14}5d^{10}6s^26p^2$	82	207.2
Br	溴	$[Ar]3d^{10}4s^24p^5$	35	79.904	Bi	铋	$[Xe]4f^{14}5d^{10}6s^26p^3$	83	208.9804
Kr	氪	$[Ar]3d^{10}4s^24p^6$	36	83.80	Po	钋	$[Xe]4f^{14}5d^{10}6s^26p^4$	84	(209)
Rb	铷	$[Kr]5s^1$	37	85.4678	At	砹	$[Xe]4f^{14}5d^{10}6s^26p^5$	85	(210)
Sr	锶	$[Kr]5s^2$	38	87.62	Rn	氡	$[Xe]4f^{14}5d^{10}6s^26p^6$	86	(222)
Y	钇	$[Kr]4d^15s^2$	39	88.9059	Fr	钫	$[Rn]7s^1$	87	(223)
Zr	锆	$[Kr]4d^25s^2$	40	91.224	Ra	镭	$[Rn]7s^2$	88	226.0254
Nb	铌	$[Kr]4d^45s^1$	41	92.9064	Ac	锕	$[Rn]6d^17s^2$	89	227.0278
Mo	钼	$[Kr]4d^55s^1$	42	95.94	Tn	钍	$[Ru]6d^27s^2$	90	232.0381
Tc	锝	$[Kr]4d^55s^2$	43	(98)	Pa	镤	$[Rn]5f^26d^17s^2$	91	231.0359
Ru	钌	$[Kr]4d^75s^1$	44	101.07	U	铀	$[Rn]5f^36d^17s^2$	92	238.0289
Rh	铑	$[Kr]4d^85s^1$	45	102.9055	Np	镎	$[Rn]5f^46d^17s^2$	93	237.0482
Pd	钯	$[Kr]4d^{10}$	46	106.4	Pu	钚	$[Rn]5f^67s^2$	94	(244)
Ag	银	$[Kr]4d^{10}5s^1$	47	107.8682	Am	镅	$[Rn]5f^77s^2$	95	(243)
Cd	镉	$[Kr]4d^{10}5s^2$	48	112.41	Cm	锔	$[Rn]5f^76d^17s^2$	96	(247)
In	铟	$[Kr]4d^{10}5s^24p^1$	49	114.82	Bk	锫	$[Rn]5f^86d^17s^2$	97	(247)
Sn	锡	$[Kr]4d^{10}5s^24p^2$	50	118.710	Cf	锎	$[Rn]5f^{10}7s^2$	98	(251)
Sb	锑	$[Kr]4d^{10}5s^24p^3$	51	121.75	Es	锿	$[Rn]5f^{11}7s^2$	99	(252)
Te	碲	$[Kr]4d^{10}5s^24p^4$	52	127.60	Fm	镄	$[Rn]5f^{12}7s^2$	100	(257)
I	碘	$[Kr]4d^{10}5s^24p^5$	53	126.9045	Md	钔	$[Rn]5f^{13}7s^2$	101	(258)
Xe	氙	$[Kr]4d^{10}5s^24p^6$	54	131.29	No	锘	$[Rn]5f^{14}7s^2$	102	(259)
Cs	铯	$[Xe]6s^1$	55	132.9054	Lr	铹	$[Rn]5f^{14}6d^17s^2$	103	(260)
Ba	钡	$[Xe]6s^2$	56	137.33	Rf	钅无	$[Rn]5f^{14}6d^27s^2$	104	(261)
La	镧	$[Xe]5d^16s^2$	57	138.9055	Ha	铪	$[Rn]5f^{14}6d^37s^2$	105	(262)
Ce	铈	$[Xe]4f^15d^16s^2$	58	140.12	Unh		$[Rn]5f^{14}6d^47s^2$	106	(263)

注：以 $C^{12}=12$ 为基准。录自1983年国际相对原子质量表。( ) 中为稳定放射性核素。

参 考 文 献

[1] 谢吉民. 医学化学. 第5版. 北京：人民卫生出版社，2005.
[2] 李明梅. 医药化学基础. 北京：化学工业出版社，2009.
[3] 刘斌. 有机化学. 北京：人民卫生出版社，2006.
[4] 汪祖模，徐玉佩. 两性表面活性剂. 北京：中国轻工业出版社，1992.
[5] 郭小仪. 化学. 南京：江苏科学技术出版社，2006.
[6] 林俊杰，王静. 无机化学. 第2版. 北京：化学工业出版社，2006.
[7] 北京师范大学，华中师范大学，南京师范大学无机化学教研室. 无机化学. 第4版. 北京：高等教育出版社，2002.
[8] 孙淑生，王连波等. 无机化学. 第2版. 北京：北京大学出版社，1999.
[9] 卢薇，祁嘉义. 医用化学. 南京：东南大学出版社，2006.
[10] 毛俐，刘丽敏，刘延成等. 苦参碱Fe(Ⅲ)化合物的合成和抗肿瘤活性. 广西师范大学学报：自然科学版，2008，26（2）：60-6.
[11] 胡文玉，易艳萍，应惠芳等. 非铂类贵金属配合物在医药领域中应用研究进展. 微量元素与健康研究，2006，23（5）：48-50.
[12] 徐刚，崔玉波，崔凯. 非铂类金属抗肿瘤药物的研究进展. 化学进展，2006，18（1）：107-113.
[13] 袁晓玲，曾锦萍，梅光泉. 贵金属配合物在医药领域中的应用. 稀有金属，2005，29（4）：418-423.
[14] 赵玉清，刘宝全，李慧等. 壳聚糖-Ag(Ⅰ)的配位与抑菌性研究. 北华大学学报（自然科学版），2000，1（5）：384-386，403.
[15] 冯静楠，周荫庄. 钒-药物分子配合物生物活性研究进展. 化学通报，2004，10：741-747.
[16] 刘杰，计亮年. 金属钌配合物的抗肿瘤活性及其作用机理. 化学进展，2004，16（6）：969-974.
[17] 周亚丽，张猛. 金属配位化合物在医学中的应用. 河南教育学院学报自然科学版，2000，9（2）：47-49.